Fundamentos da
FISIOTERAPIA

Fundamentos da
FISIOTERAPIA

ORGANIZADORAS

Valéria Conceição Passos de Carvalho

Docente do Curso de Fisioterapia da Universidade Católica de Pernambuco (UNICAP)

Doutora em Neuropsiquiatria e Ciências do Comportamento pela Universidade Federal de Pernambuco (UFPE)

Mestre em Saúde Coletiva pela Universidade Federal de Pernambuco (UFPE)

Ana Karolina Pontes de Lima

Docente do Curso de Fisioterapia da Universidade Católica de Pernambuco (UNICAP)

Especialista em Neurogerontologia pela Faculdade Redentor-RJ

Mestre em Psicologia Clínica pela Universidade Católica de Pernambuco (UNICAP)

Cristiana Maria Macedo de Brito

Docente do Curso de Fisioterapia da Universidade Católica de Pernambuco (UNICAP)

Especialista em Recursos Terapêuticos Manuais pela Universidade Federal de Pernambuco (UFPE)

Mestre em Saúde da Criança e do Adolescente pela Universidade Federal de Pernambuco (UFPE)

Doutoranda em Psicologia Clínica na Universidade Católica de Pernambuco (UNICAP)

Érica Patrícia Borba Lira Uchôa

Docente do Curso de Fisioterapia da Universidade Católica de Pernambuco (UNICAP)

Doutoranda em Psicologia Clínica pela Universidade Católica de Pernambuco (UNICAP)

Mestre em Fisiologia pela Universidade Federal de Pernambuco (UFPE)

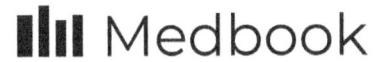 Medbook

FUNDAMENTOS DA FISIOTERAPIA
Direitos exclusivos para a língua portuguesa
Copyright © 2014 by
MEDBOOK – Editora Científica Ltda.

NOTA DA EDITORA: Apesar de terem envidado o máximo esforço para localizar os detentores dos direitos autorais de qualquer material utilizado, as organizadoras e a editora desta obra estão dispostas a acertos posteriores caso, inadvertidamente, a identificação de algum deles tenha sido omitida.

Editoração Eletrônica: REDB – Produções Gráficas e Editorial Ltda.
Capa: Adielson Anselme

CIP-BRASIL. CATALOGAÇÃO-NA-FONTE
SINDICATO NACIONAL DOS EDITORES DE LIVROS, RJ

F977
Fundamentos da Fisioterapia / organizadoras Valéria Conceição Passos de Carvalho; Ana Karolina Pontes de Lima; Cristiana Maria Macedo de Brito e Érica Patrícia Borba Lira Uchôa. - 1. ed. - Rio de Janeiro : MedBook, 2014.
    328 p. : il.

    ISBN 9788599977996

    1. Fisioterapia - Manuais, guias, etc. I. Passos, Valéria Conceição de Carvalho. II. Lima, Ana Karolina Pontes de. III. Brito, Cristiana Maria Macedo de. IV. Uchôa, Érica Patrícia Borba Lira.

13-06773	CDD: 615.82	
	CDU: 615.8	

01/11/2013   04/11/2013

I|I| Medbook

MEDBOOK – Editora Científica Ltda.
Avenida Treze de Maio 41/sala 804 – Cep 20.031-007 – Rio de Janeiro – RJ
Telefone: (21) 2502-4438 – www.medbookeditora.com.br
contato@medbookeditora.com.br – vendasrj@medbookeditora.com.br

Colaboradores

Ana Karolina Pontes de Lima

Docente do Curso de Fisioterapia da Universidade Católica de Pernambuco (UNICAP)

Doutora em Neuropsiquiatria e Ciências do Comportamento pela Universidade Federal de Pernambuco (UFPE)

Mestre em Saúde Coletiva pela Universidade Federal de Pernambuco (UFPE)

Bruno Gilberto de Melo e Silva

Docente do Curso de Fisioterapia da Universidade Católica de Pernambuco (UNICAP)

Mestre em Psicologia Clínica pela Universidade Católica de Pernambuco (UNICAP)

Especialista em Fisioterapia Esportiva pela Sociedade Nacional de Fisioterapia Esportiva (SONAFE)

Carla Raquel de Melo Daher

Mestre em Fisioterapia pela Universidade Federal de Pernambuco (UFPE)

Especialista em Terapia Manual pela Faculdade Integrada do Recife (FIR)

Formação em Reeducação Postural Global® – Método Souchard

Cláudia Fonsêca de Lima

Especialista em Anatomia do Aparelho Locomotor pela Universidade Federal de Pernambuco (UFPE)

Formação no Conceito Neuroevolutivo Bobath

Docente do Curso de Fisioterapia da Universidade Católica de Pernambuco (UNICAP)

Mestre em Saúde da Criança e do Adolescente pela Universidade Federal de Pernambuco (UFPE)

Fisioterapeuta do Centro de Tratamento de Queimados (CTQ) do Hospital da Restauração em Recife – PE

Cristiana Machado da Rosa e Silva Almeida

Docente do Curso de Fisioterapia da Universidade Católica de Pernambuco (UNICAP)

Mestre em Saúde Pública pelo Centro de Pesquisas Aggeu Magalhães (CpqAM)

Cristiana Maria Macedo de Brito

Docente do Curso de Fisioterapia da Universidade Católica de Pernambuco (UNICAP)

Especialista em Recursos Terapêuticos Manuais pela Universidade Federal de Pernambuco (UFPE)

Mestre em Saúde da Criança e do Adolescente pela Universidade Federal de Pernambuco (UFPE)

Doutoranda em Psicologia Clínica na Universidade Católica de Pernambuco (UNICAP)

Eduardo Augusto Lins de Vasconcelos

Mestre em Saúde Coletiva pela Universidade Federal de Pernambuco (UFPE)

Eduardo Ériko Tenório de França

Docente do Curso de Fisioterapia da Universidade Católica de Pernambuco (UNICAP)

Especialista em Fisioterapia Respiratória e Fisioterapia em Terapia Intensiva pela Associação Brasileira de Fisioterapia Respiratória (ASSOBRAFIR)

Pós-Graduado em Fisioterapia Cardiorrespiratória pela Universidade Federal de Pernambuco (UFPE)

Mestre em Biofísica pela Universidade Federal de Pernambuco (UFPE)

Doutorando em Biologia Aplicada à Saúde do Laboratório de Imunopatologia Keizo Asami (LIKA) pela Universidade Federal de Pernambuco (UFPE)

Érica Patrícia Borba Lira Uchôa

Docente do Curso de Fisioterapia da Universidade Católica de Pernambuco (UNICAP)

Doutoranda em Psicologia Clínica pela Universidade Católica de Pernambuco (UNICAP)

Mestre em Fisiologia pela Universidade Federal de Pernambuco (UFPE)

Flávio Maciel Dias de Andrade

Docente do Curso de Fisioterapia da Universidade Católica de Pernambuco (UNICAP)

Especialista em Fisioterapia Respiratória e Fisioterapia em Terapia Intensiva pela Associação Brasileira de Fisioterapia Respiratória (ASSOBRAFIR)

Pós-Graduado em Fisioterapia em Terapia Intensiva pela Faculdade Redentor-RJ

Mestre em Ciências Biológicas pela Universidade Federal de Pernambuco (UFPE)

José Leonardo de Paiva e Souza

Acupunturista, Educador Físico, Paramédico e Fisioterapeuta

Especialista em Acupuntura, Antropologia Médica, Educação, Paramedicina e Fisiologia Humana

Especialista em Acupuntura pela Shen (Estudos de Medicina Chinesa)

Formação em Acupuntura de Microssistemas pela New England School of Acupuncture (NESA) – MA

Aperfeiçoamento em Medicina Tradicional Chinesa na Academia Chinesa de Medicina Tradicional Chinesa (Beijing – China)

Vice-Presidente do Conselho de Autorregulação da Acupuntura dos Estados do Nordeste (CRAENE)

Membro da Academia Chinesa de Medicina Tradicional Chinesa – Beijing/China – Membership #(S1 20577)

Lorena Carneiro de Albuquerque Suassuna

Fisioterapeuta pela Universidade Católica de Pernambuco (UNICAP)

Especialista em Terapia Manual pela Universidade Estácio de Sá – Faculdade Integrada do Recife (FIR) Osteopata D.O., Escola Brasileira de Osteopatia e Terapia Manual – EBOM

Maria Emília Ferraz

Coordenadora e Docente da Universidade de Pernambuco (UPE) – *Campus* Petrolina

Mestre em Patologia pela Universidade Federal de Pernambuco (UFPE)

Maria Goretti Fernandes

Docente do Curso de Fisioterapia da Universidade Federal de Sergipe (UFS)

Doutora em Ciências da Saúde pela Universidade Federal do Rio Grande do Norte (UFRN)

Nelson Henrique Lopes de Moraes

Docente do Curso de Fisioterapia da Universidade Católica de Pernambuco (UNICAP)

Especialista em Fisioterapia Cardiorrespiratória pela Universidade Federal de Pernambuco (UFPE)

Mestrado Profissionalizante em Terapia Intensiva – UNIBRATI

Noberto Fernandes da Silva

Docente do Curso de Fisioterapia da Universidade Católica de Pernambuco (UNICAP)

Especialista em Fisiologia do Exercício pela Universidade Gama Filho (UGF)

Especialista em Fisioterapia Respiratória e Terapia Intensiva pela Associação Brasileira de Fisioterapia Respiratória (ASSOBRAFIR)

Mestrando em Psicologia Clínica pela Universidade Católica de Pernambuco (UNICAP)

Paulo Henrique Altran Veiga

Docente do Curso de Fisioterapia da Universidade Católica de Pernambuco (UNICAP)

Mestre em Ciências da Saúde com Ênfase em Ortopedia e Traumatologia pela Faculdade de Medicina da Universidade de São Paulo (FMUSP)

Doutor em Ciências Biológicas pela Universidade Federal de Pernambuco (UFPE)

Rita di Cássia de Oliveira Ângelo

Professora Assistente do Curso de Fisioterapia da Universidade de Pernambuco (UPE) – *Campus* Petrolina

Mestre em Anatomia Patológica pela Universidade Federal de Pernambuco (UFPE)

Formação e Certificação Internacional em Pilates® pela Polestar Pilates Education – Physio Pilates

Rodrigo Castello de Oliveira Lima

Fisioterapeuta pela Universidade Católica de Pernambuco (UNICAP)

Especialista em Terapia Manual pela Universidade Estácio de Sá – Faculdade Integrada do Recife (FIR) Osteopata D.O., Escola Brasileira de Osteopatia e Terapia Manual – EBOM

Rogério Azevedo Antunes Pereira

Especialista em Fisioterapia Aquática pela Faculdade Maurício de Nassau

Especialista em Fisioterapia Traumato-ortopedia Funcional (CREFITO)

Professor Autorizado do Método Watsu pela Worldwide Aquatic Bodywork Association (WABA)

Silvana Maria de Macêdo Uchôa

Docente do Curso de Fisioterapia da Universidade Católica de Pernambuco (UNICAP)

Mestre em Fisioterapia pela Universidade Federal de Pernambuco (UFPE)

Teresa Cristina da Costa Vieira

Docente do Curso de Fisioterapia da Universidade Católica de Pernambuco (UNICAP)

Especialista em Fisioterapia Dermatofuncional pela Universidade Federal de Pernambuco (UFPE)

Mestranda em Psicologia Clínica na Universidade Católica de Pernambuco (UNICAP)

Valéria Conceição Passos de Carvalho

Docente do Curso de Fisioterapia da Universidade Católica de Pernambuco (UNICAP)

Doutora em Neuropsiquiatria e Ciências do Comportamento pela Universidade Federal de Pernambuco (UFPE)

Mestre em Saúde Coletiva pela Universidade Federal de Pernambuco (UFPE)

Wellington Pinheiro de Oliveira

Especialista em Fisioterapia Pneumofuncional pela Universidade do Estado do Pará (UEPA)

Especialista em Fisioterapia Traumato-ortopedia pela Universidade do Estado do Pará (UEPA)

Mestre em Genética e Biologia Molecular pela Universidade do Estado do Pará (UEPA)

Apresentação

Caros leitores,

Em 13 de outubro de 1969, por meio do Decreto-Lei 938, a Fisioterapia foi regulamentada no Brasil.

Situada entre a Ciência e a Arte, a Fisioterapia segue seu caminho de promoção e recuperação da saúde do ser humano, utilizando-se de seu maior instrumento: as mãos dos fisioterapeutas. Por meio do toque, da manipulação terapêutica e dos recursos físicos naturais e artificiais, proporcionam melhora na qualidade de vida das populações.

Ao longo dos anos, é notório o crescimento quantitativo e qualitativo da Fisioterapia, encarada por muitos como a profissão do futuro, tendo em vista que trabalha com a funcionalidade humana de A a Z. No entanto, faz-se necessária a maturação política de seus profissionais, visando a sua evolução estrutural e normativa.

Nos dias atuais, em que a saúde é baseada em evidências, a Universidade Católica de Pernambuco (UNICAP), preocupada com a formação do fisioterapeuta, desenvolveu, mediante os esforços das professoras organizadoras, em conjunto com os docentes e convidados, *Fundamentos da Fisioterapia*, a qual vem contribuir com o franco crescimento de nossa profissão no cenário nacional.

Abordando conteúdos históricos e aprofundando os conhecimentos científicos, escritos de maneira leve e prazerosa, os autores proporcionam aos leitores as ferramentas necessárias para o conhecimento dos fundamentos da Fisioterapia. Desse modo, convido o leitor a mergulhar no mundo da Fisioterapia, descobrindo-se, mediante leitura e pesquisa, em constante aprendizado e enriquecimento científico, histórico e cultural.

Silano Souto Mendes Barros
Presidente do CREFITO 1
(Conselho Regional de Fisioterapia e Terapia Ocupacional)

Prefácio

É com muita alegria e satisfação que apresentamos a primeira edição do livro *Fundamentos da Fisioterapia*.

A ideia, surgida algum tempo atrás, em uma das reuniões de colegiado de nosso curso, foi crescendo, crescendo e finalmente tornou-se realidade.

Nas primeiras reuniões para organizar as ideias, elaborar os temas que gostaríamos de abordar em nosso livro e para pensar em sua formatação, nos capítulos com os possíveis autores, muitos docentes de nosso curso participaram e opinaram. Ao longo do tempo, as ideias foram começando a "tomar corpo" e a sair do papel, e os capítulos começaram a ser escritos e reescritos, de acordo com as exigências das organizadoras da obra.

Enfim chegamos à concretização de nosso sonho, o sonho de um grupo de fisioterapeutas que fazem parte do corpo docente do Curso de Fisioterapia da UNICAP. A maioria dos capítulos é de autoria desse grupo de docentes, mas ao longo da trajetória tivemos a preciosa colaboração de outros fisioterapeutas igualmente capacitados e habilitados a discorrer sobre os temas abordados, que aceitaram sonhar nosso sonho e tornaram-se também autores de alguns capítulos.

Nosso objetivo inicial era suprir as necessidades dos discentes que, iniciando o curso de graduação em Fisioterapia, estão ávidos em busca de novos conhecimentos sobre a profissão escolhida e suas diversas áreas de atuação. Entretanto, em reuniões posteriores, ao longo do ano passado, para discutirmos o andamento dos trabalhos sobre o livro, nosso objetivo se expandiu, ao percebermos que também poderíamos contribuir com a atualização acadêmica dos discentes concluintes do curso ou mesmo de profissionais que se interessassem pelas temáticas abordadas ao longo dos capítulos.

Nesse sentido, o livro *Fundamentos da Fisioterapia* está formatado para contemplar, de maneira contemporânea e moderna, os diversos campos de atuação da Fisioterapia, considerando as exigências atuais do mercado de trabalho e os avanços científicos nas diversas áreas.

Assim, foi estruturado de modo a abordar as seguintes temáticas: história da Fisioterapia; agentes físicos utilizados na prática clínica; condutas da Fisioterapia nas diversas áreas de atuação (traumato-ortopedia e reumatologia, neurologia, pediatria, respiratória, cardiologia, vascular, intensivismo, saúde da mulher, dermatofuncional, saúde coletiva, preventiva, ergonomia, geriatria, fisioterapia aquática e esportiva); terapias manuais por meio das técnicas de massagem terapêutica e osteopatia; além de um capítulo sobre as terapias alternativas que têm apresentado visibilidade nas últimas décadas, como os princípios da Reeducação Postural Global® – método Souchard, o método Pilates®, a acupuntura e a reabilitação virtual.

Com a concretização de nosso sonho, desejamos que este livro possa contribuir significativamente para o crescimento de nossa profissão, mediante a construção e atualização de conhecimentos de discentes e profissionais nas diversas áreas de atuação da Fisioterapia, e que nossos leitores possam sentir prazer no decorrer desse processo.

As organizadoras

Sumário

SEÇÃO I – HISTÓRIA DA FISIOTERAPIA, 1

1 Fisioterapia: História, Evolução e Conceitos Atuais, 3

Eduardo Augusto Lins de Vasconcelos
Valéria Conceição Passos de Carvalho

SEÇÃO II – AGENTES FÍSICOS DA FISIOTERAPIA, 17

2 Eletrotermofototerapia, 19

Bruno Gilberto de Melo e Silva
Maria Goretti Fernandes

SEÇÃO III – CAMPOS DE ATUAÇÃO DA FISIOTERAPIA, 35

3 Fisioterapia em Traumato-ortopedia e Reumatologia, 37

Bruno Gilberto de Melo e Silva
Érica Patrícia Borba Lira Uchôa
Paulo Henrique Altran Veiga

4 Fisioterapia em Neurologia, 51

Cristiana Machado da Rosa e Silva Almeida
Cristiana Maria Macedo de Brito
Maria Emília Ferraz

5 Fisioterapia em Pediatria, 67

Ana Karolina Pontes de Lima
Cláudia Fonsêca de Lima
Cristiana Maria Macedo de Brito

6 Fisioterapia Respiratória, 81

Eduardo Ériko Tenório de França
Flávio Maciel Dias de Andrade

7 Fisioterapia em Cardiologia, 101

Nelson Henrique Lopes de Moraes
Noberto Fernandes da Silva

8 Fisioterapia Vascular, 111

Érica Patrícia Borba Lira Uchôa
Teresa Cristina da Costa Vieira

9 Fisioterapia Intensiva, 121

Nelson Henrique Lopes de Moraes
Noberto Fernandes da Silva

10 Fisioterapia em Uroginecologia e Obstetrícia, 135

Silvana Maria de Macêdo Uchôa
Teresa Cristina da Costa Vieira
Valéria Conceição Passos de Carvalho

11 Fisioterapia Dermatofuncional, 153

Cláudia Fonsêca de Lima
Érica Patrícia Borba Lira Uchôa
Teresa Cristina da Costa Vieira

12 Fisioterapia em Saúde Coletiva, 171

Cristiana Machado da Rosa e Silva Almeida
Eduardo Augusto Lins de Vasconcelos

13 Fisioterapia Preventiva, 183

Maria Goretti Fernandes
Paulo Henrique Altran Veiga

14 Fisioterapia em Ergonomia, 191

Érica Patrícia Borba Lira Uchôa
Maria Goretti Fernandes
Valéria Conceição Passos de Carvalho

15 Fisioterapia em Geriatria, 201

Ana Karolina Pontes de Lima
Cristiana Machado da Rosa e Silva Almeida

16 Fisioterapia Aquática, 211

Rogério Azevedo Antunes Pereira
Wellington Pinheiro de Oliveira

17 Fisioterapia Esportiva, 227

Bruno Gilberto de Melo e Silva
Érica Patrícia Borba Lira Uchôa
Paulo Henrique Altran Veiga

SEÇÃO IV – TERAPIAS MANUAIS, 241

18 Massoterapia, 243

Silvana Maria de Macêdo Uchôa

19 Osteopatia, 249

Lorena Carneiro de Albuquerque Suassuna
Rodrigo Castello de Oliveira Lima

SEÇÃO V – TERAPIAS ALTERNATIVAS, 263

20 Princípios da Reeducação Postural Global® – Método Souchard, 265

Bruno Gilberto de Melo e Silva
Carla Raquel de Melo Daher

21 Método Pilates®, 275

Rita di Cássia de Oliveira Ângelo

22 Acupuntura, 283

José Leonardo de Paiva e Souza

23 Reabilitação Virtual, 291

Ana Karolina Pontes de Lima
Maria Goretti Fernandes

Índice Remissivo, 299

Fundamentos da
FISIOTERAPIA

Seção I

História da Fisioterapia

Fisioterapia: História, Evolução e Conceitos Atuais

Eduardo Augusto Lins de Vasconcelos
Valéria Conceição Passos de Carvalho

1. HISTÓRICO

A fisioterapia tem suas raízes na Antiguidade (4000 a.C. a 395 d.C.), quando os médicos já conheciam e usavam os agentes físicos – o sol, a luz, o calor, a água e a eletricidade – como ferramentas terapêuticas para eliminar as morbidades que acometiam o homem[1,2]. A palavra fisioterapia tem origem no grego (*physis*: natureza; *therapeia*: tratamento)[1].

Na China, no ano de 2698 a.C., foram registradas as primeiras obras de cinesioterapia, com a criação de uma ginástica curativa que continha exercícios respiratórios e exercícios para evitar a obstrução dos órgãos. Na mesma época, na Índia, utilizavam-se exercícios respiratórios para evitar a constipação. Na era cristã, por intermédio dos sacerdotes, os movimentos do corpo eram racionalizados e planejados como ginástica para o tratamento de disfunções orgânicas já estabelecidas[1,3].

Na Idade Média surge a concepção de uma ordem social estabelecida no plano divino, em que os homens organizavam-se hierarquicamente: clero (detentor do poder), nobreza (guerreiros) e camadas populares (força braçal). Nessa fase ocorre a estagnação nos estudos na área da saúde[4]. O desenvolvimento do cuidado com o corpo demonstra as relações de produção, em que a atividade física limita-se ao incremento da potência física por parte dos nobres para manutenção dos bens e da guerra e como forma de lazer barato para as camadas populares[4,5].

O Renascimento (entre os séculos XV e XVI) é descrito como um momento de crescimento científico e literário, por meio do Humanismo e das Artes. Há a retomada dos estudos na área da saúde, com uma concepção curativa e de manutenção do estado normal existente em indivíduos sãos. A atividade física passa a servir, então, para manutenção da saúde, tratamento de enfermidades, reeducação de convalescentes e correção das deformidades[1,3,5].

Na Revolução Industrial ocorre uma transformação social, determinada pela produção em larga escala, com o desenvolvimento das cidades, produzindo condições sanitárias precárias, jornadas de trabalho estafantes e condições alimentares insatisfatórias, que provocaram a proliferação de novas doenças. A medicina é impulsionada por novos surtos de epidemias, desenvolvendo-se em direção ao tratamento das doenças e sequelas mediante o atendimento hospitalar e as especialidades médicas. Predomina uma assistência "curativa", "recuperativa" e "reabilitadora"[1,6].

No início do século XX, o exercício físico e as outras modalidades terapêuticas que caracterizam a fisioterapia são desenvolvidas com a preocupação voltada para o tratamento de pessoas acometidas por patologias, constituindo uma nova área de estudo e no ramo de trabalho[7].

Na história da fisioterapia, observa-se que quatro grandes acontecimentos históricos marcaram o interesse mundial pela reabilitação. São eles: as duas grandes guerras mundiais, o processo acelerado de industrialização e urbanização, bem como o aumento dos acidentes de trabalho, sendo marcante o progresso tecnológico, clínico e social, o que tornou possível uma melhor organização dos centros de reabilitação.

2. FISIOTERAPIA NO BRASIL

Foi a necessidade da população brasileira que motivou o surgimento da fisioterapia no país, em virtude do grande número de portadores de sequelas da poliomielite (distúrbios do sistema locomotor), do crescente aumento de acidentes de trabalho com mutilações e dos ex-combatentes sequelados da Segunda Guerra Mundial.

Esses fatores ocasionaram a diminuição da mão de obra disponível, o que pressionou o Estado no sentido de garantir a força de trabalho. Tendo em vista que nessa época a saúde consistia em um instrumento de sustentação econômica, a fisioterapia surgiu como instrumento de reabilitação da mão de obra e sua reintegração à força produtiva, restaurando a capacidade física dos acidentados e mutilados ou, quando não, adaptando-a para outra função[5,8].

O período de industrialização é caracterizado por um grande número de acidentes de trabalho. Nesse contexto, a fisioterapia tem cunho de assistência curativa e reabilitadora. Há registros da criação do Serviço de Eletricidade Médica, como também do Serviço de Hidroterapia no Rio de Janeiro, existente até os dias atuais, sob a denominação de "Casa das Duchas"[2,3].

Em 1929 ocorre a instalação do Serviço de Fisioterapia do Instituto Radium Arnaldo Vieira, para atender os pacientes da Santa Casa de Misericórdia de São Paulo[1].

Na década de 1930, Rio Janeiro e São Paulo contavam com serviços de fisioterapia idealizados por médicos, os quais se distinguiam dos outros por sua preocupação não apenas com a estabilidade clínica de seus pacientes, mas com a recuperação física destes para que pudessem voltar a viver em sociedade com funções iguais ou semelhantes àquelas que antecederam o agravo à saúde. Essa visão ampla de compromisso com o paciente, engajando-se em um tratamento mais eficaz que promovesse sua reabilitação, levou esses médicos a serem denominados médicos de reabilitação.

3. SEGUNDA GUERRA MUNDIAL E POLIOMIELITE

A participação do Brasil na Segunda Grande Guerra é responsável pelo despontar da fisioterapia enquanto prática recuperadora das sequelas físicas de guerra. Nesse período ocorrem a modernização dos serviços de fisioterapia no Rio de Janeiro e em São Paulo e a criação de novos serviços em outras capitais do país[9,10].

Em 1945 é inaugurado o Hospital Municipal Barata Ribeiro, no Rio de Janeiro, dando início a um novo ciclo na história da fisioterapia. Em 1947 é organizado um moderno Serviço de Fisioterapia no Hospital Carlos Chagas, em Marechal Hermes, Rio de Janeiro. Nesse mesmo período, a epidemia mundial de poliomielite influenciou o desenvolvimento da fisioterapia no mundo e no Brasil[11].

Na década de 1920, a poliomielite foi responsável por cerca de 6.000 mortes nos EUA, atingindo ainda um grupo de crianças na faixa etária de 0 a 4 anos, as quais ficaram com sequelas motoras e respiratórias. O presidente Franklin Roosevelt contraiu a pólio em 1921[9,12].

Em 1945, a Fundação Nacional para Paralisia Infantil no Brasil, em parceria com a Associação Americana de Fisioterapia, investiu mais de 1 milhão de dólares no avanço da fisioterapia para o tratamento dessa patologia[9].

Nesse processo, observa-se o franco desenvolvimento da profissão. Em 1951 é criada a Confederação Mundial de Fisioterapia (WCPT), na Dinamarca, que tem como principal objetivo a cooperação com agências internacionais de saúde no sentido de desenvolver e ampliar os serviços de reabilitação através do mundo[12].

Em 1950 ocorre a reabertura do Serviço de Fisioterapia da Santa Casa de Misericórdia, o qual foi anexado ao Ambulatório de Reumatologia, bem como é criada a Associação de Pais e Amigos dos Excepcionais (APAE)[13].

Em 1951, no Estado de São Paulo, surge o primeiro curso no Brasil para formação de técnicos em fisioterapia, com duração de 1 ano. Na década seguinte, para melhor adequação ao curso, em função do aumento da procura, o curso passaria a ter duração de 2 anos[1-3].

Em 1954, no Estado do Rio de Janeiro, é montada a Associação Beneficente de Reabilitação (ABBR), que 2 anos depois encontra-se habilitada para ministrar o curso de técnico em reabilitação. A ABBR nasceu da junção de um grupo de médicos, industriais, banqueiros, comerciantes, militares e senhoras da sociedade com o objetivo de promover a recuperação de crianças portadoras de paralisia infantil, assim como de indivíduos acidentados. Em sua fundação estavam presentes pais e parentes das crianças com poliomielite. Seu primeiro presidente foi Percy Charles, também portador de deficiência[1,7,9].

A ABBR tinha como meta principal o combate à paralisia infantil, reeducando e reabilitando a população afetada por essa doença. Seu objetivo estava voltado para a reintegração do indivíduo à vida e à sociedade. Em 1957, o presidente Juscelino Kubitschek inaugurou o Centro de Reabilitação da ABBR[9].

Nessa época surgem outras entidades, como a Associação de Assistência à Criança Defeituosa (AACD), o Lar-Escola São Francisco e as Casas da Esperança, que absorveram esse novo conceito de assistência diferenciada, incorporando em seu meio os paramédicos dos novos cursos. Nesse contexto, o fisioterapeuta tem a função de auxiliar os médicos, que prescreviam os exercícios, as massagens e o uso de calor, luz, banhos e recursos eletroterapêuticos disponíveis para a recuperação do paciente.

Em 1955, a Escola Nacional de Educação Física e Desportos cria um curso de formação de técnico em reabilitação com duração de 2 anos, em período integral. Esses técnicos seriam hoje chamados de fisioterapeutas[13,14].

Em 1956 é criada a Escola de Reabilitação do Rio de Janeiro (ERRJ), primeira instituição de reabilitação do país, com a finalidade de formar especialistas em fisioterapia e em terapia ocupacional (TO)[13].

Em 1959 é fundado o Instituto Nacional de Reabilitação (INAR) e ampliado o curso da Universidade de São Paulo (USP) para o período de 2 anos, embora ainda não seja considerado de nível superior. No mesmo ano é criada, também, a Associação Brasileira de Fisioterapeutas (ABF), que se filiou à WCPT, com o objetivo de buscar amparo técnico-científico e sociocultural para o desenvolvimento da profissão[9,13,14].

Em 1963, conforme o Parecer 388/63 do Conselho Federal de Educação (CFE), o fisioterapeuta passa a ser caracterizado como auxiliar médico, só podendo trabalhar sob a orientação e a responsabilidade desse profissional. Passa a ser denominado técnico em fisioterapia. Isso deixa claro o papel secundário da fisioterapia nas décadas de 1950 e 1960, entendida como modalidade integrante da terapêutica médica[5].

O CFE emite, no Parecer 388/63, a primeira definição oficial da ocupação do fisioterapeuta, definindo-o como auxiliar médico, explicitando que lhe compete apenas a realização de tarefas de caráter terapêutico e que a execução das mesmas tarefas deve ser precedida de uma prescrição médica (o exercício profissional é desempenhado sob orientação e responsabilidade do médico). Não compete a ele o diagnóstico da doença ou da deficiência a ser corrigida. Cabe-lhe executar, com perfeição, aquelas técnicas, aprendizagens e exercícios recomendados pelo médico, que conduzem à cura ou à recuperação dos parcialmente inválidos para a vida social[15].

Desse modo, o técnico em fisioterapia é um profissional da área de saúde, a quem compete executar métodos e técnicas fisioterapêuticas com a finalidade de restaurar, desenvolver e conservar a capacidade física do paciente[14].

Em 1964, de acordo com a Portaria 511/64 do CFE, é estabelecido o primeiro currículo mínimo para a formação dos técnicos em fisioterapia, cujo tempo de duração foi aumentado para 3 anos[13].

Em 1969, a junta militar que governa o país assina o Decreto-Lei 938/69, reconhecendo e regulamentando as profissões de fisioterapeura e terapeuta ocupacional como de nível superior[13].

Em 1975 são criados o Conselho Federal de Fisioterapia (COFFITO) e o Conselho Regional de Fisioterapia e Terapia Ocupacional (CREFITO), por meio da Lei 6.316, de 17 de dezembro de 1975[13-15].

Em 1983, o CFE, por meio da Resolução 4, de 28 de fevereiro de 1983, edita o currículo mínimo para fisioterapia, com 4 anos letivos. Esse currículo mínimo vigorou até 1996, quando o Ministério da Educação e Cultura (MEC), por meio da Lei de Diretrizes e Bases (LDB) 9.394/96, estabeleceu novas regras, dando autonomia às universidades para a elaboração de seus currículos[15].

Em 1984, o médico Arthur Silva participa intensamente da criação do primeiro serviço de fisioterapia da América do Sul, mais precisamente no Hospital de Misericórdia do Rio de Janeiro[1,4,8]. Surge, então, a primeira unidade de fisioterapia da América do Sul, com a criação do Serviço de Fisioterapia do Hospital da Santa Casa de Misericórdia. Em fevereiro do mesmo ano, o presidente João Figueiredo retira a condição de técnicos de reabilitação, modificando-a para a de terapeuta ocupacional e fisioterapeuta.

Por meio do Decreto 90.640, de 19 de dezembro de 1994, o fisioterapeuta tem a identidade profissional reconhecida no Serviço Público Federal, que concede o direito de avaliar, orientar, prescrever e coordenar a fisioterapia na saúde pública em geral[5].

Em dezembro de 1997, a Secretaria de Ensino Superior do MEC convoca as Instituições de Ensino Superior (IES) para apresentar propostas de diretrizes curriculares para os cursos de graduação[15].

Em fevereiro de 2002, o Conselho Nacional de Educação institui as Diretrizes Curriculares Nacionais do Curso de Graduação em Fisioterapia por meio da Resolução CNE/CES 4[15].

4. DEFINIÇÃO ATUAL DA FISIOTERAPIA

A fisioterapia é a ciência da saúde que estuda, previne e trata os distúrbios cinéticos funcionais, intercorrentes em órgãos e sistemas do corpo humano, causados por alterações genéticas, traumas e doenças adquiridas. Fundamenta suas ações em mecanismos terapêuticos próprios, com base nos estudos da biologia, ciências morfológicas, ciências fisiológicas, patologias, bioquímica, biofísica, biomecânica, cinesia e sinergia funcional de órgãos e sistemas do corpo humano[14,15].

A Resolução do COFFITO/80 (de 21 de maio de 1987) define a fisioterapia como uma ciência aplicada, cujo objeto de estudo é o movimento humano, em todas as suas formas de expressão e potencialidades, quer em suas alterações patológicas, quer em suas repercussões psíquicas e orgânicas, com o objetivo de preservar, manter, desenvolver ou restaurar a integridade de órgãos, sistemas ou funções. Para alcançar os fins e objetivos propostos, utiliza-se de recursos físicos e naturais, de ação isolada ou conjunta em eletroterapia, crioterapia, termoterapia, hidroterapia, fototerapia, mecanoterapia e cinesioterapia[3,7,11].

Em outras palavras, o fisioterapeuta pode ser definido como um profissional de saúde com formação acadêmica superior, habilitado para a construção do diagnóstico dos distúrbios cinéticos funcionais (diagnóstico cinesiológico funcional), prescrição das condutas fisioterapêuticas, sua ordenação e indução no paciente, bem como o acompanhamento da evolução do quadro funcional e sua alta do serviço.

5. FORMAÇÃO DOS FISIOTERAPEUTAS

No cenário internacional, as primeiras escolas formadoras de fisioterapeutas surgiram na Europa (Inglaterra e Alemanha), nos EUA, no Canadá e na Austrália, no início do século XIX. Na América Latina, as escolas formadoras de profissionais surgiram nas décadas de 1940 e 1950. Na Argentina, um dos primeiros serviços de fisioterapia a incluir treinamento profissional foi o Instituto Municipal de Radiologia e Fisioterapia, criado em 1952 em Buenos Aires[10,11,13].

No Brasil, antes da regulamentação da profissão, os fisioterapeutas eram formados pela Escola de Reabilitação do Rio de Janeiro (ERRJ), pelo Instituto de Reabilitação de São Paulo e pela Faculdade de Ciências Médicas de Minas Gerais[7,9,10].

6. ORGANIZAÇÃO DA CLASSE FISIOTERAPÊUTICA

Uma classe profissional é representada por vários órgãos, os quais exercem atribuições diferentes e são compostos pelos Conselhos Regionais e Federal, assim como associações e sindicatos.

As associações são organizações de pessoas físicas e sociedades jurídicas, sem fins lucrativos, com intuito de formular objetivos em comum de modo a superar obstáculos inerentes à profissão, promovendo benefícios a seus associados. Essas associações são fundamentais para o desenvolvimento e a organização de uma classe profissional, pois promovem encontros, palestras, eventos, cursos, congressos e reuniões com a finalidade de enriquecer o conhecimento científico, político e social ligado à área correspondente.

O COFFITO e os CREFITO têm como atribuições normatizar e controlar as atividades éticas, científicas e sociais da fisioterapia e da TO, assim como fiscalizar o exercício dessas profissões. Contudo, as atribuições do COFFITO estão direcionadas a todo o território nacional, enquanto as dos CREFITO se resumem a uma região composta por um ou mais estados[16].

O sindicato é uma entidade fundada para a defesa comum dos interesses de seus associados. Os tipos mais comuns de sindicatos são os representantes de categorias profissionais, conhecidos como sindicatos laborais ou de trabalhadores, e de classes econômicas, conhecidos como sindicatos patronais ou empresariais. Portanto, uma classe organizada remete a um sindicato atuante, o qual vai lutar pelos direitos trabalhistas de seus filiados em sua área de abrangência. Cada estado conta com seu próprio sindicato[16].

Na área da fisioterapia, podem ser citados os seguintes órgãos responsáveis por sua regulamentação[16]:

- **Sociedade Brasileira de Fisioterapia (SBF):** fundada em 1998, em Fortaleza, com o objetivo de reintegrar a representatividade nacional da fisioterapia e promover o desenvolvimento sociocientífico dos fisioterapeutas brasileiros[17].
- **Associação Brasileira de Fisioterapia em Neurologia para o Desenvolvimento e Divulgação dos Conceitos Neurofuncionais (ABRADIMENE):** criada em 14 de agosto de 1985, em São Paulo, com a finalidade de promover o desenvolvimento neurocientífico na fisioterapia, proporcionando melhores formação e capacitação de especialistas nessa área[18].
- **Associação de Fisioterapeutas do Brasil (AFB):** criada em 8 de outubro de 2005, no XVI COBRAF (Congresso Brasileiro de Fisioterapia), mantém um intercâmbio com a WCPT e a Confederación Latino Americana de Fisioterapia y Kinesiologia (CLAFK), o que torna possível uma relação dos associados com o mundo[19].
- **Associação Brasileira de Fisioterapia Dermatofuncional (ABRAFIDEF):** fundada em 2 de junho de 2005, em uma Assembleia Geral em Brasília, sua atuação está voltada para a formação de fisioterapeutas como especialistas na área, mediante prova de título, assim como para o enriquecimento do conhecimento científico da fisioterapia dermatofuncional[20].
- **Associação Brasileira de Fisioterapia na Saúde da Mulher (ABRAFISM):** fundada em 7 de outubro de 2005, durante o COBRAF realizado em São Paulo. No dia 4 de junho de 2007, a ABRAFISM tornou-se membro da Organização Internacional de Fisioterapia em Saúde da Mulher (IOPTWH), a qual permite que os associados tenham acesso a assuntos direcionados à saúde da mulher no mundo[21].
- **Sociedade Brasileira de Fisioterapia Respiratória (ASSOBRAFIR):** criada no III Simpósio Internacional de Fisioterapia Respiratória, realizado em Pernambuco em meados da década de 1980. Em 2006, por exigência jurídica, teve o nome alterado para Associação Brasileira de Fisioterapia Cardiorrespiratória e Fisioterapia em Terapia Intensiva (ASSOBRAFIR), deixando de ser uma sociedade para tornar-se uma associação[22].
- **Associação Brasileira de Fisioterapia do Trabalho (ABRAFIT):** criada em 29 de junho de 2006, pretende fomentar e desenvolver a pesquisa, a ciência e as atividades profissionais no campo da fisioterapia do trabalho no Brasil[23].

- **Associação Brasileira de Fisioterapia em Oncologia (ABFO):** fundada em 24 de maio de 2008, durante o III Congresso Brasileiro de Fisioterapia em Cancerologia, no Rio de Janeiro, tem como propósito desenvolver o conhecimento técnico e científico da fisioterapia oncológica, por meio de pesquisas, cursos e capacitações[24].
- **Sociedade Nacional de Fisioterapia Esportiva (SONAFE):** criada em 2008, visa fortalecer e unificar a prática da fisioterapia esportiva do Brasil, por meio de capacitação de fisioterapeutas especialistas, estimulando a representatividade dos profissionais nessa área[25].
- **Associação Brasileira de Fisioterapia Neurofuncional (ABRAFIN):** criada em 16 de outubro de 2009, no Rio de Janeiro, com o intuito de viabilizar o desenvolvimento técnico e científico da fisioterapia neurofuncional[26].

O COFFITO tornou-se independente do Ministério do Trabalho (MT) em 18 de setembro de 1995, por meio da Lei 9.098, tornando-se um órgão específico para resolução dos assuntos relacionados com a classe dos fisioterapeutas. Entre outras funções, são de sua competência exclusiva:

I. Exercer função normativa e controle ético, científico e social do exercício da fisioterapia e da TO em todo o território nacional;
II. Baixar todos os atos normativos necessários à correta interpretação e execução da Lei 6.316/1975;
III. Supervisionar e fiscalizar o exercício profissional da fisioterapia em todo o território nacional, estimulando e zelando pelo prestígio e o bom nome daqueles que a exercem, mediante o estabelecimento de princípios de controle, capazes de fundamentar a promoção de uma assistência profissional independente, científica, ética e resolutiva;
IV. Funcionar como Tribunal Superior de Ética nas demandas que envolvam profissionais fisioterapeutas e terapeutas ocupacionais.

No caso da fisioterapia, existem 13 CREFITO, cada um dos quais é responsável por um conjunto de estados:

- **CREFITO 1:** jurisdição nos estados de Pernambuco, Paraíba, Rio Grande do Norte e Alagoas. A sede do CREFITO 1 está localizada à Rua Henrique Dias 303, Derby, Recife/PE (CEP: 50070-140; telefone: [81] 3081-5000; *e-mail*: crefito1@crefito1.org.br; *site*: http://www.crefito1.org.br).

- **CREFITO 2:** jurisdição nos estados do Rio de Janeiro e Espírito Santo. A sede do CREFITO 2 está localizada à Rua Morais e Silva 129, Tijuca, Rio de Janeiro/RJ (CEP: 20271-031; telefone: [21] 2169-2169; *e-mail*: crefito2@crefito2.org.br; *site*: http://www.crefito2.org.br).
- **CREFITO 3:** jurisdição no Estado de São Paulo. A sede do CREFITO 3 está localizada à Rua Cincinato Braga 277, Bella Vista, São Paulo/SP (CEP: 01333-011; telefone: [11] 3252-2255; *e-mail*: presidente@crefito3.org.br; *site*: http://www.crefito3.org.br).
- **CREFITO 4:** jurisdição no Estado de Minas Gerais. A sede do CREFITO 4 está localizada à Rua da Bahia 1.148, sala 829, Centro, Belo Horizonte/MG (CEP: 30160-906; telefone [31] 3218-7400; *e-mail*: crefito4@crefito4.com.br; *site*: http://www.crefito4.org).
- **CREFITO 5:** jurisdição no Estado do Rio Grande do Sul. A sede do CREFITO 5 está localizada à Avenida Palmeira 27, Conjunto 403, Porto Alegre/RS (CEP: 90470-300; telefone [51] 3334-6586; *e-mail*: crefito5@via-rs.com.br; *site*: http://www.crefito5.org.br).
- **CREFITO 6:** jurisdição nos estados do Ceará e Piauí. Sua sede está localizada à Avenida Rogaciano Leite 432, Salinas, Fortaleza/CE (CEP: 60810-786; telefone: [85] 3241-1456 ou [85] 3241-0917; *e-mail*: crefito6@crefito6.org.br; *site*: http://www.crefito6.org.br).
- **CREFITO 7:** jurisdição nos estados da Bahia e Sergipe. A sede do CREFITO 7 está localizada à Avenida Tancredo Neves, Ed. Esplanada Tower, nº 939, Caminho das Árvores, Salvador/BA (CEP: 41.820.021; telefone: [71] 3341-0721 ou [71] 3341-4112; *e-mail*: contato@crefito7.org.br; *site*: http://www.crefito7.org.br).
- **CREFITO 8:** jurisdição no Estado do Paraná. A sede do CREFITO 8 está localizada à Rua Jaime Balão, 580, Hugo Lange, Curitiba/PR (CEP: 80040-340; Telefone: [41] 3264-8097; *e-mail*: crefito8@crefito8.org.br; *site*: http://www.crefito8.org.br).
- **CREFITO 9:** jurisdição nos estados de Mato Grosso, Mato Grosso do Sul, Acre e Rondônia. A sede do CREFITO 9 está localizada à Rua H, Qd 04, Setor A, Lote 02, Centro Político Administrativo, Cuiabá/MT (CEP: 78049-911; telefone: [65] 3644-4272; *e-mail*: crefito9@crefito9.org.br; *site*: http://www.crefito9.org.br).
- **CREFITO 10:** jurisdição no Estado de Santa Catarina. A sede do CREFITO 10 está localizada à Rua Silva Jardim 307, Centro, Florianópolis/SC (CEP: 88020-

200; telefone: [48] 3225-3329; *e-mail*: crefito10@crefito10.org.br; *site*: http://www.crefito10.org.br).

- **CREFITO 11:** jurisdição no Estado de Goiás e no Distrito Federal. A sede do CREFITO 11 está localizada à SRTVS, Quadra 701, Ed. Palácio do Rádio I, Bloco I, Sala 310 a 314, Brasília/DF (CEP: 70340-000; telefone: [61] 3225-3700, *e-mail*: atendimento@crefito11.org.br; *site*: http://www.crefito11.org.br).

- **CREFITO 12:** jurisdição nos estados do Maranhão, Pará, Amazonas, Tocantins, Roraima e Amapá. A sede do CREFITO 12 está localizada à Travessa 09 de Janeiro, 1702, São Brás, Belém/PA (CEP: 66063-260; telefone: [91] 3249-1822; *e-mail*: crefito12@crefito12.org.br; *site*: http://www.crefito12.org.br).

- **CREFITO 13:** jurisdição no Estado do Mato Grosso do Sul. Sua sede está localizada à Avenida Noroeste 699, Amambaí, Campo Grande/MS (CEP: 79009-760; telefone: [67] 3321-4558; *e-mail*: crefito13@crefito13.org.br; *site*: http://www.crefito13.org.br).

7. ÁREAS DA FISIOTERAPIA

Apesar de a fisioterapia ter sido considerada em sua gênese uma profissão reabilitadora, os recentes avanços rompem esse paradigma e buscam sua redefinição como profissão de saúde em um contexto mais amplo e de atenção em todos os níveis das condições de saúde, manutenção e prevenção da doença, em busca da melhora da qualidade de vida das pessoas.

A fisioterapia teve início como classe profissional na área da traumato-ortopedia, porém, com o passar do tempo, evoluiu nas mais diversas áreas de atuação na saúde, contemplando o indivíduo como um todo, independente de idade, sexo ou classe social. A seguir, encontram-se listadas algumas dessas áreas:

- **Fisioterapia pediátrica:** especialidade que se utiliza de métodos e técnicas próprias para o tratamento de enfermidades de recém-nascidos, crianças e adolescentes.

- **Fisioterapia geriátrica e gerontológica:** estuda, previne e trata as disfunções decorrentes do processo de envelhecimento, mediante a administração de condutas fisioterapêuticas, prevenindo problemas funcionais e promovendo a recuperação funcional global de pessoas idosas.

- **Fisioterapia dermatofuncional:** especialidade da fisioterapia que diagnostica, estuda e trata as afecções dermatológicas e intertegumentares.

- **Fisioterapia uroginecológica e obstétrica:** a fisioterapia aplicada à uroginecologia tem como principais objetivos a prevenção e o tratamento de disfunções urinárias, fecais e sexuais, por meio de diversos recursos, entre os quais a reeducação do assoalho pélvico e da musculatura acessória. A fisioterapia obstétrica baseia-se na promoção de uma melhor adaptação da mulher às mudanças de seu corpo no período de gestação, preparando todas as suas estruturas para o parto.
- **Fisioterapia neurofuncional:** área da fisioterapia que visa ao estudo, ao diagnóstico e ao tratamento de distúrbios neurológicos que envolvam ou não disfunções motoras. A fisioterapia neurofuncional induz ações terapêuticas para recuperação de funções, como a coordenação motora, a força, o equilíbrio e a coordenação.
- **Fisioterapia traumato-ortopédico-funcional:** estuda, diagnostica e trata as disfunções musculoesqueléticas, de origem ortopédica ou decorrentes de traumatismos, além de doenças de origem reumatológica. Utiliza-se dos recursos terapêuticos para aumentar a capacidade de movimentação, estimular a circulação e diminuir as dores de pacientes com fraturas, traumas musculares e entorses.
- **Fisioterapia respiratória:** conjunto de procedimentos fisioterapêuticos que visam melhorar a dinâmica respiratória e a distribuição do ar inalado no pulmão e remover secreções brônquicas, obtendo, assim, melhor função respiratória. Além das técnicas manuais, diversos equipamentos auxiliam a obtenção desses resultados.
- **Fisioterapia esportiva:** atua diretamente nas atividades esportivas, na preparação, prevenção e recuperação de lesões no processo de reabilitação de atletas em clubes, times, academias etc.
- **Acupuntura e fisioterapia:** especialização reconhecida pelo COFITO desde 1985, consiste na aplicação da acupuntura e de outras técnicas corporais da medicina tradicional chinesa aos problemas musculoesqueléticos, destacando-se aspectos de dor, comportamento depressivo e a reorganização das sensações corporais.
- **Fisioterapia oncofuncional:** tem como objetivo preservar, manter, desenvolver e restaurar a integridade cinético-funcional de órgãos e sistemas do paciente, assim como prevenir os distúrbios causados pelo tratamento oncológico.
- **Fisioterapia cardiofuncional:** o profissional dessa área trabalha com a reabilitação dos pacientes vitimados por infartos, daqueles que se encontram em

fase pós-operatória de cirurgias cardíacas e dos portadores de cardiopatias crônicas, que necessitam manter acompanhamento fisioterapêutico a fim de preservar sua capacidade física e motora para realização de suas atividades de vida diária (AVD).

- **Fisioterapia do trabalho (ou fisioterapia laboral):** atua em empresas e/ou organizações detentoras de postos de trabalho, intervindo preventiva e/ou terapeuticamente de maneira importante para redução dos índices de doenças ocupacionais.
- **Fisioterapia na saúde pública:** atua na comunidade, mediante a adoção de medidas preventivas e terapêuticas, com visitas domiciliares, formação de grupos com práticas de educação em saúde e prevenção.

REFERÊNCIAS

1. Cavalcante CCL, Rodrigues ARS, Dadalto TV, Silva EB. Evolução científica da fisioterapia em 40 anos de profissão. Fisioter mov 2011; 24(3):513-22.
2. Batista DA. O ser fisioterapeuta: desenvolvimento profissional e qualidade de vida no trabalho. Dissertação (Mestrado em fisioterapia) – Faculdade ALFA, Rio de Janeiro, 2010.
3. Rebelatto JR, Botome SP. Fisioterapia Brasil. 2. ed. São Paulo: Manole, 2000: 310.
4. Meyer PF, Costa ICC, Gico VV. Ciências sociais e fisioterapia: uma aproximação possível. História, Ciências, Saúde 2006; 13(4):877-90.
5. Bispo Júnior JP. Formação em fisioterapia no Brasil: reflexões sobre a expansão do ensino e os modelos de formação. Hist Cienc Saúde – Manguinhos 2009; 16(3):655-68.
6. Salmória JG, Camargo WA. Uma aproximação dos signos – Fisioterapia e Saúde – aos aspectos humanos e Sociais. Saúde Soc 2008; 17(1):73-84.
7. Nascimento MC, Sampaio RF, Salmela JH, Mancini MC, Figueiredo IM. A profissionalização da fisioterapia em Minas Gerais. Rev Bras Fisioter 2006; 10(2):241-7.
8. Bispo Júnior JP. Fisioterapia e saúde coletiva: desafios e novas responsabilidades profissionais. Ciênc Saúde Coletiva 2010; 15(suppl 1):1627-36.
9. Barros FBM. Poliomielite, filantropia e fisioterapia: o nascimento da profissão de fisioterapeuta no Rio de Janeiro dos anos 1950. Ciência & Saúde Coletiva 2008; 13(3):941-54.
10. Virtuoso JF, Haupenthal A, Pereira ND, Martins CP, Knabben RJ, Andrade A. A produção de conhecimento em fisioterapia: análise de periódicos nacionais (1996 a 2009). Fisioter Mov 2011; 24(1):173-80.
11. Silva DJ, Da Ros MA. Inserção de profissionais de fisioterapia na equipe de saúde da família e Sistema Único de Saúde: desafios na formação. Ciência & Saúde Coletiva 2007; 12(6):1673-81.
12. Machado JLM, Machado VM, Vieira JE. Formação e seleção de docentes para currículos inovadores na graduação em saúde. Rev Bras Educ Med 2011; 35(3):326-33.
13. Ribeiro KSQS. A experiência na extensão popular e a formação acadêmica em fisioterapia. Cad CEDES 2009; 29(79):335-46.
14. Barra LYL. A visão saúde-doença do estudante de fisioterapia. Curitiba: Juruá, 2010:70.
15. Conselho Nacional de Educação (Brasil). Resolução CNE/CES 4, de 19 de fevereiro de 2002. Institui diretrizes curriculares nacionais do curso de graduação em fisioterapia. Diário Oficial da União 4 mar 2002; Seção 1.

16. Conselho Federal de Fisioterapia e Terapia Ocupacional [homepage na internet]. Acesso: 20 abr 2012. Disponível em: http://www.coffito.org.gov.

17. Sociedade Brasileira de Fisioterapia [homepage na internet]. Acesso: 22 abr 2012. Disponível em: http://www.sbf.org.br.

18. Associação Brasileira de Fisioterapia em Neurologia [homepage na internet]. Acesso: 22 abr 2012. Disponível em: http://www.abradimene.org.br.

19. Associação dos Fisioterapeutas do Brasil [homepage na intenet]. Acesso: 22 abr 2012. Disponível em: http://www.afb.org.br.

20. Associação Brasileira de Fisioterapia Dermato Funcional [homepage na internet]. Acesso: 22 abr 2012. Disponível em: http://www.abrafidef.org.br.

21. Associação Brasileira em Saúde da Mulher [homepage na internet]. Acesso: 22 abr 2012. Disponível em: http://www.abrafism.org.br.

22. Associação Brasileira de Fisioterapia Cardiorrespiratória [homepage na internet]. Acesso: 22 abr 2012. Disponível em: http://www.assobrafir.com.br.

23. Associação Brasileira de Fisioterapia no Trabalho [homepage na internet]. Acesso: 22 abr 2012. Disponível em: http://www.abrafit.fst.br.

24. Associação Brasileira de Fisioterapia em Oncologia [homepage na internet]. Acesso: 22 abr 2012. Disponível em: http://www.abfo.org.br.

25. Sociedade Nacional de Fisioterapia Esportiva [homepage na internet]. Acesso: 22 abr 2012. Disponível em: http://www.sonafe.org.br.

26. Associação Brasileira de Fisioterapia Neurofuncional [homepage na internet]. Acesso: 22 abr 2012. Disponível em: http://www.abrafin.org.br.

Seção II

Agentes Físicos da Fisioterapia

Capítulo 2

Eletrotermofototerapia

Bruno Gilberto de Melo e Silva

Maria Goretti Fernandes

1. INTRODUÇÃO

Os agentes físicos abrangem atualmente vários recursos utilizados na fisioterapia, os quais serão produzidos através de corrente elétrica, calor, luz, água e movimento, distribuídos pelas técnicas eletroterapêuticas, termoterapêuticas e fototerapêuticas[1-4].

A eletroterapia é composta por agentes que usam corrente elétrica no tecido através de eletrodos (TENS, FES, Corrente Russa). Na termoterapia, os recursos são aqueles que geram calor (micro-ondas, ondas curtas, ultrassom). Além disso, existem os tipos de radiações eletromagnéticas, também conhecidos como fototerapia, de espectro visível ou não, como *laser*, infravermelho e ultravioleta[3,4].

Tão importante quanto compreender a física desses agentes é saber correlacioná-los com a prática fisioterapêutica, pois eles promovem estímulos e modificam o processo fisiológico do tecido, tornando possível a obtenção de respostas diversas, dependendo dos parâmetros utilizados, para estimulação do tecido biológico[3,4] (Figura 2.1).

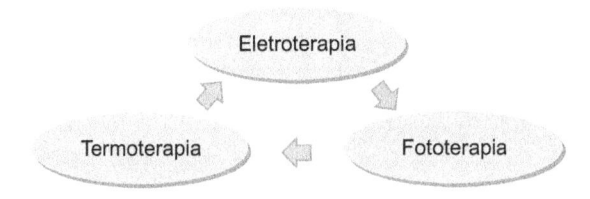

Figura 2.1 Esquematização da eletrotermofoterapia. (Fonte: acervo dos autores.)

2. RECURSOS ELETROTERAPÊUTICOS

Os recursos eletroterapêuticos se utilizam do movimento de partículas carregadas através de um condutor em resposta a um campo elétrico aplicado, denominado *corrente* (*I*). A corrente elétrica no organismo refere-se ao fluxo iônico bidirecional quando o tecido é submetido a uma diferença de potencial elétrico[1,3-5].

2.1. Corrente contínua (galvânica)

A corrente galvânica é classificada como corrente direta ou corrente contínua, ou seja, uma corrente cuja intensidade se mantém constante em função do tempo[3,4,6,7]. Sempre que exista uma fonte de corrente elétrica com polaridades fixas, um polo só positivo (vermelho) e outro só negativo (preto), estaremos diante desse tipo de corrente (Figuras 2.2 e 2.3).

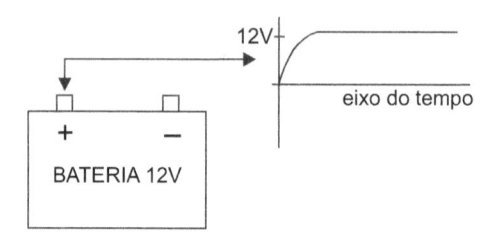

Figura 2.2 Representação gráfica da corrente contínua. (Fonte: acervo dos autores.)

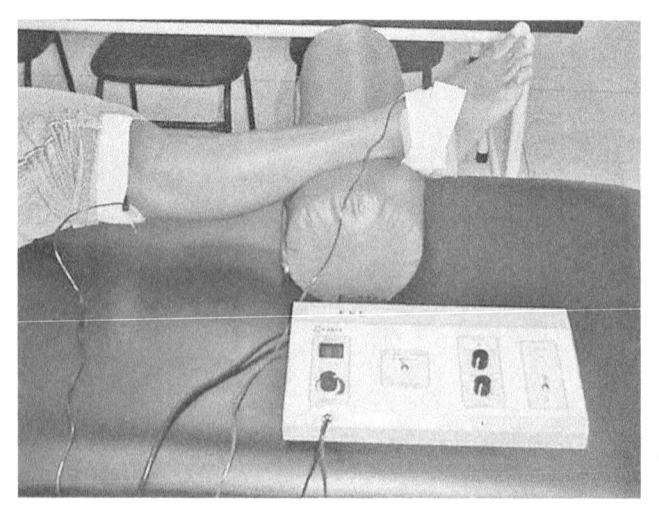

Figura 2.3 Equipamento de corrente contínua. (Fonte: acervo dos autores.)

2.2. Correntes diadinâmicas de Bernard

Criadas em 1929, por Bernard, consistem em correntes alternadas sinusoidais bifásicas rítmicas de baixa frequência com efeitos analgésicos e hiperemiantes[3,4,7]. Apresentam cinco formas[3-7]:

- **Corrente difásica fixa (DF):** apresenta frequência de 100Hz. Seu efeito é analgésico e estimula a circulação periférica.
- **Corrente monofásica fixa (MF):** apresenta frequência de 50Hz. Seu efeito fisiológico consiste em aumentar o tônus.
- **Corrente curto período (CP):** promove os mesmos efeitos das correntes DF e MF juntas.
- **Corrente longo período (LP):** esta corrente tem efeitos fisiológicos iguais aos da CP, mas com efeito analgésico mais persistente.
- **Ritmo sincopado (RS):** seu efeito fisiológico consiste em promover a contração muscular, porém, atualmente, não constitui a melhor indicação.

2.3. Estimulação elétrica funcional (FES)

A estimulação elétrica funcional (FES) consiste em uma corrente elétrica de baixa frequência, capaz de provocar contração em músculos paralisados ou enfraquecidos em virtude de lesões neurológicas e traumáticas, entre outras. Seu mecanismo fisiológico atua mediante a despolarização do nervo motor, repercutindo em uma resposta simultânea em todas as unidades motoras do músculo, suficiente para produzir um movimento funcional[3,4] (Figura 2.4).

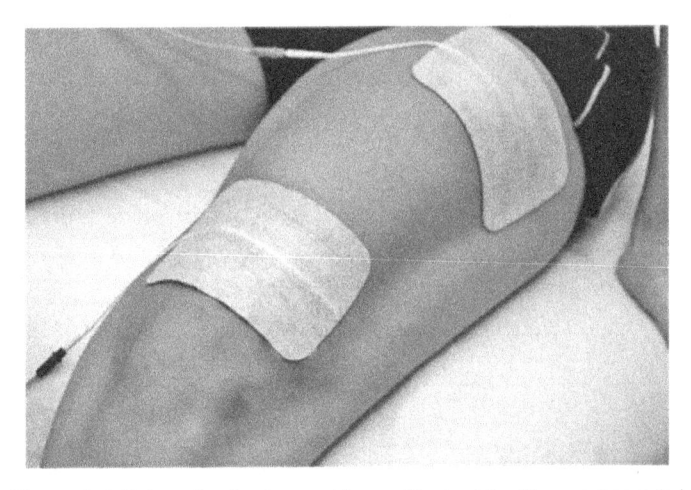

Figura 2.4 Eletroestimulação quadríceps. (Fonte: http://ibramed.com.br.)

A FES é composta por tempo de subida, sustentação (T_{on}) e descida que, juntos, representam o trabalho muscular, ou seja, o tempo durante o qual o músculo está sendo submetido à ação da corrente. Além disso, existe a pausa (T_{off}), que representa o tempo em que o equipamento ficará desligado, permitindo a recuperação do músculo.

2.4. Estimulação elétrica nervosa transcutânea (TENS)

Estudada há bastante tempo, a TENS é um recurso utilizado para promover analgesia, cujos principais mecanismos usam a teoria da "comporta da dor" e da liberação dos opioides. Existem quatro tipos bem conhecidos de TENS: convencional, breve-intenso, acupuntural e *burst* (Figura 2.5)[3,4,6-8].

Os métodos de aplicação utilizados podem ser: cruzado (A), série (B) ou paralelo (C) (Figura 2.6).

2.5. Corrente interferencial

A corrente interferencial tem por finalidade promover ação muscular e/ou analgesia mediante a diminuição da tensão e impedância do tecido. Apresenta duas frequências: uma para estimulação muscular, de 2.000Hz, e outra para produzir analgesia, de 4.000Hz, também chamadas frequências portadoras[3-7].

2.5.1. Características

Como sugere seu próprio nome, a corrente interferencial consiste na aplicação de duas correntes de média frequência (2.000 ou 4.000Hz) que, ao se cruzarem, geram internamente uma corrente de baixa frequência terapêutica[4,5,7].

Tipo	Frequência (Hz)	Largura (μS)	Tempo (min)	Intensidade (mA)
Convencional	~100	50 a 80	20	Baixa
Breve-intenso	~150	150 a 250	30	Alta
Acupuntural	~5	230	~60	Alta
Burst/salva	C~5 M~100	100 a 200	~60	Alta

Figura 2.5 Parâmetros utilizados no tratamento com a TENS. (Fonte: acervo dos autores.)

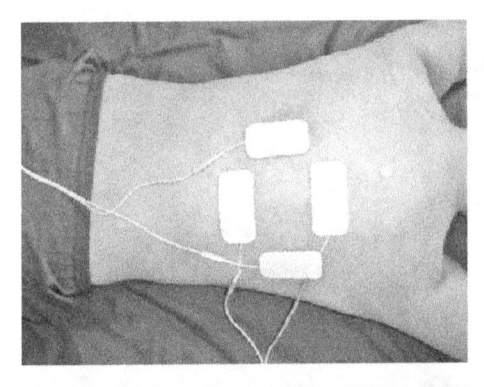
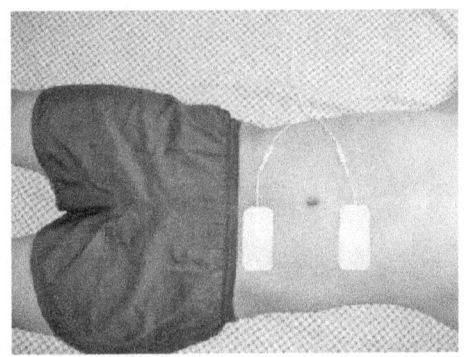
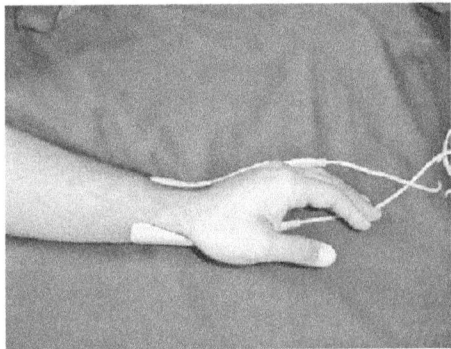

Figura 2.6 Disposição dos eletrodos. (Fonte: acervo dos autores.)

No entanto, são pertinentes algumas considerações sobre essa corrente[2-6,9]:

- A corrente interferencial é produzida a partir da interferência de duas outras correntes (modo tetrapolar). É possível a produção de uma corrente interferencial com apenas um canal, desde que seja uma corrente interferencial dentro do equipamento, e não dentro do organismo (modo bipolar).
- A terceira corrente formada difere das duas outras provenientes de cada canal, uma vez que tem duas frequências, uma média (frequência portadora) e uma baixa (frequência modulada).
- A frequência modulada, desenvolvida no interior do tecido, é conhecida como modulação de amplitude e frequência (AMF base), podendo ter uma variação de 1 a 150Hz, dependendo do objetivo terapêutico.
- A variação do espectro de frequência (ΔF) é conhecida como SWEEP e pode ter uma variação de 0 a 100Hz, com o objetivo de evitar o mecanismo de acomodação.
- A oscilação do espectro é conhecida como SLOPE, ou seja, o tempo (segundos) que a corrente levará para percorrer da AMF base até a AMF máxima,

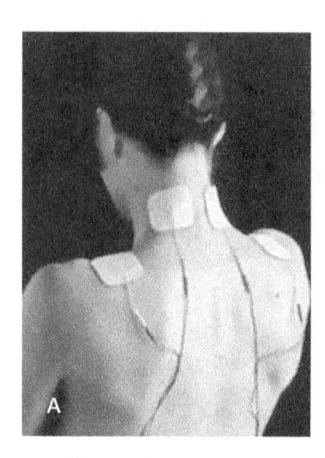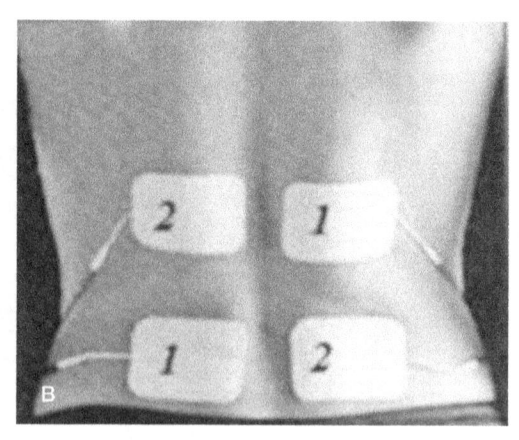

Figura 2.7 Aplicação bipolar (**A**) e tetrapolar (**B**). (Fonte: acervo dos autores.)

retornando à base. Essa oscilação pode ter formato de onda quadrada (1s/1s), trapezoidal (1s/5s/1s) ou triangular (6s/6s).

Os principais modos de aplicação são o bipolar e o tetrapolar (Figura 2.7).

2.6. Corrente russa

A corrente russa, também chamada corrente de Kots, em homenagem a seu criador, foi desenvolvida inicialmente em 1977 como uma corrente seletiva de média frequência (2.500Hz), alternada sinusoidal (bifásica), com frequência modulada de estímulo de 50Hz, tempo de cada envelope de 10ms e com intervalo de 10ms entre eles[3-7,9].

O efeito fisiológico dessa corrente limita-se à contração muscular, estimulando diferentes tipos de fibras musculares (tônicas e fásicas) com a vantagem de promover efeito mais intenso, devido à diminuição da impedância[3-7].

3. RECURSOS TERMOTERAPÊUTICOS

Os agentes termoterapêuticos (calor ou frio) são usados no tratamento das disfunções musculares, articulares e neurológicas. Importa ressaltar que a aplicação de calor e frio como recurso terapêutico é responsável por um dos principais dilemas do profissional fisioterapeuta. Há controvérsias a respeito da aplicação dessas modalidades, e muitos trabalhos apontam para afirmações pouco científicas, como o uso do gelo nas primeiras 24 horas e calor nas 48 horas seguintes.

A termoterapia divide-se em hipotermia (terapia através do frio) e hipertermia (terapia através do calor). A hipertermia é composta de calor superficial (compressa quente, infravermelho, banho de parafina, forno de Bier, manta térmica, entre outros), que atinge entre 2 e 3cm de profundidade. Em lesões com mais de 3cm de profundidade, é aplicado calor profundo (ultrassom terapêutico, ondas curtas e micro-ondas).

3.1. Hipotermia e hipertermia

Atualmente, os fisioterapeutas adotam a aplicação da hipotermia (crioterapia) nos estágios agudos da reação inflamatória, antes de exercícios de amplitude de movimento e após atividade física do paciente. Por outro lado, a hipertermia é usada por esses profissionais nos estágios crônicos, para favorecer a amplitude de movimento, antes da atividade física e da reabilitação. Contudo, o processo de decisão relativo ao recurso terapêutico que deverá ser empregado na reabilitação deve se basear nas alterações encontradas nos tecidos, no estágio de cicatrização e nas respostas fisiológicas desejadas para as fases inflamatórias e crônicas[10].

As modalidades de frio (compressas geladas, criomassagem, banhos gelados) são empregadas com eficácia durante todos os estágios da resposta inflamatória e lesões ortopédicas em idosos. Os efeitos da aplicação do frio incluem vasoconstrição e diminuição da taxa metabólica, do fluxo sanguíneo local, da inflamação e da dor. As indicações para utilização da crioterapia são comuns nos casos de lesão ou inflamação aguda, dor e espasmo muscular, embora alguns profissionais se utilizem das compressas quentes ou do turbilhão antes da cinesioterapia (terapia do movimento), de modo a promover relaxamento muscular, diminuição da rigidez e facilitação dos exercícios de força e de alongamento[11,12]. Entretanto, nos estágios inflamatórios é interessante optar pela crioterapia, uma vez que o frio não promove a elevação da atividade enzimática intra-articular, além de controlar a dor e o espasmo muscular[13,14].

As formas superficiais (infravermelho e banhos de parafina) e profundas (ultrassom) de calor são menos prejudiciais às articulações em estágios crônicos, sem inflamação exuberante e com poucas possibilidades de reparação da cartilagem. Nesses casos, é viável o uso da hipertermia para controle da dor e da rigidez articular.

Assim, os principais agentes termoterapêuticos são:

• **Compressas geladas:** envoltórios caseiros com água ou substância anticongelante, pacote de gel (geleia saturada de água) (Figura 2.8).

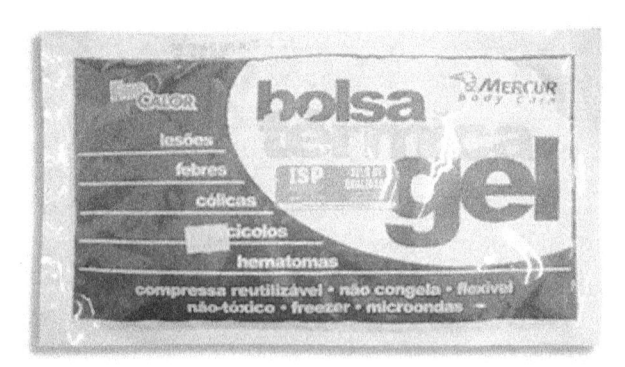

Figura 2.8 Compressa gelada. (Fonte: acervo dos autores.)

- *Spray* **evaporador:** líquido volátil, vaporizado (cloreto de etila ou fluorometano), que produz resfriamento quando aplicado diretamente sobre a área a ser tratada. Aplica-se sobre a área por meio de três a cinco jatos curtos (Figura 2.9).
- **Banhos gelados:** mistura de gelo com água ou água gelada, podendo o terapeuta controlar a temperatura pela quantidade de gelo na água, atingindo entre 16 e 18°C (Figura 2.10).
- **Compressas quentes:** consistem em gel de sílica, como a bentonita, dentro de uma bolsa de lona. Podem ser do tipo "*pack*" e "termogel" (mistura de álcool etílico e água) (Figura 2.11).
- **Banho de parafina:** recipiente com mistura de óleo mineral (vaselina ou glicerina) e parafina mantida entre 50 e 53°C, através de uma resistência (Figura 2.12).

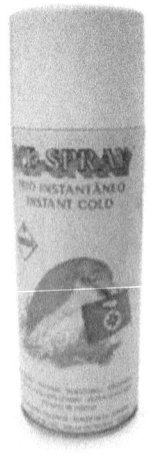

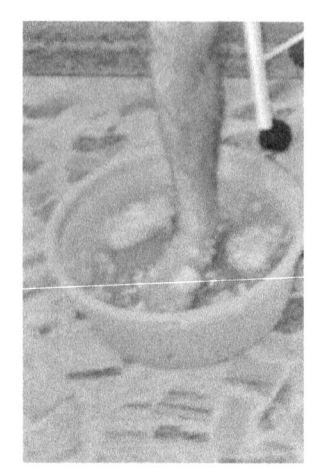

Figura 2.9 *Spray* evaporador. (Fonte: acervo dos autores.)

Figura 2.10 Banho gelado. (Fonte: acervo dos autores.)

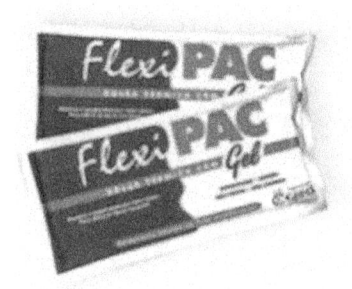

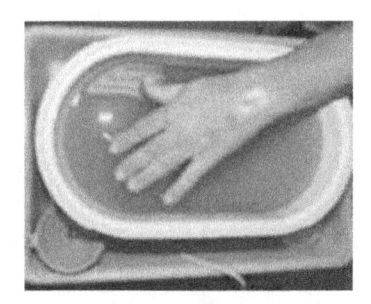

Figura 2.11 Compressas quentes. (Fonte: acervo dos autores.)

Figura 2.12 Banho de parafina. (Fonte: acervo dos autores.)

- **Infravermelho:** aquece por ondas eletromagnéticas, cujo calor é emitido por lâmpadas incandescentes do tipo luminoso colocadas em pedestais dentro de cápsulas (Figura 2.13).
- **Forno de Bier:** equipamento com formato de U invertido, confeccionado em flande com duas resistências e um termostato, que serve para manter a temperatura previamente programada (Figura 2.14).
- **Fluidoterapia:** o ar aquecido, termostaticamente controlado, é soprado através de uma massa de partículas de celulose minúsculas (pó), as quais ficam suspensas no ar em movimento dentro de uma cabine de metal. Produz efeito semelhante ao movimento na água morna, sem umidade, com temperatura média entre 38 e 45°C (Figura 2.15).
- **Micro-ondas:** recurso terapêutico que se enquadra em uma faixa de modalidade de aquecimento que se divide em superficial e profundo. Produz irradiação dos tecidos com as ondas de radiodifusão (ondas eletromagnéticas) (Figura 2.16).

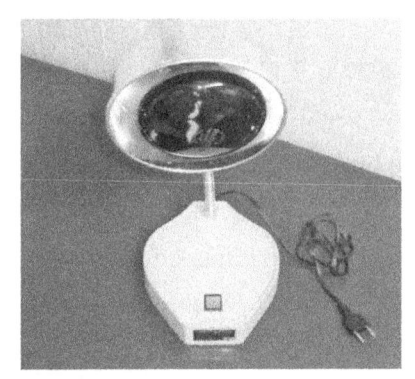

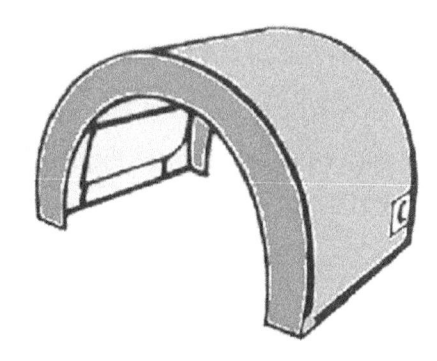

Figura 2.13 Infravermelho. (Fonte: acervo dos autores.)

Figura 2.14 Forno de Bier. (Fonte: acervo dos autores.)

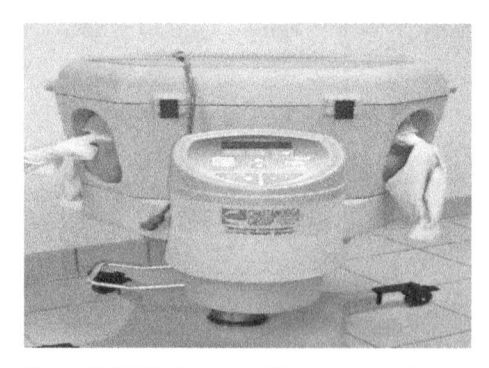

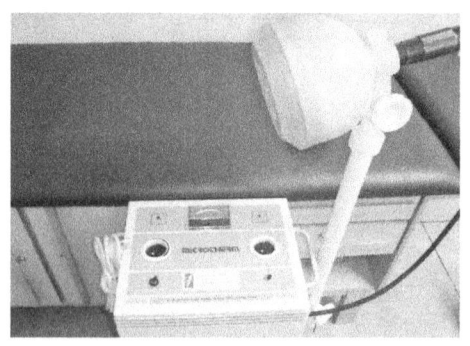

Figura 2.15 Fluidoterapia. (Fonte: acervo dos autores.)

Figura 2.16 Micro-ondas. (Fonte: acervo dos autores.)

- **Ondas curtas:** consistem no uso terapêutico das oscilações eletromagnéticas com frequência maior do que 100.000Hz, as quais se transformam em energia térmica no tecido corporal (Figura 2.17).
- **Ultrassom terapêutico:** trata-se de um gerador de corrente alternada de alta frequência (1 a 3MHz) com onda sonora acima do intervalo audível pelo ser humano (Figura 2.18).

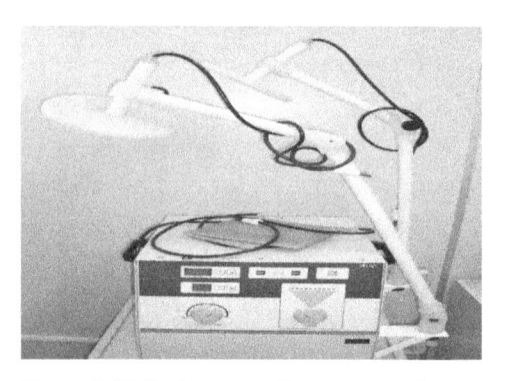

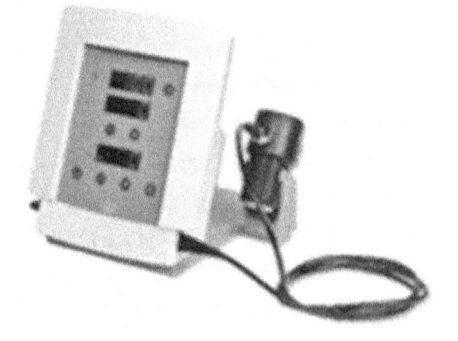

Figura 2.17 Ondas curtas. (Fonte: acervo dos autores.)

Figura 2.18 Ultrassom terapêutico. (Fonte: acervo dos autores.)

3.2. Algumas evidências sobre os agentes termoterapêuticos em fisioterapia

É grande a predileção dos fisioterapeutas pelo uso do ultrassom em suas condutas. Isso se deve aos diversos efeitos benéficos da terapia ultrassônica na cicatrização de úlceras varicosas e de pressão, na cicatrização de lesões de tecido mole, no aumento da consolidação óssea, no alívio da dor neurogênica e crônica, na reorganização das fibras de colágeno e nos processos inflamatórios, entre outros[2,15-19].

Importa destacar que o ultrassom pulsado é recomendado na fase inflamatória aguda da artrite de modo a facilitar a introdução de medicamentos anti-inflamatórios. Esse recurso também pode ser empregado para auxiliar a redução da rigidez articular e a reparação dos tecidos agredidos[12].

Desse modo, não se deve usar a crioterapia em pessoas incapazes de tolerar a baixa temperatura em razão de alergia, hipersensibilidade, hipoestesia, neuropatia diabética e insuficiência circulatória[10].

Os agentes físicos devem ser usados com precaução – por exemplo, na fase aguda da artrite reumatoide indica-se crioterapia para analgesia, apesar de manter a rigidez articular, mas deve-se evitar o frio em todas as fases da doença se o paciente apresentar vasculite, crioglobulinemia ou fenômeno de Raynaud associados[6,11]. É importante lembrar que não é recomendada a diatermia por ondas curtas nessa fase da doença, uma vez que a hipertermia eleva a temperatura intra-articular, estimulando a atividade catabólica dos condrócitos e acelerando o processo degenerativo[20,21].

Do mesmo modo, está contraindicado o uso de calor no estágio agudo de qualquer distúrbio musculoesquelético ou articular, porque o aumento de temperatura potencializa o metabolismo celular, aumentando a dor, a temperatura e o rubor na fase inflamatória[13].

Os efeitos térmicos do ultrassom são pouco interessantes para os quadros de osteoartrose, uma vez que o aumento da temperatura intra-articular em até 3°C pode promover aumento do nível de colagenólise em até quatro vezes. O calor na articulação induz a liberação de enzimas colagenolíticas, pois a atividade enzimática responsável pela degeneração cartilaginosa aumenta à medida que a temperatura se eleva[13,22-24].

4. RECURSOS FOTOTERAPÊUTICOS

4.1. Características e propriedades da fototerapia

A fototerapia é um dos diversos recursos fisioterapêuticos usados no tratamento de várias patologias e consiste em uma série de tratamentos à base de processos fotoquímicos. Os principais recursos da fotototerapia são o *laser* e a radiação ultravioleta (UV):

- **Laser** (sigla em inglês para *Light Amplification of Stimulated Emissions of Radiation*, ou seja, amplificação da luz através da emissão estimulada da ra-

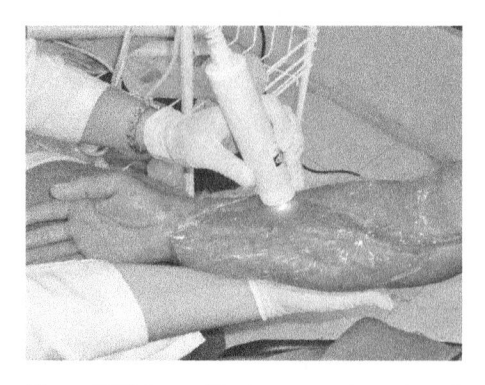

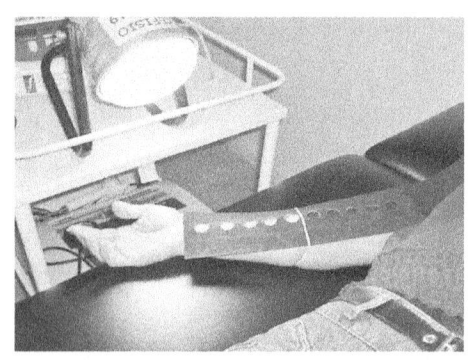

Figura 2.19 *Laser*. (Fonte: acervo dos autores.)

Figura 2.20 Radiação ultravioleta. (Fonte: acervo dos autores.)

diação): forma de radiação eletromagnética com frequência terapêutica de 632,8nm (nanômetros) ou 904nm (Figura 2.19).

- **Radiação ultravioleta:** a radiação ultravioleta é produzida com lâmpadas de quartzo frio, pequenas e portáteis, que contêm mercúrio a baixas pressões em tubo de quartzo (Figura 2.20).

4.2. Algumas evidências sobre os agentes fototerapêuticos na fisioterapia

Na reabilitação de feridas e úlceras, recomenda-se a utilização do *laser* de baixa potência. Muitos estudos relatam os benefícios desse recurso fototerapêutico na cicatrização de feridas, uma vez que a radiação *laser* incrementa a oxigenação tecidual e a microcirculação regional, além de estimular diversas reações, durante o processo de reparação tecidual[25].

O efeito cicatrizante do *laser* nas úlceras de pacientes geriátricos é decorrente de vários fatores, como o estímulo à microcirculação, que promove aumento no aporte de elementos nutricionais, associado ao aumento da velocidade mitótica, facilitando a multiplicação celular e a formação de novos vasos a partir dos preexistentes[26,27].

A radiação ultravioleta (UV) tem sido utilizada como terapia imunossupressora em uma variedade de doenças. Como recurso fisioterapêutico, podem ser usadas as radiações de UVB e UVA[2]. A ação terapêutica de ambas envolve a indução de efeitos imunomoduladores, inibindo a replicação celular e levando à imunossupressão local e sistêmica[29,30]. Como a psoríase é uma doença que tem como consequência alterações dermatofuncionais, pode ser tratada pelo fisioterapeuta que, juntamente com o médico, irá atuar na recuperação tegumentar.

Para a fototerapia com UVB, o paciente deverá ser avaliado previamente para determinação de sua dose eritematosa mínima (DEM), pois a ação terapêutica dependerá da indução de eritema dentro da faixa tolerável[3,29,31,32]. Além da fototerapia UVB clássica, com lâmpadas de faixa tradicional entre 290 e 310nm, existe a fototerapia de faixa estreita, com lâmpadas com comprimento de onda entre 311 e 313nm, a qual induz menos efeitos colaterais e remissão mais prolongada. A eficácia da fototerapia UVB de faixa estreita assemelha-se à da puvaterapia, representando alternativa para pacientes com contraindicação aos psoralenos, com a vantagem de menor risco carcinogênico, embora exigindo tratamentos mais prolongados e com maior número de sessões[33].

A fotoquimioterapia ou puvaterapia associa a administração prévia de um psoraleno à irradiação UVA (ondas longas, entre 320 e 400nm) e pode ser administrada de três maneiras: puvaterapia sistêmica, puvaterapia tópica e banho de PUVA ou balneopuvaterapia.

Na puvaterapia sistêmica, utiliza-se o 8-metoxipsoraleno por via oral de 1 a 2 horas antes da exposição à radiação UVA. As sessões são efetuadas três vezes por semana, e ao fim de um período que varia de 3 semanas a 1 mês (10 a 15 sessões = 70 a 150 joules/cm^2) obtêm-se 80% de clareamento das lesões[3,29,31,34].

No banho de PUVA, aplica-se em um segmento do membro ou no corpo inteiro solução aquosa de psoraleno diluída em banheiras ou baldes, seguida da radiação UVA imediata ou no intervalo de 15 a 20 minutos subsequentes. Além da ausência de efeitos colaterais sistêmicos desencadeados pela medicação oral, o banho de PUVA exige menor dose de UVA e há indícios de que produza remissão mais prolongada, embora também demande supervisão cautelosa em virtude do risco aumentado de queimaduras[29].

A puvaterapia carreia risco ocular potencial de catarata, pois o psoraleno penetra o cristalino, e os pacientes devem usar proteção ocular durante e óculos de sol por 12 horas após as sessões. Eritema excessivo, prurido, bolhas, herpes simples e zoster, foto-onicólise e fotoqueratite são possíveis efeitos colaterais[29]. A longo prazo, além de lentigos e fotoenvelhecimento, já foi demonstrada carcinogenicidade, sobretudo carcinoma do tipo epidermoide e melanoma[29,35-37]. Em razão do risco carcinogênico, as terapias de manutenção com puvaterapia devem ser evitadas, recomendando-se não ultrapassar o número de 200 sessões e sendo consideradas seguras doses cumulativas máximas que variem de 1.200 a 1.500j/cm^{2,37}.

Antes de iniciarem as sessões de fototerapia, os pacientes devem ser cuidadosamente avaliados quanto a idade, fotótipo, história de câncer de pele e exposição à radioterapia, história de colagenoses e fotoscoaltar, sensibilidade e uso de imunossupressores e substâncias que possam induzir fotossensibilidade. Além disso, é importante investigar a presença de catarata e doença hepática ativa[29,31,32,38].

REFERÊNCIAS

1. Bisschop G, Bisschop E, Commandré F. Eletrofisioterapia. São Paulo: Santos, 2001.
2. Low J, Reed A. Eletroterapia explicada: princípios e prática. 3. ed. São Paulo: Manole, 2001.
3. Agne JE. Eletrotermoterapia. Teoria e prática. Santa Maria: Orium, 2004.
4. Agne JE. Eu sei eletroterapia. 3. ed. Santa Maria: Pallotti, 2009.
5. Robinson A, Mackler-Snyder L. Eletrofisiologia clínica, eletroterapia e teste eletrofisiológico. 3. ed. Porto Alegre: Artmed, 2010.
6. Kitchen S. Eletroterapia prática baseada em evidências. 11. ed. São Paulo: Manole, 2003.
7. Roger MN, Karen WH, Dean PC. Eletroterapia clínica. 3. ed. Manole, 2003.
8. Melzack R, Wall PD. Pain mechanisms: a new theory. Science 1965; 150:971-9.
9. Kahn J. Princípios e práticas de eletroterapia. 4. ed. São Paulo: Santos, 2001.
10. Starkey C. Recursos terapêuticos em fisioterapia. 2. ed. São Paulo: Manole, 2001.
11. Lloyd J. Rheumatoid arthritis. In: David C, Lloyd J. Rheumatological physiotherapy. Trento: Mosby, 1999.
12. Chiarello B, Driusso P, Rad ALM. Fisioterapia reumatológica. São Paulo: Manole, 2005.
13. Greve JMD. Tratamento fisiátrico da dor na OA. Rev Hosp Clin Fac Méd 1992; 47(4):185-9.
14. Rodrigues A. Crioterapia: fisiologia e técnicas terapêuticas. São Paulo: Cefespar, 1995.
15. Fyfe MC, Chahl LA. The effect of single or repeated applications of therapeutic ultrasound on plasma extravasation during silver nitrate induced inflammation of the rat hidpaw ankle joint in vivo. Ultrasound Med Biol 1985; 11:273-83.
16. Byl NN, Mckenzie AL, West JM. Low dose ultrasound effects on would healing: a controlled study with Yucantan pigs. Arc Phys Med Rehabil 1992; 73:656-64.
17. Jackson B, Schwane J, Starcher, B. Effect of ultrasound therapy on the repair of Achilles tendon injuries in rats. Medicine, Science, Sports, Exercise 1991; 23:171-6.
18. Fernandes MG, Gomes VBM, Torres GB. Análise clínico-histopatológica dos efeitos do ultrassom terapêutico de 3MHz em queloide. Natal. Monografia. Graduação no Curso de Fisioterapia – Universidade Federal do Rio Grande do Norte, 2002.
19. Snow CJ, Johnson KJ. Effect of therapeutic ultrasound on acute inflammation. Physiotherapy Canada 1988; 40:162-7.
20. Falconer J. Effect of ultrasound on mobility in osteoarthritis of the knee: a randomized clinical trial. Arthrites Care Res 1992; 5(1):29-35.
21. Brandt KD. The importance of nonpharmacologic approaches in management of osteoarthritis. Am J Med 1998; 105(1):39-43.
22. Marques AP, Kondo A. A fisioterapia na osteartrose: uma revisão de literatura. Rev Bra Reumatol 1998; 38(2):83-90.
23. Huang MH. Effects of sonication on articular cartilage in experimental osteoarthritis. Rheumatol 1997; 24(10):78-84.
24. Chahade WH. Osteartrose: enfoque terapêutico atual. Temas de Reumatol Clínica 2000; 1(2):48-52.

25. Anneroth G, Hall G, Zetterqvist L. The effect of low-energy infra-red radiation on wound healing in rats. British J or oral maxillofacial surgery 1998; 26:12-7.

26. Greve B, Raulin C. Medical dermatologic laser therapy: a review. Der Hartartz 2003; 54(7):594-602.

27. Bibikova A, Belkin V, Oron U. Enhancement of angiogenesis in regenerating gastrocnemius muscle of the toad by low-energy laser irradiation. Anat Embryol 1994; 163:1428-34.

28. Vallat VP et al. PUVA bath therapy strongly suppresses immunological and epidermal activation in psoriasis: a possible cellular basis for remittive therapy. J Exp Med 1994; 180:283-96.

29. Jeanmougin M. Photothérapie et photochimiothérapie par ultraviolets. Encycl Méd Chir 1999; 98:930.

30. Hönigsmann H. Phototherapy for psoriasis. Clinic and Experimental Dermat 2001; 26:343-50.

31. Araújo ALS, Fernandes MG. Estudo Comparativo sobre a utilização do PUVA e do UVA no tratamento da psoríase. Recife. Monografia. Graduação em Fisioterapia – Faculdade Integrada do Recife, 2004.

32. Santos PCG, Fernandes MG, Araújo ALS. Utilização da terapia sequencial modificada no tratamento da psoríase: Estudo de caso. Recife. Monografia. Graduação em Fisioterapia – Faculdade Integrada do Recife, 2005.

33. Gordon PM. A ramdomized comparison of narrow-band TL-01 phototherapy and PUVA photochemotherapy for psoriasis. J Am Acad Dermatol 1999; 41:728-32.

34. Dubertret I. Thérapeutique dermatologique. Paris: Médecine Sciences Flammarion, 1991.

35. Lindelof B. PUVA and cancer: a large-scale epidemiological study. Lancet 1991; 338:91-3.

36. Castelneaus JP et al. Quand et comment arrêter la PUVA thérapie dans le psoriasis. Ann Dermatol Venereol 1994; 121:602-5.

37. Stern RS, Nichol KT, Vakeva LH. Malignant melanoma in patients treated for psoriasis with methoxalen (psoralen) and ultraviolet: A radiation (PUVA). N Engl J Méd 1997; 336:1041-5.

38. Arruda LHF, Campbell GAM, Takahashi MDF. Psoríase. An Bras Dermatol 2001; 76(2):141-67.

Seção III

Campos de Atuação da Fisioterapia

Fisioterapia em Traumato-ortopedia e Reumatologia

Bruno Gilberto de Melo e Silva
Érica Patrícia Borba Lira Uchôa
Paulo Henrique Altran Veiga

1. INTRODUÇÃO

Ortopedia, traumatologia e reumatologia representam uma parte muito importante na conduta diante dos casos que chegam ao consultório fisioterapêutico. No final da graduação, normalmente, constituem a área de preferência escolhida pelos novos formandos, e é nessa área que se encontra um maior número de fisioterapeutas.

Atualmente, as doenças osteomusculoesqueléticas têm um impacto socioeconômico e psíquico cada vez maior sobre a população em geral, comprometendo suas funções, causando incapacidades e limitações e acarretando a diminuição da capacidade laboral[1].

1.1. Ortopedia

A ortopedia é uma área da saúde que estuda as doenças e as deformidades ósseas, musculares, ligamentares e articulares. Essas estruturas do aparelho locomotor são responsáveis por cerca de 30% a 40% das ocorrências registradas em um pronto-socorro geral[2].

Dentre as patologias ortopédicas mais frequentes, destacam-se escoliose, osteoporose, hérnia de disco e síndromes dolorosas miofasciais. No membro superior, destacam-se síndrome do impacto, capsulite adesiva, instabilidades da articulação glenoumeral, epicondilites, síndrome do túnel do carpo e do túnel ulnar, síndrome do pronador redondo, síndrome D'Quervain, dedo em gatilho e contratura de Dupuytren; no membro inferior, condromalacia patelar, lesões ligamentares e meniscais do joelho, plica sinovial, entorse de tornozelo, metatarsalgias, talalgia e neuroma de Morton, entre outras[3].

Além disso, é importante lembrar da existência de patologias congênitas ortopédicas, como pé torto equinovaro congênito, pé plano/chato, escoliose congênita, joelho varo/valgo, torcicolo muscular congênito, luxação congênita do quadril, coxa valga/vara e pé escavado ou pé cavo[3].

1.2. Traumatologia

A traumatologia está relacionada com qualquer trauma que acometa o sistema musculoesquelético. Quando se pensa em traumas, estes são imediatamente associados a fraturas, porém traumas desportivos, quedas e acidentes domésticos, de trânsito e de trabalho também estão incluídos. Obviamente, todos esses mecanismos de trauma podem ou não causar fratura de um osso. As lesões que comprometem a integridade de ligamentos, cápsulas articulares, músculos ou tendões dependem de sua intensidade, bem como da energia do trauma[2,4].

No Brasil, atualmente, a incidência de traumas decorrentes de acidentes automobilísticos e motociclísticos vem aumentando em grande escala. Esse panorama vem acarretando prejuízos ao Sistema Único de Saúde (SUS) e problemas de saúde pública, pois esses indivíduos ficam acamados e adquirem algumas sequelas pós-trauma, principalmente fraturas de membros e na coluna vertebral. É provável que um indivíduo, no decorrer de sua vida, teve, tenha ou terá algum tipo de lesão traumática[4].

1.3. Reumatologia

A reumatologia consiste em uma especialidade que trata das doenças do tecido conjuntivo, articulações e doenças autoimunes, abrangendo um número muito grande de afecções com causas muito diversificadas, acometendo todas as faixas etárias e não apenas a de idosos, como seria de se esperar[5].

Atualmente, a osteoartrose (OA) está entre as patologias articulares mais frequentes. Segundo dados informativos da Organização Mundial da Saúde, em âmbito internacional, 9,6% dos homens e 18% das mulheres com mais de 60 anos de idade têm alguma alteração reumatoide sintomática[6]. Adicionalmente, conforme atesta o Centro de Controle de Doenças dos EUA, um em cada cinco adultos, ou seja, 22% da população, foi diagnosticado com algum tipo de artrite[7,8]. Essa grande incidência traduz-se não só no sofrimento dos indivíduos afetados, mas também nos números que envolvem a doença.

No Brasil não existem dados em valores absolutos, porém nos EUA e no Canadá o custo é estimado em bilhões de dólares[7]. Portanto, as doenças reumatoides são reconhecidas como um grave problema de saúde pública, pois são consideradas a segunda maior causa de afastamento temporário a permanente do trabalho e a terceira maior causa de aposentadorias por invalidez, perdendo apenas para as doenças cardíacas e mentais. Isso se deve ao fato de se tratar, em sua maioria, de doenças incuráveis, com pequenas exceções, como a tenossinovite[5].

As doenças reumatoides promovem inflamações, agudas ou crônicas, em um ou mais componentes da articulação[9,10]. Esse processo inflamatório consiste em um mecanismo de defesa do próprio organismo. Muitas vezes, no entanto, provoca desequilíbrios no sistema imunológico, causando problemas autoimunes e, consequentemente, repercussões em vários sistemas corporais, além dos sistemas osteomuscular e articular, como é o caso da espondilite anquilosante, artrite reumatoide, gota úrica e lúpus eritematoso sistêmico, entre outras.

O quadro álgico produzido por esse grupo de doenças acarreta diminuição da qualidade de vida e da capacidade de execução das atividades de vida diária e esportiva, além de comprometimento funcional. Vale salientar que apenas uma pequena parcela dessas doenças causa deformidades, as quais, na maior parte das vezes, podem ser controladas.

2. AVALIAÇÃO EM TRAUMATO-ORTOPEDIA E REUMATOLOGIA

A avaliação é fundamental, uma vez que é a partir dos dados coletados que se pode pensar no tratamento fisioterapêutico. A avaliação pode ser dividida em três partes: a coleta de dados do paciente, que incluem queixa principal, história da doença, antecedentes pessoais e familiares, utilização ou não de medicação, órteses e próteses e o nível de dor; o exame físico, composto por inspeção, palpação, perimetria, goniometria e testes específicos; e os exames complementares[11,12].

A inspeção realizada durante o exame físico divide-se em estática e dinâmica. Na inspeção estática, a avaliação postural é efetuada para observar o posicionamento corporal e se os dois hemicorpos encontram-se em perfeita harmonia, quando se passa uma linha vertical exatamente nos eixos articulares[13-15].

Qualquer doença, seja ortopédica, traumatológica ou reumatológica, altera de algum modo a postura do corpo no espaço[2], pois promove hipotrofia muscular que resulta em deficiência de força e leva a uma postura débil, com sobrecarga nas estruturas de sustentação. Sendo assim, o equilíbrio torna-se menos eficiente, bem como ocorrem modificação do centro de gravidade e diminuição da coordenação do movimento a ser realizado pelas estruturas osteomioarticulares nas atividades diárias[3]. Vale ressaltar que, quando a postura é precária, os sistemas orgânicos também perdem em termos de capacidade funcional[14].

Além disso, não pode ser esquecida a observação quanto à presença de cicatrizes, edemas e vermelhidão, complementando a inspeção[14].

Na parte dinâmica, a marcha é um aspecto a ser observado, pois é importante relacionar as fases da marcha, balanço e apoio (contato, médio apoio e impulsão) com o balanço dos membros superiores. A mobilidade dos segmentos não pode ser esquecida para observação da fluidez e da ritmicidade do movimento[11-13] (Figura 3.1).

Na palpação, são investigadas a parte óssea e a parte mole, na qual se observam músculos, alteração do tônus muscular, presença de pontos de tensão, se há presença ou não de edemas e alteração de temperatura. A perimetria tem como objetivo avaliar o diâmetro do membro e, a partir desses dados, observar se há a presença de edema ou hipotrofia muscular (Figura 3.2). Na goniometria, por sua vez, avalia-se o grau de mobilidade de cada segmento corporal[12,13] (Figura 3.3).

Os testes de comprimento e força muscular e os específicos servem para observação de determinado músculo ou grupo muscular em relação a seu alongamento, força muscular e grau de irritação tendínea, respectivamente[11-13] (Figuras 3.4 e 3.5).

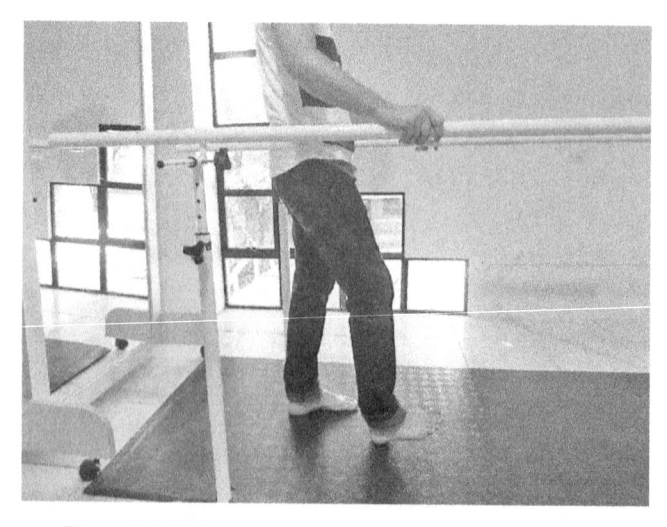

Figura 3.1 Treino de marcha. (Fonte: acervo dos autores.)

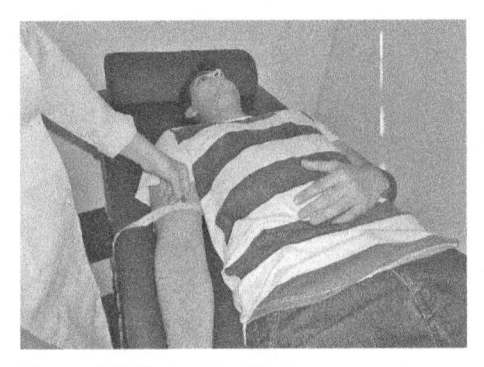

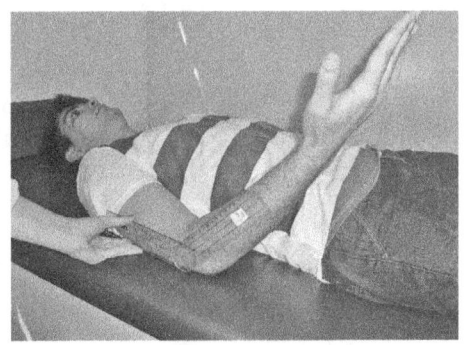

Figura 3.2 Perimetria. (Fonte: acervo dos autores.)

Figura 3.3 Goniometria. (Fonte: acervo dos autores.)

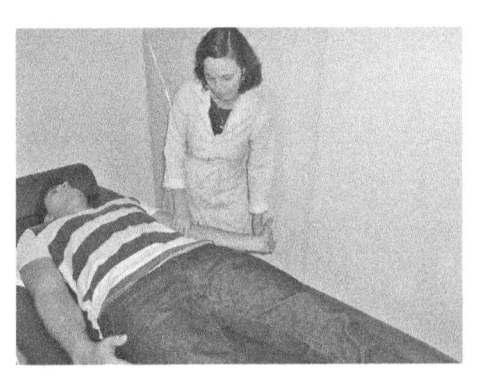

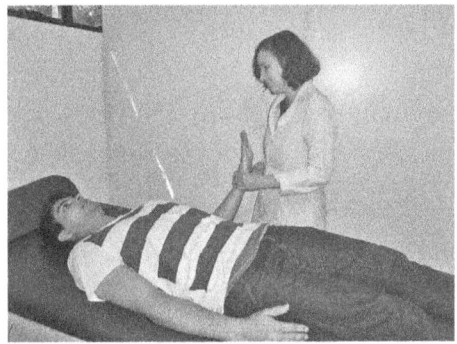

Figura 3.4 Teste de comprimento muscular. (Fonte: acervo dos autores.)

Figura 3.5 Teste de força muscular. (Fonte: acervo dos autores.)

2.1. Fases de tratamento

O tratamento fisioterapêutico, segundo o modelo de Poterfield e De Rosa[16,17], pode ser dividido didaticamente em fases: proteção máxima, proteção moderada, proteção mínima e liberação. Isso não significa que o tratamento tenha de ser único em uma mesma fase (ou seja, utilizar um mesmo procedimento enquanto o paciente não obtenha sucesso naquele objetivo formulado), mas que deve constar de uma variação de técnicas que possam enfocar um ponto específico dentro do tratamento.

A fase de proteção máxima caracteriza-se, principalmente, pela presença de quadro álgico importante e, em virtude da dor, o indivíduo apresenta perda de mobilidade e força muscular, além de diminuição das capacidades funcional e laboral[16,17].

A proteção moderada é iniciada, principalmente, quando o paciente não apresenta mais dor de modo exuberante e o foco do tratamento, a partir desse momento, passa a ser o ganho de mobilidade articular, partindo do princípio de que para o ganho do arco de movimento (ADM) é necessário ganho de mobilidade articular e flexibilidade muscular.

A fase de proteção mínima, por sua vez, só inicia após o indivíduo apresentar ADM normal ou próximo ao normal, e o enfoque estará no trabalho de força muscular.

Finalmente, a fase de liberação é representada, principalmente, pelo treino gestual das atividades cotidianas e funcionais do indivíduo. É a fase de retorno com toda a aptidão física e funcional do indivíduo.

2.2. Tratamento fisioterapêutico em ortopedia

Os objetivos do tratamento fisioterapêutico nas patologias ortopédicas consistem na diminuição ou eliminação do quadro álgico, restauração ou melhora da ADM, ganho de força muscular, reequilíbrio das forças musculares, melhora da postura, reeducação do indivíduo em suas atividades de vida diária, profissional e esportiva, além de sua reintegração às funções e orientação para evitar novas lesões[18].

2.2.1. Proteção máxima

Nas doenças ortopédicas, inicia-se o tratamento fisioterapêutico utilizando os recursos eletrotermofototerapêuticos, os quais promovem reações físicas, biológicas e químicas no tecido. Essas reações fisiológicas promovem a diminuição do quadro doloroso e do processo inflamatório. Dentre os recursos mais utilizados estão a estimulação elétrica nervosa transcutânea (TENS), o ultrassom terapêutico (UST), o *laser* e o infravermelho. A crioterapia e a compressa de água quente também são recursos terapêuticos muito utilizados (Figura 3.6).

De modo a melhorar a condição neuromuscular, são usadas correntes elétricas, com o intuito de ativar a contração e promover o "despertar" muscular.

Nessa fase também estão indicados a massoterapia, com deslizamento superficial e profundo, amassamento, rolamento, compressão isquêmica para desativação de *trigger point*, o *pompage* e a drenagem linfática manual, entre outras técnicas. Posteriormente, devem ser usadas mobilizações e manipulações nos graus 1 e 2, cinesioterapia (com alongamentos passivos, exercícios passivos e ativo-assistidos e exercícios isométricos) e estimulação sensoriomotora e iniciado o treinamento proprioceptivo. Essas técnicas são indicadas para o local da lesão (Figura 3.7).

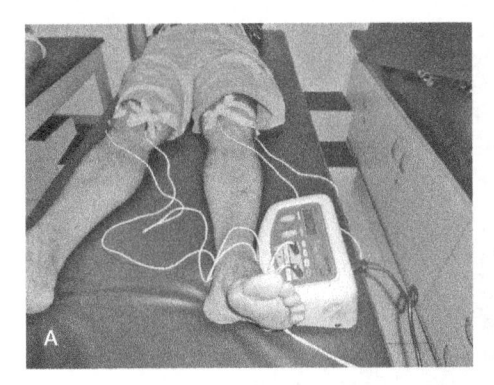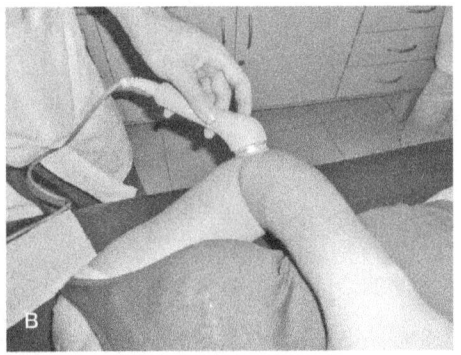

Figura 3.6A e **B** Recursos de eletrotermofototerapia. (Fonte: acervo dos autores.)

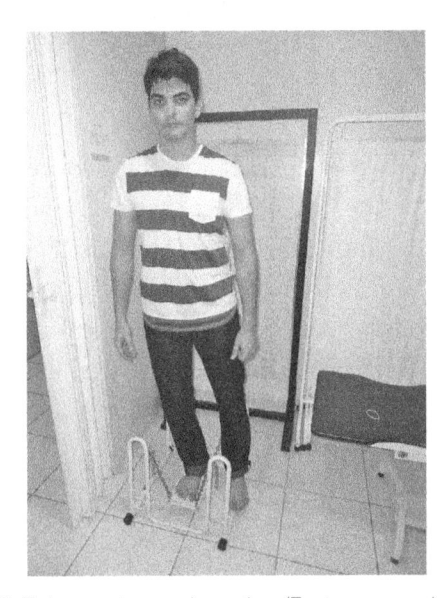

Figura 3.7 Treinamento proprioceptivo. (Fonte: acervo dos autores.)

Contudo, não podem ser esquecidas as regiões adjacentes à lesão, as quais também devem ser tratadas, não necessariamente com o mesmo protocolo previamente comentado. Deve-se observar o grau de acometimento dessas áreas para verificar as necessidades terapêuticas de cada região.

2.2.2. Proteção moderada

Nessa fase, deve-se continuar com a terapêutica iniciada na fase anterior, porém não há a necessidade iminente de utilização de recursos eletrotermofototerapêuticos.

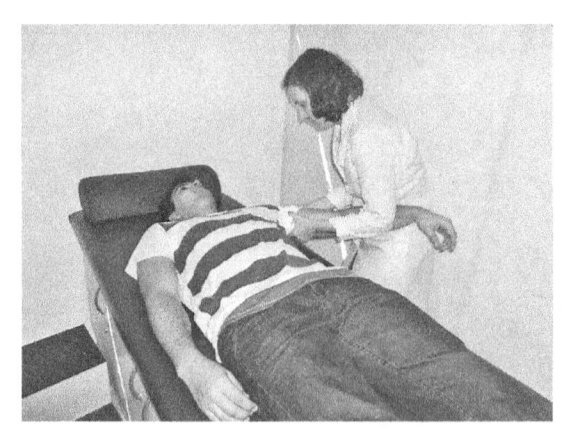

Figura 3.8 Mobilização articular. (Fonte: acervo dos autores.)

Os recursos da terapia manual são imprescindíveis nessa fase, com aumento do grau de dificuldade. As mobilizações e manipulações devem ser realizadas no grau 3 e depois no grau 4. A cinesioterapia deve ser enfatizada com os alongamentos segmentares, os quais podem ser executados de várias maneiras. O mais utilizado é o alongamento mecânico, mas também pode ser realizado o alongamento por inibição ativa (por exemplo, contrair-relaxar, sustentar-relaxar e sustentar-relaxar com contração do agonista). Os exercícios devem ser ativos, ou seja, exercícios isotônicos (concêntricos e excêntricos) e, se possível, com início de resistência. Também devem ser usadas as diagonais de movimento de Kabat e a propriocepção de baixo impacto (Figura 3.8).

2.2.3. Proteção mínima

Quando o paciente entra nessa fase, o foco do tratamento passa a ser a cinesioterapia. Os alongamentos musculares devem ser globais e os exercícios concêntricos e excêntricos devem ser resistidos, com utilização de aparelhos específicos para a aquisição de trofismo muscular. Deve ser salientado que o foco do tratamento fisioterapêutico está no ganho de resistência muscular (músculos tônicos) e não da força de explosão (músculos fásicos)[19]. A facilitação neuromuscular proprioceptiva (FNP) e a propriocepção de médio impacto adquirem importância fundamental nessa fase (Figura 3.9).

2.2.4. Fase de liberação

Nesse momento, o intuito do tratamento fisioterapêutico é o retorno às atividades funcionais e esportivas, por meio dos treinos gestuais com a utilização

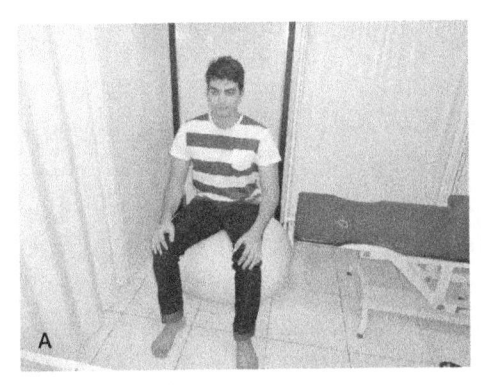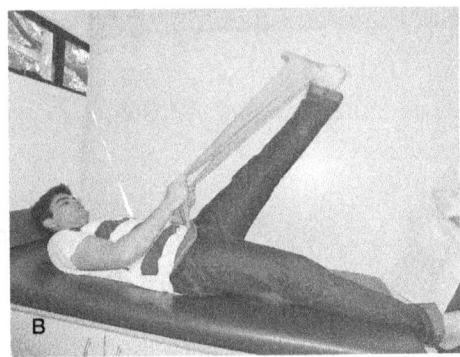

Figura 3.9 Cinesioterapia. (Fonte: acervo dos autores.)

dos recursos proprioceptivos de alto impacto, efetuando todo o treino para o retorno desse indivíduo às suas atividades cotidianas sem nenhuma ou mínima limitação.

3. FISIOTERAPIA NAS FRATURAS DO MEMBRO SUPERIOR

As fraturas proximais do úmero são muito comuns na clínica do fisioterapeuta. Caracterizam-se pela fratura da cabeça, do colo anatômico ou do colo cirúrgico do úmero e podem ser classificadas, de acordo com Neer, em I, II, ou III[20]. Em geral, são consideradas fraturas instáveis e, por este motivo, o tratamento de eleição é o cirúrgico. Normalmente, utilizam-se as placas em T com parafusos de cortical e de esponjosa[21]. A reabilitação deve ser baseada na movimentação precoce da articulação glenoumeral em uma ADM entre 0 e 60°. Devem ser evitados movimentos que envolvam a rotação medial e lateral, dando-se prioridade aos movimentos ativos-assistidos de cotovelo, punho e mão em toda sua amplitude[22,23]. O estímulo à boa sinergia entre o bíceps e o tríceps é importante para a estabilidade da fratura[23].

3.1. Fraturas do cotovelo

As fraturas do cotovelo são consideradas as lesões que produzem mais sequelas, principalmente em razão da perda do final da extensão, que constitui o principal foco de atenção do fisioterapeuta no pós-trauma[24]. A mais comum é a fratura do olécrano, ou seja, intra-articular, o que causa mais dificuldade no pós--operatório. O fisioterapeuta deve trabalhar no sentido da distração da articulação cubital, com mobilização adicional da cabeça proximal do rádio, estimulando a flexão e a extensão do cotovelo[25].

3.2. Fraturas do antebraço

Muito comuns na criança e no idoso, as fraturas do antebraço costumam ser secundárias a traumatismos diretos ou indiretos. A literatura relata relação entre o excesso de peso e as fraturas do antebraço[26]. As mais comuns são as fraturas de Monteggia (fratura da diáfise do úmero com luxação da cabeça proximal do rádio) e as fraturas de Galeazzi (fratura da diáfise do rádio com luxação distal da ulna). O tratamento de eleição é o cirúrgico, com placas de compressão e parafusos de cortical. O fisioterapeuta deve estar ciente de que, após colocação das placas, os movimentos tanto do cotovelo como do punho podem ser efetuados em toda sua amplitude. Deve-se estimular a pronossupinação a partir do terceiro dia de pós-operatório em pelo menos 25% de sua amplitude, evoluindo sua ADM total em até, no máximo, 21 dias.

3.3. Fraturas do punho

Sem dúvida, a fratura de punho mais comumente encontrada na clínica do fisioterapeuta é a de Colles, caracterizada pela fratura do rádio distal. Ocorre, principalmente, em pacientes mais idosos, vítimas de queda da própria altura, cujo mecanismo de trauma é o apoio da mão espalmada no momento da queda, com o punho em extensão. O tratamento cirúrgico é o mais indicado com a finalidade de estabilizar o desvio posterior do fragmento distal. O fisioterapeuta deve estimular a flexoextensão do punho precocemente com a mobilização dos dedos e de todas as articulações do carpo[27].

4. FISIOTERAPIA NAS FRATURAS DO MEMBRO INFERIOR

4.1. Fraturas proximais do fêmur

As fraturas proximais do fêmur acometem frequentemente os pacientes idosos, sendo classificadas, principalmente, em dois tipos: fraturas transtrocantéricas e fraturas do colo do fêmur. O tratamento fisioterapêutico deve ser dividido de acordo com a seguinte classificação:

• **Fraturas transtrocantéricas:** caracterizadas pela fratura entre os trocanteres maior e menor, têm como principal mecanismo de trauma o impacto direto no trocanter maior, secundário à queda da própria altura, que leva a um quadro clínico clássico em que o indivíduo apresenta-se com o membro inferior aparentemente maior do que o lado íntegro e em rotação lateral. Essas fraturas são eminentemente extra-articulares, o que justifica a rotação lateral do membro inferior. O tratamento cirúrgico de eleição consiste no uso de placa de Richard ou de parafuso canulado. Essa cirurgia é considerada um procedimento extra--articular, não rompendo, portanto, a cápsula da articulação coxofemoral. Por esse motivo, a articulação encontra-se ainda estável. Desse modo, a reabilitação pode ser realizada com movimentos nos extremos de amplitude em todas as direções possíveis para o quadril, porém a marcha com apoio total só estará indicada a partir do término do terceiro mês. No entanto, o fisioterapeuta pode, com auxílio de uma balança e controle radiográfico, iniciar apoio parcial de peso a partir de 45 dias após a cirurgia, com 10% do peso corporal. Sendo assim, esse profissional pode realizar movimentos em toda a amplitude, mas sem descarga de peso[28].

• **Fraturas do colo do fêmur:** caracterizam-se pela fratura da região entre a cabeça e os trocanteres femorais. O mecanismo de trauma é descrito como um movimento de rotação lateral do membro com leve abdução. Esse movimento ocorre, por exemplo, quando o indivíduo, normalmente idoso, sofre uma queda, causando o choque da face posterior do colo do fêmur com a parede posterior do acetábulo e forçando um movimento angular que leva à fratura. O quadro clínico característico da fratura do colo do fêmur consiste na adução com semiflexão do quadril e diminuição do tamanho do membro inferior com rotação medial. Essas fraturas são eminentemente intra-articulares, o que justifica o quadro clínico descrito[29]. O tratamento cirúrgico de eleição consiste na utilização de prótese para a articulação coxofemoral[29]. A substituição da cabeça do fêmur por uma prótese tem sido amplamente indicada nesses casos em virtude da incapacidade de irrigação do fragmento proximal comprometido, por conta da ruptura das artérias circunflexas que irrigam a cabeça do fêmur. O ligamento foveal ou redondo é incompetente para a irrigação dessa região. Esse procedimento cirúrgico é intra-articular, ocorrendo, portanto, a "ruptura" dos ligamentos coxofemorais e levando à instabilidade da articulação. Consequentemente, a reabilitação deve ser realizada com restrição dos movimentos nos extremos da amplitude dessa articulação. No entanto, a marcha com apoio total deve ser estimulada precocemente, respeitando-se apenas a cicatrização das partes moles, o que ocorre, geralmente, entre 15 e 21 dias. Em síntese, nas fraturas transtrocantéricas, o tratamento fisioterapêutico é caracterizado pela liberdade de movimentação nos extremos de amplitude da articulação coxofemoral, mas com restrição do apoio total. Por outro lado, o tratamento fisioterapêutico nas fraturas do colo do fêmur caracteriza-se pela restrição dos movimentos da articulação coxofemoral nos extremos de amplitude, mas o paciente pode realizar descarga de peso com marcha precoce. Ressalte-se que, em ambos os tratamentos, o objetivo principal é impedir os efeitos da prostração no leito e seus efeitos deletérios, os quais podem ser agravados pelo avançar da idade.

4.2. Fraturas da diáfise do fêmur

As fraturas da diáfise do fêmur são frequentemente fixadas com placas de compressão e parafusos corticais. Uma das recomendações importantes para o fisioterapeuta é identificar se todos os parafusos estão passando pelas duas corticais do osso (duas linhas brancas, identificadas à radiografia do fêmur). Desse modo, identifica-se a boa estabilidade da placa, o que possibilita que o fisioterapeuta realize movimentos de flexão e extensão do joelho precocemente. O objetivo principal desse procedimento é evitar a perda de ADM do joelho, complicação frequente nas fraturas da diáfise do fêmur. Portanto, a mobilização patelar e a massagem de fundo de saco são técnicas que devem ser incluídas no programa de tratamento.

4.3. Fraturas do tornozelo

Ocorrem, principalmente, por entorses e traumatismos diretos e são fixadas por placas e parafusos maleolares. O fisioterapeuta deve sempre identificar se ocorreu abertura da pinça maleolar, por meio dos testes de estabilidade (gavetas e estresse), ou pela presença do parafuso de sindesmose (entre a tíbia e a fíbula distalmente). Dessa maneira, identifica-se a estabilidade do tornozelo, o que torna possível a mobilização do tornozelo de modo hábil. Deve-se dar prioridade à inversão e à eversão, bem como à flexão plantar e à dorsiflexão, mas sem chegar aos extremos de ADM, devido à presença do parafuso de sindesmose.

5. TRATAMENTO FISIOTERAPÊUTICO EM REUMATOLOGIA

Os objetivos do tratamento reumatológico dependem das condições clínicas do paciente. Essas doenças cronicodegenerativas têm como característica a instalação progressiva e insidiosa. Portanto, é importante salientar que muitas vezes o paciente não procura tratamento quando iniciam os sintomas, até mesmo em razão do tempo decorrente entre o início do aparecimento das manifestações clínicas e a conclusão do diagnóstico. Quando ele busca tratamento, já existem lesões e, até mesmo, deformidades instaladas, não mais sendo possível a reversão completa dos sinais e sintomas[7].

No tratamento fisioterapêutico, as fases seguem a mesma sequência descrita previamente para o tratamento das doenças ortopédicas. Deve ser lembrado que o uso dos agentes eletrotermofototerapêuticos deve ser feito com cautela, devido ao processo inflamatório e degenerativo dessas doenças.

Nesses casos, o objetivo não deve ser a melhora completa da dor, da ADM ou da força muscular, nem mesmo o retorno completo das funções. O foco deve ser direcionado para melhora da sintomatologia e da qualidade de vida do indivíduo, para que este possa ter melhores condições de executar suas tarefas diárias, dentro das limitações já existentes.

Ainda hoje, não existe consenso entre os autores no que concerne à utilização da crioterapia (bolsas de gelo) e do calor profundo (ultrassom terapêutico) para o diagnóstico de osteoartrose (OA)[30]. Os autores referem que nos casos de OA incipiente (ou seja, inicial), que se caracteriza pela presença de um número maior de células da cartilagem (proteoglicanas, colágeno e ácido hialurônico), a utilização do calor estimula a agregação de proteoglicanas sulfatadas (sulfato de queratano e de condroitina), aumentando, assim, o número de células remanescentes funcionalmente viáveis na cartilagem. Por outro lado, nos casos de grande degeneração, em que já existe grande perda de células cartilaginosas, a utilização do frio deve ser estimulada, visando, principalmente, à manutenção celular na cartilagem já degenerada.

REFERÊNCIAS

1. Cox JM. Dor lombar: mecanismo, diagnóstico e tratamento. 6. ed. São Paulo: Manole, 2002.
2. Brasil, Ministério de Planejamento, Orçamento e Gestão. Síntese de Indicadores Sociais 2003: Estudos e Pesquisas. Informação demográfica e socioeconômica, nº 12, Rio de Janeiro: Instituto Brasileiro de Geografia e Estatística, 2004: 398.
3. Hebert S. Ortopedia e traumatologia: princípios e prática. 4. ed. Porto Alegre: Artmed, 2009: 1693.
4. Bahten LCV, Alcantara EM, Pimenta APP, Dallagnol JC, Yoshizumi KO, Dresch MF. O impacto econômico do trauma em um hospital universitário. Rev Col Bras Cir 2003; 30(3):224-9.
5. Moreira C, Carvalho MAP. Reumatologia: diagnóstico e tratamento. 2. ed. Rio de Janeiro: Medsi, 2001: 786.
6. Steiger C. Treatment and prevention of osteoarthritis through exercise and sports. Journal of Aging Research 2011; 2.
7. Arthritis-Related Statistics. Homepage na internet. Acesso 16 nov 2011. Disponível em: http://www.cdc.gov/arthritis/data_statistics/arthritis_related_stats.htm.
8. American College of Rheumatology Subcommittee on Osteoarthritis Guidelines: Recommendations for the medical management of osteoarthritis of the hip and knee. Arthritis Rheum 2000; 43:1905-15.
9. Moreland, LW. Intra-articular hyaluronan (hyaluronic acid) and hylans for the treatment of osteoarthritis: mechanisms of action. Arthritis Res Ther 2003; 5:54-67.
10. Rezende UM, Hernandez AJ, Camanho GL, Amatuzzi MM. Cartilagem articular e osteoartrose. Acta Ortop Bras 2004; 8(2):100-1.

11. Hoppenfeld S. Propedêutica ortopédica: coluna e extremidades. 1. ed. São Paulo: Atheneu, 1999: 294.
12. Magee DJ. Avaliação musculoesquelética. 4. ed. São Paulo: Manole, 2005.
13. Palmer LM, Epler ME. Postura. In: Palmer LM, Epler ME. Fundamentos das técnicas de avaliação musculoesquelética. 2. ed. São Paulo: Guanabara Koogan, 2000: 42-62; 195-212.
14. Daniel L, Worthingham C. Análise e avaliação do alinhamento corporal. In: Daniel L, Worthingham C. Exercícios terapêuticos para alinhamento e função corporal. 2. ed. São Paulo: Manole, 1983: 1-36.
15. Kendall FP, McCreary EK, Provance PG. Postura: alinhamento e equilíbrio muscular. In: Kendall FP, McCreary EK, Provance PG. Músculos – provas e funções. 4. ed. São Paulo: Manole, 1995: 69-118.
16. Porterfield JA, De Rosa C. Mechanical low back pain: perspectives in functional anatomy. Philadelphia, PA-USA: WB Sauders Co – Harcourt Health Sciences Co.
17. Porterfield JA, De Rosa C. A physical therapy model for the treatment of low back pain: clinical perspective. Physical Therapy 1992; 72(4):261-9.
18. Bienfait M. Fisiologia, patologia e tratamento fisioterápico. São Paulo: Summer, 1995.
19. Santos KGLL, Silva MAG, Pereira JS, Batista LA. Prevalência de lombalgia em praticantes de exercícios contra resistência. Fisioter Bras 2004; 5(1):37-44.
20. Neer, CS. Displaced proximal humeral fractures: I. Classification and evaluation. J Bone Joint Surg Am 1970; 52:1077-89.
21. Gleyze P, Georges T, Flurin PH et al.; Frendr Arthroscopy Society. Comparison and critical evaluation of rehabilitation and home-based exercises for treating shoulder stiffness: prospective, multicenter study with 148 cases. Orthop Traumatol Surg Res 2011; 97 (8 Suppl):S182-94.
22. Borstad, JD. Measurements for posterior shoulder tightness: reliability without validity. Physical Therapy Reviews 2012; 17(2):134-5.
23. Hanchard N, Goodchild L, Thompson J, O'Brien T, Davison D, Richardson C. A questionnaire survey of UK physiotherapists on the diagnosis and management of contracted (frozen) shoulder. Physiotherapy 2011; 97:115-25.
24. Aversano F, Kepler CK, Balnco JS et al. Rare cause of block to reduction after radial head dislocation in children. J Orthop Trauma 2011; 25:38-41.
25. Leanne B, Elaine B, Gwendolen J, Peter B, Ross D, Bill V. Mobilisation with movement and exercise, corticosteroid injection, or wait and see for tennis elbow: randomised trial. BMJ 2006; 1.
26. Anne JS, Haakon EM, Serena T, Lise LH, Ingar H. Weight cycling and risk of forearm fractures: a 28-year follow-up of men in the Oslo Study. Am J Epidemiol 2008; 167:1005-13.
27. Maciel JS, Taylor NF, McIlveen C. A randomised clinical trial of activity-focussed physiotherapy on patients with distal radius fractures. Arch Orthop Trauma Surg 2005; 125:515-20.
28. Handoll HHG, Sherrington C. Mobilization strategies after hip fracture surgery in adults. Cochrane Database Syst Rev 2007; 1.
29. March LM, Chamberlain AC, Cameron ID et al. How best to fix a broken hip. Fractured neck of femur health outcomes project team. Med J Aust 1999; 170:489-94.
30. American Physical Therapy Association. Guide to physical therapist practice: revisions. Phys Ther 1999; 79:623-9.

Capítulo 4

Fisioterapia em Neurologia

Cristiana Machado da Rosa e Silva Almeida
Cristiana Maria Macedo de Brito
Maria Emília Ferraz

1. INTRODUÇÃO

O sistema nervoso exerce funções fisiológicas únicas, as quais promovem mecanismos de resposta à lesão. As doenças neurológicas têm causas variadas e podem ocorrer em qualquer momento da vida, seja no período gestacional, no parto, na infância ou em fases mais tardias[1]. Após a Segunda Guerra Mundial, aumentou o interesse pelas investigações acerca dos efeitos das lesões do sistema nervoso sobre os sistemas orgânicos. Somado a isso, o desenvolvimento tecnológico a partir desse período facilitou o surgimento de novos recursos para pesquisa e, consequentemente, a formulação de novas teorias.

Em meados do século XX, a fisioterapia, que era pouco especializada, passou a receber contribuições de neuroanatomistas, neurofisiologistas, médicos, fisioterapeutas e outros profissionais de áreas afins, que passaram a embasar teoricamente técnicas até hoje usadas na prática clínica. Dentre essas contribuições, destacam-se os trabalhos de Margaret Rood (1954), Herman Kabat (1940), Signe Brunnstrom (1960) e do casal Karel e Berta Bobath (1948). Ainda assim, a prática da fisioterapia neurológica ainda é muito mais fundamentada em evidências clínicas do que científicas[2].

2. AVALIAÇÃO NEUROFUNCIONAL

A avaliação fisioterapêutica do paciente neurológico é imprescindível para que se estabeleça o melhor plano de tratamento. O fisioterapeuta deve compreender a fisiopatologia da doença e os mecanismos das lesões e estar apto a examinar as funções mais importantes. Deve-se deixar o paciente à vontade para participar ativamente da anamnese e não induzir suas respostas. Em seguida, é necessário examinar os seguintes pontos:

- **Funções corticais:** investigar distúrbios na compreensão ou na expressão da linguagem, no estado mental, na orientação no tempo e no espaço.
- **Sistema muscular e funções motoras:** avaliar possíveis alterações de tônus e trofismo, motricidade voluntária e involuntária, força muscular, coordenação motora, equilíbrio, marcha e reflexos. Manobras deficitárias também são imprescindíveis para avaliação de fraquezas musculares discretas.
- **Funções sensitivas:** realizar testes de sensibilidade superficial (tato, pressão, dor) e profunda (cinético-postural)[3].

Após a avaliação dessas funções, o fisioterapeuta é capaz de definir o diagnóstico físico-funcional do paciente e estabelecer o termo apropriado que identifique a distribuição das principais alterações das funções musculares observadas.

3. ESCALAS DE AVALIAÇÃO NEUROFUNCIONAL

As escalas de avaliação são úteis para avaliar comunicação, cognição, aspectos psicossociais, déficits físicos e atividades de vida diária (AVD). Além disso, são usadas para verificar a eficácia do tratamento, uniformizar a linguagem da equipe que acompanha o paciente e proporcionar credibilidade científica à avaliação neurofuncional. A seguir, são apresentadas algumas dessas escalas.

3.1. Classificação Internacional de Funcionalidade, Incapacidade e Saúde

A Classificação Internacional de Funcionalidade, Incapacidade e Saúde (CIF) foi desenvolvida pela Organização Mundial da Saúde (OMS) para descrever e avaliar a deficiência, a saúde e a qualidade de vida (QV) das pessoas. Identifica o que uma pessoa "pode ou não fazer em sua vida diária", ao considerar funções dos órgãos ou sistemas e estruturas do corpo, limitações de atividades e participação social no ambiente[4].

Uma avaliação centrada no paciente torna possível a formulação de problemas relevantes e de objetivos específicos, o discernimento dos fatores que contribuem para esses problemas e o planejamento de intervenções mais apropriadas[5].

3.2. Escala modificada de Ashworth (EMA)

A escala modificada de Ashworth (EMA) é a ferramenta mais usada na avaliação da hipertonia espástica. Apesar de prática, apresenta como limitações a falta de padronização dos procedimentos de medida e a dependência da interpretação do examinador na definição do escore obtido, além de ser subjetiva[6,7].

A EMA é graduada de 0 a 4, de modo que em 0 não há alteração de tônus no segmento avaliado e em 4 a parte avaliada encontra-se rígida em flexão ou extensão. A movimentação passiva da extremidade é realizada mediante a avalição do momento da amplitude articular em que surge a resistência ao movimento[6].

3.3. Escala de equilíbrio de Berg (EEB)

A escala de equilíbrio de Berg (EEB) avalia o equilíbrio durante o desempenho de tarefas funcionais, como alcance e transferências, sendo usada em avaliações clínicas para pacientes que apresentam sequelas neurológicas de várias etiologias, como acidente vascular encefálico (AVE), ataxias cerebelares e doença de Parkinson (DP)[8-10].

A EEB é constituída por 14 itens, pontuados em uma escala que vai de 0 (necessidade de assistência máxima para completar a tarefa) a 4 (independência e segurança na tarefa), totalizando 56 pontos. As tarefas envolvem atividades como andar, transferir-se e ficar de pé. Os pontos são baseados no tempo durante o qual uma posição pode ser mantida, na distância que o membro superior alcança à frente do corpo e no tempo necessário para completar a tarefa. Quanto menor for a pontuação, maior será o risco de queda.

3.4. Escala do Rancho Los Amigos

A escala do Rancho Los Amigos é uma ferramenta de avaliação usada em indivíduos com traumatismo cranioencefálico (TCE) para determinação do estado comportamental e/ou cognitivo do paciente, acompanhamento de sua recuperação e direcionamento do plano de tratamento[11]. Com essa escala é possível estabelecer em que situação se encontra o paciente mediante 10 níveis, o que irá depender da gravidade, do tempo e do local da lesão, constituindo as fases de *despertar, adequar e reorganizar*[12].

3.5. Escala de deficiência da American Spinal Chord Association (ASIA)

A mensuração da capacidade funcional dos indivíduos com traumatismo raquimedular (TRM) é de suma importância para a determinação do prognóstico do paciente e, consequentemente, para o planejamento da intervenção clínica mais adequada para atingir sua independência funcional[13,14].

A ASIA é um instrumento padronizado para avaliação do nível neurológico da lesão medular, cujo exame se divide em duas partes: a primeira avalia sensibilidade ao tato fino e doloroso em 28 dermátomos, sendo o escore graduado de 0 (ausência) a 2 (normal). A segunda parte refere-se ao escore motor, o qual gradua a força muscular em dez grupos musculares inervados pelas raízes de C5 a T1 para membros superiores (MMSS) e de L2 a S1 para membros inferiores (MMII). A força é avaliada bilateralmente e graduada de 0 (ausência de contração) a 5 (força muscular normal). O nível neurológico é definido pelos últimos níveis sensitivo e motor normais bilateralmente[15,16].

3.6. Escala da ASIA (modificada de Frankel)

A escala modificada de Frankel é empregada para a classificação do paciente quanto ao grau de deficiência decorrente do TRM, consistindo em cinco graus de incapacidade, divididos em A, B, C, D e E. O grau A refere-se à lesão completa da medula, quando não há função motora ou sensitiva preservada abaixo do nível neurológico até os segmentos sacrais S4-S5. Os graus B, C e D estão relacionados com as variações da lesão incompleta. O grau E significa normalidade, quando as funções sensitivas e motoras estão preservadas[13,14].

3.7. Medida de independência funcional (MIF)

A medida de independência funcional (MIF) é usada para avaliação da capacidade funcional, o que se revela útil para planejamento do tratamento fisioterapêutico mais adequado ao paciente e acompanhamento dos ganhos obtidos com as intervenções. Pode ser aplicado às diversas afecções neurológicas.

Enfoca seis áreas, avaliando itens relacionados com autocuidado, controle dos esfíncteres, mobilidade, locomoção, comunicação e cognição social. O escore de cada componente varia de 1 (assistência total) a 7 (independência). Em virtude dos diversos escores que podem ser aplicados, essa escala tem boa sensibilidade para detecção de pequenas alterações funcionais[13-15].

4. ABORDAGENS DE TRATAMENTO NEUROFUNCIONAIS

No tratamento do paciente neurológico podem ser usadas técnicas para estimulação da funcionalidade, facilitação dos movimentos, favorecimento do alongamento e fortalecimento muscular, além da promoção de maior independência do indivíduo. Dentre essas técnicas, podem ser citadas:

4.1. Facilitação neuromuscular proprioceptiva

A facilitação neuromuscular proprioceptiva (FNP) constitui um método de tratamento global com enfoque positivo, reforçando o que o paciente consegue fazer para que ele atinja um melhor resultado terapêutico[17]. A técnica é usada para aumentar a habilidade de o paciente mover-se, ganhar coordenação motora e sincronismo, além de aumentar força e resistência, por meio de movimentos em padrões funcionais.

Os movimentos ocorrem nos planos sagital (flexão e extensão), frontal (abdução e adução) e transversal (rotações), em movimentos em espiral e diagonal. Cada padrão é denominado de acordo com o movimento da articulação proximal, o qual, juntamente com seu retorno, constitui uma diagonal[17] (Figura 4.1).

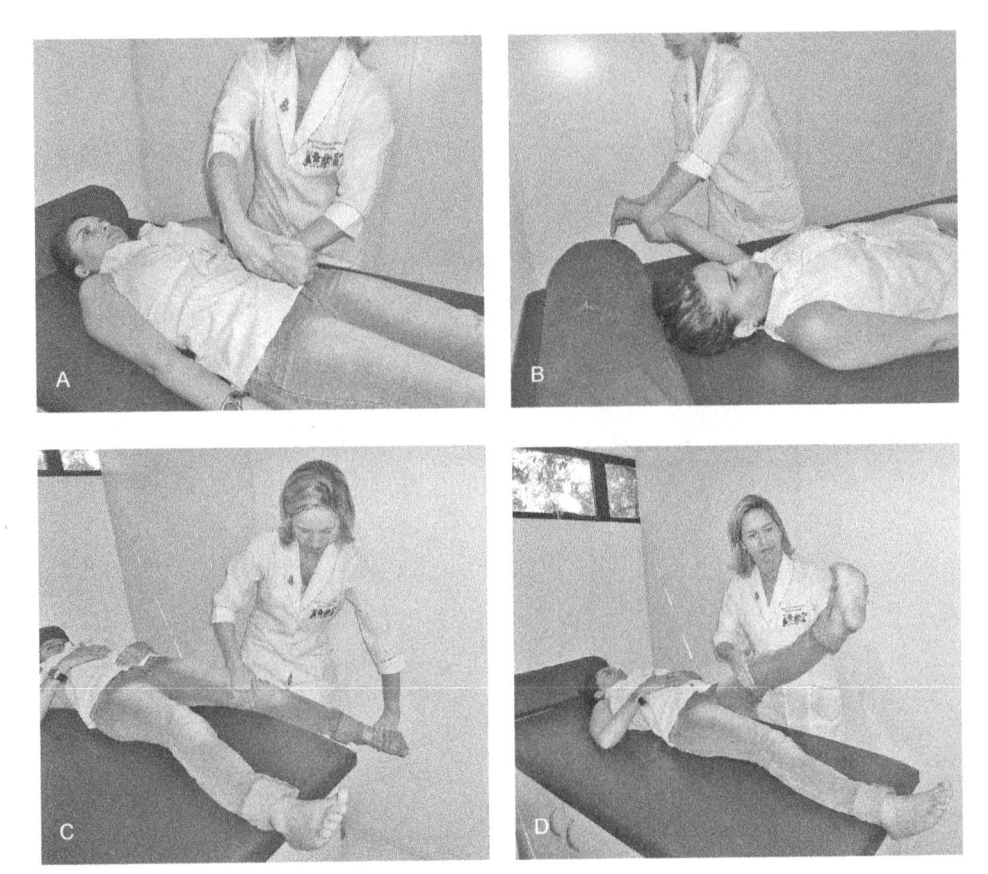

Figura 4.1A a **D** Flexão/adução/rotação externa unilateral: importante para trabalhar padrões funcionais para a marcha em pacientes hemiplégico. (Fonte: acervo dos autores.)

4.2. Tratamento neuroevolutivo: conceito Bobath

O conceito Bobath consiste em uma abordagem para avaliação e tratamento de limitações funcionais de crianças com paralisia cerebral e adultos vítimas de AVE ou TCE, os quais apresentam disfunções da postura e do movimento, com limitação de suas atividades funcionais[18].

Seu objetivo é avaliar o potencial do paciente ao realizar determinada tarefa, bem como melhorar a funcionalidade mediante a facilitação de seu desempenho. Além disso, incentiva a participação da família por meio das orientações de posicionamento e mobiliário adequado para todas as AVD[18].

O planejamento da intervenção tem como base os conceitos de controle motor e aprendizagem motora, aplicados a padrões de movimento típicos e atípicos. Manuseios são utilizados de modo a amenizar as deficiências motoras e facilitar o movimento para que o paciente vença a inércia e inicie, continue ou complete a atividade funcional. Para tanto, é utilizada informação sensorial e proprioceptiva através das mãos do terapeuta, ativando grupos musculares específicos[18] (Figura 4.2).

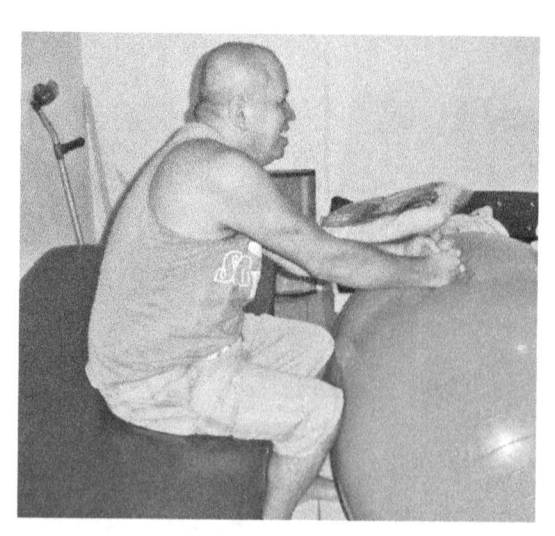

Figura 4.2 Manuseio baseado no conceito Bobath. (Fonte: acervo dos autores.)

4.3. Mobilização neural

A mobilização neural (MN) consiste em uma opção de tratamento para pacientes com distúrbios neurais, por meio de técnicas específicas para restauração do movimento e da elasticidade do sistema nervoso (SN), utilizando-se de movimentos oscilatórios e/ou brevemente mantidos, direcionados aos nervos periféricos e/ou à medula[19,20].

A técnica baseia-se no fato de o SN compreender um sistema único e contínuo, mecânica, elétrica e quimicamente. Essa continuidade é observada mediante a transmissão de forças e movimentos pelos envoltórios conjuntivos das células nervosas. Portanto, uma alteração em qualquer parte desse sistema ocasionará repercussões em todo o sistema e afetará os movimentos corporais[19,20].

Sendo assim, a MN visa diminuir a compressão e o aprisionamento neural, a fim de melhorar o fluxo axoplasmático, o que reverte disfunções tróficas e inflamações dos nervos[19].

A MN está contraindicada em casos de lesões neurológicas malignas, infecções de coluna e SN, inflamações agudas, quadros neurológicos instáveis e alterações de bexiga e intestino relacionadas com a medula[21].

Existem quatro testes de tensão básicos para MMSS: dois para nervo mediano, um com adução de ombro e outro com depressão escapular e rotação externa de ombro; um para o nervo radial, com depressão escapular e rotação interna de ombro; e o último para o nervo ulnar, com abdução de ombro e flexão do cotovelo (Figura 4.3).

Para MMII e tronco são realizadas: flexão passiva da cabeça, elevação da perna estendida, inclinação anterior de tronco e flexão de joelho[22] (Figura 4.4).

Para o tratamento da disfunção encontrada pode ser aplicada a mobilização direta do SN, mediante o posicionamento do teste empregado, tratamento das interfaces e tecidos relacionados, ou o tratamento indireto, a partir de orientações posturais e ergonômicas[22-25].

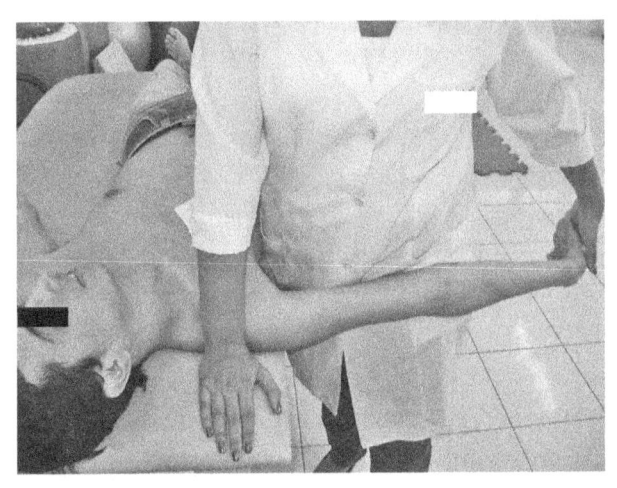

Figura 4.3 Mobilização neural – nervo mediano. (Fonte: acervo dos autores.)

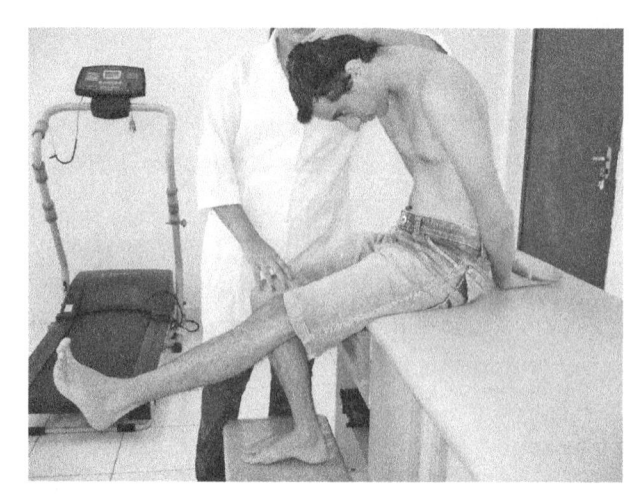

Figura 4.4 Mobilização neural – *Slump test* para coluna. (Fonte: acervo dos autores.)

5. FISIOTERAPIA NAS PRINCIPAIS AFECÇÕES NEUROLÓGICAS

5.1. Acidente vascular encefálico (AVE)

O AVE é a doença neurológica mais comum nas clínicas de fisioterapia, sendo caracterizado pelo desenvolvimento rápido de uma perturbação focal da função cerebral de possível origem vascular e com mais de 24 horas de duração. Pode ser de origem isquêmica, devido a uma obstrução das artérias cerebrais principais ou de seus ramos, ou hemorrágica, em decorrência do extravasamento de sangue em qualquer parte do encéfalo[26].

O quadro clínico do paciente com AVE depende da localização e do tamanho da lesão, consistindo normalmente em hemiplegia (falta de movimentação de um lado do corpo) e alterações do tônus, seja hipotonia (diminuição da resistência muscular ao movimento passivo), seja espasticidade (resistência aumentada ao movimento passivo com dificuldade de movimentar o membro)[26].

Outros sinais e sintomas do AVE são: diminuição da amplitude de movimento articular (ADM), alteração dos reflexos, déficit de equilíbrio, coordenação e marcha e alterações sensoriais, visuais, da fala, cognição e memória[26].

O tratamento fisioterapêutico deve ser iniciado imediatamente após a lesão, ainda na fase hospitalar, sendo continuado em nível ambulatorial ou em domicílio. A meta geral é a recuperação da capacidade funcional, minimizando complicações secundárias, para obtenção da maior independência possível.

Assim, os objetivos da reabilitação são: manter e/ou melhorar a ADM; aumentar a resistência cardiovascular; melhorar a circulação; prevenir dores, especialmente em ombro; prevenir edema, contraturas, deformidades e úlceras de pressão; melhorar a funcionalidade e o controle postural; adequar o tônus muscular; estimular reações de equilíbrio, coordenação e marcha; providenciar utensílios auxiliares para marcha (bengalas), alimentação e vestuário; bem como estimular a inclusão social e profissional[27].

Na conduta fisioterapêutica, preconizam-se: exercícios ativos livres, assistidos ou passivos; alongamento muscular; mudança de decúbito no leito; drenagem linfática; exercícios de propriocepção e exterocepção; uso de gelo no músculo espástico; exercícios de ponte e dissociação de cinturas escapular e pélvica; descarga de peso para MMSS e MMII; treino de transferências no leito e para cadeira de rodas; trocas posturais; treino de equilíbrio, coordenação e marcha; subir e descer escadas[26,27] (Figura 4.5).

Além disso, é importante orientar os familiares e cuidadores quanto às mobilizações e aos alongamentos que devem ser feitos em casa, ao adequado posicionamento no leito e às transferências para cadeira de rodas[26].

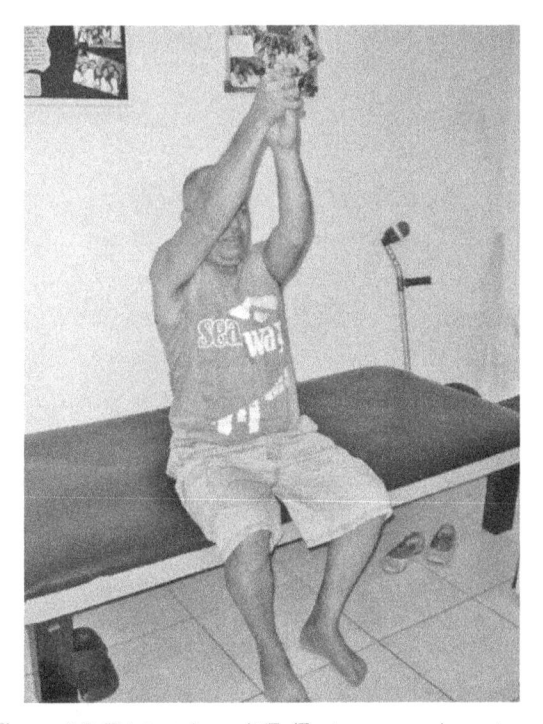

Figura 4.5 Fisioterapia no AVE. (Fonte: acervo dos autores.)

5.2. Traumatismo cranioencefálico (TCE)

O TCE é definido como uma agressão ao cérebro causada por uma força física externa que acarreta lesão anatômica ou comprometimento funcional do crânio, meninges ou encéfalo. Como consequência podem ser observados alteração no nível de consciência e comprometimento das habilidades físicas, cognitivas e comportamentais[28].

O TCE pode ocorrer a partir de impacto direto na cabeça, após queda de altura, ou ser causado por ferimentos provocados por objetos penetrantes, como projétil de arma de fogo (PAF) ou armas brancas (por exemplo, faca). Forças de aceleração, desaceleração e rotação bruscas do crânio também podem provocar lesões encefálicas, como em caso de freadas bruscas de carro em acidentes de trânsito, constituindo as lesões inerciais[28,29].

Após o trauma, ocorre um dano imediato ao cérebro, cujo efeito cumulativo pode levar a hematomas, hemorragias e infecções (lesão cerebral secundária). As sequelas mais comuns do TCE são:

- **Motoras:** com hipertonia espástica, fraqueza muscular (em geral, hemiparesia), movimentos involuntários, alterações de equilíbrio e coordenação.
- **Sensitivas:** com déficit visual e/ou auditivo e na sensibilidade superficial e profunda.
- Relacionadas com a linguagem, cognição, comportamento e psicoafetivas.

Os comprometimentos variam de acordo com o tipo, a localização e a extensão da lesão, devendo o planejamento da reabilitação ser individualizado e flexível de acordo com a evolução do paciente. O tratamento poderá obedecer aos seguintes objetivos: prevenir contraturas musculares e deformidades causadas pela imobilização prolongada; reeducar a biomecânica respiratória; realizar estimulação sensorial; incentivar a participação da família; orientar posturas, transferências, mobilidade e deslocamento; inserir atividades dinâmicas e complexas que associem cognição e função motora; estimular atenção, planejamento, tomadas de decisão, organização, sequência e estratégias para resolução de problemas (por meio de jogos)[30].

5.3. Traumatismo raquimedular (TRM)

O TRM encontra-se entre as principais doenças incapacitantes que acometem a coluna vertebral, sendo definido como diminuição ou perda da função motora e/ou sensitiva, devido ao trauma a elementos neuronais no canal vertebral, seja por acidente automobilístico, ferimento por arma de fogo, queda de altura ou mergulho em águas rasas. Afeta, principalmente, indivíduos do gênero masculino, em idade produtiva (18 e 40 anos de idade), o que acarreta mudanças drásticas em sua vida e na de seus familiares[31-36].

Dependendo do nível de lesão na medula, o indivíduo pode tornar-se tetraplégico, quadro caracterizado pela perda das funções dos MMSS, MMII e tronco, ou paraplégico, com comprometimento de tronco e MMII[37].

A fisioterapia atua tanto na prevenção de sequelas como na manutenção das funções preservadas, em todas as fases da reabilitação, tanto na hospitalar como na ambulatorial, utilizando-se de diversas atividades que devem ser adequadas às necessidades e potencialidades de cada paciente[38,39].

Os objetivos da fisioterapia consistem em: prevenir deformidades; aumentar e manter a ADM; maximizar a função muscular remanescente e a função respiratória; proporcionar ao paciente independência nas transferências, nas mudanças de decúbito e no manuseio da cadeira de rodas; favorecer o ortostatismo; e, quando possível, restabelecer a marcha, utilizando ou não órteses (Figura 4.6). Além disso, podem ser executados exercícios no ambiente aquático, complementando os benefícios da fisioterapia no solo (Figura 4.7).

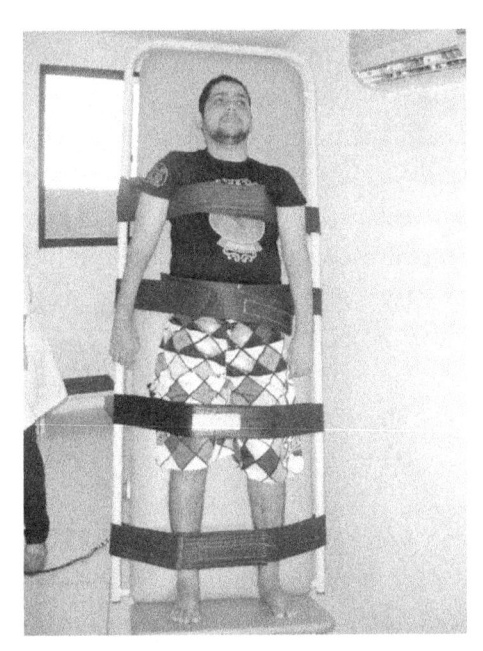

Figura 4.6 Fisioterapia no TRM – cama ortostática. (Fonte: acervo dos autores.)

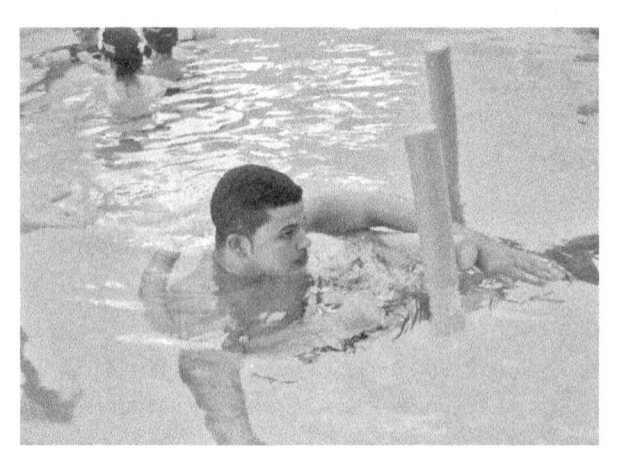

Figura 4.7 Fisioterapia aquática no TRM. (Fonte: acervo dos autores.)

5.4. Doença de Parkinson (DP)

A DP caracteriza-se por tremor e alteração dos movimentos voluntários, da postura e do equilíbrio que provocam a diminuição da motricidade global e levam à incapacidade física[40].

O quadro clínico da DP inclui: tremor de repouso (principalmente nos MMSS); rigidez muscular e articular; lentidão dos movimentos (bradicinesia); dificuldade em iniciar os movimentos (acinesia); alterações posturais (postura em flexão); déficit de marcha e equilíbrio; perda de força e resistência muscular; limitação da capacidade funcional nas AVD; alterações de fala, deglutição e sono; depressão; distúrbios de concentração, memória e cognição[41,42].

A fisioterapia atua no sentido de atenuar a progressão da doença com os seguintes objetivos: manter a funcionalidade; melhorar força e trofismo muscular; manter ou melhorar a mobilidade articular; prevenir problemas musculoesqueléticos; controlar os problemas posturais; facilitar a marcha; e promover independência no autocuidado[42,43].

Fazem parte da conduta terapêutica: exercícios de alongamento, fortalecimento e resistência muscular (de tronco e membros); exercícios posturais, de relaxamento, de consciência corporal e para coordenação motora ampla e fina; treino de marcha e equilíbrio; exercícios respiratórios; atividades em grupo para estimular a socialização e a autoestima também fazem parte da conduta[40,42].

É importante destacar a participação da família e dos cuidadores no incentivo à fisioterapia e no cumprimento das orientações quanto ao posicionamento e ao uso de utensílios de modo a facilitar as AVD no domicílio.

5.5. Ataxia cerebelar

As lesões no cerebelo podem ser provocadas por anormalidades do desenvolvimento (hidrocefalia), TCE, AVE, tumores, encefalites, doenças desmielinizantes (esclerose múltipla), doença hereditária (ataxia de Friedreich), doenças degenerativas, metabólicas ou vasculares ou, ainda, intoxicações por droga ou álcool[44].

Os principais sinais e sintomas da ataxia cerebelar são: disfunções no equilíbrio e na marcha, dismetria, decomposição do movimento, tremor, ataxia de marcha (marcha ebriosa), dificuldade de equilíbrio estático, ataxia apendicular (presença de dismetria e decomposição de movimentos dos membros), dificuldade na fala (disartria), hipotonia muscular, distúrbios do movimento ocular (nistagmo) e tremor intencional, podendo haver disfunção cognitiva.

O objetivo principal da fisioterapia nas ataxias cerebelares é treinar o desempenho ideal das funções em que o paciente apresente dificuldade, como levantar, sentar, deambular, alcançar objetos e evitar quedas. É interessante enfatizar ações que desafiem o indivíduo, como lançar objetos (por exemplo, dardos, bolas) para determinado alvo, caminhar em esteira, saltar acima de uma linha demarcada no chão ou, ainda, agachar-se para apanhar um objeto no fundo da piscina.

Programas fisioterapêuticos que contemplem exercícios de fortalecimento muscular, estímulos proprioceptivos e treino de marcha, coordenação e equilíbrio (estimulando reações de endireitamento e proteção) e exercícios vestibulares têm sido considerados ideais para favorecer o aumento na velocidade de realização das AVD[45,46].

REFERÊNCIAS

1. Girolami U, Frosch MP, Anthony DC. O sistema nervoso central. In: Robins SL, Kumar V, Cotran RS. Patologia estrutural e funcional. Rio de Janeiro: Guanabara Koogan, 1996:1171-226.
2. Shumway-Cook A, Woollacott MH. Controle motor e teorias. In: Controle motor – teoria e aplicações práticas. São Paulo: Manole, 2002:1-23.
3. Mutarelli EG. Propedêutica neurológica – Do sintoma ao diagnóstico. São Paulo: Ed. Sarvier, 2000.
4. Farias N, Buchalla CM. A Classificação Internacional de Funcionalidade, Incapacidade e Saúde da Organização Mundial da Saúde: conceitos, usos e perspectivas. Rev Bras Epidemiol 2005; 8(2):187-93.
5. Sampaio RF et al. Aplicação da Classificação Internacional de Funcionalidade, Incapacidade e Saúde (CIF) na prática clínica do fisioterapeuta. Rev Bras Fisioter 2005; 9(2):129-36.
6. Bohannon RW, Smith MB. Interrater reliability of a modified ashworth scale of muscle spasticity. Phys Ther 1987; 67:206-7.
7. Minutoli VP, Delfino M, Freitas STT, Lima MO, Tortoza C, Santos CA. Efeito do movimento passivo contínuo isocinético na hemiplegia espástica. Acta Fisiatr 2007; 14(3):142-8.
8. Leonardi MM, Lopes GJ, Bezerra PP, Borges APO. Impacto do desequilíbrio estático e dinâmico no risco de quedas em indivíduos com ataxia espinocerebelar. Rev Neurocienc 2008; 17(2):178-82.

9. Scalzo PL, Nova IC, Perracini MR et al. Validation of the Brazilian version of the berg balance scale for patients with Parkinson's disease. Arq Neuropsiquiatr 2009; 67(3-b):831-5.

10. Faria CDCM, Saliba VA, Teixeira-Salmela LF, Nadeau S. Comparação entre indivíduos hemiparéticos com e sem histórico de quedas com base nos componentes da Classificação Internacional de Funcionalidade, Incapacidade e Saúde. Fisiot e Pesq 2010; 17(3):242-7.

11. Hagen C. The Rancho levels of cognitive functioning. 3. ed. Downey, California: Rancho Los Amigos Medical Center, 1998.

12. Cecatto RB. Lesão encefálica adquirida. Aspectos clínicos. In: Borges D, Moura EW, Lima E, Silva PAC (eds.) Fisioterapia: aspectos clínicos e práticos da reabilitação. São Paulo: Artes Médicas, 2005:258-69.

13. Riberto M, Pinto PPN, Sakamoto H, Battistella LR. Independência funcional de pacientes com lesão medular. Acta Fisiatr 2005; 12(2):61-6.

14. Rabeh SAN, Caliri MHL. Capacidade funcional em indivíduos com lesão de medula espinhal. Acta Paul Enferm 2010; 23(3):321-7.

15. Barros Filho TEP. Avaliação padronizada nos traumatismos raquimedulares. Rev Bras Ortop 1999; 29(3):99-106.

16. Defino HLA. Trauma raquimedular. Ribeirão Preto: Medicina, 1999:388-400.

17. Adler SS, Beckers D, Buck M. PNF: Facilitação neuromuscular proprioceptiva – Um guia ilustrado. 2. ed. São Paulo: Manole, 2007.

18. Alcântara CB, Costa CMB, Lacerda H S. Tratamento neuroevolutivo – Conceito Bobath. In: Cury VCR, Brandão MB. Reabilitação em paralisia cerebral. Rio de Janeiro: Medbook, 2011:315-47.

19. Schacklock M. Neurodynamics. Physiotherapy 1995; 81(1):9-15.

20. Guelfi MD. A influência da mobilização do sistema nervoso em um indivíduo portador de siringomielia. Rev Terapia Manual 2004; 2(4):158-61.

21. Jones M, Butler DS. Raciocínio clínico. In: Butler DS. Mobilização do sistema nervoso. São Paulo: Manole, 2003:91-106.

22. Schacklock M. Testes neurodinâmicos padrão. In: Neurodinâmica clínica. São Paulo: Elsevier, 2007:127-64.

23. Rempel D, Dahlin L, Lundborg G. Pathophysiology of nerve compression syndromes. Response of peripheral nerves to loading. The Journal of Bone and Joint Surgery 1999; 81-A (11):1600-10.

24. Jesus C.S. A mobilização do sistema nervoso e seus efeitos no alongamento da musculatura ísquio-tibial. Rev Terapia Manual 2004; 2(4):162-5.

25. Kostopoulos, D. Treatment of carpal tunnel syndrome: a review of the non-surgical approaches with emphasis in neural mobilization. Journal of Bodywork and Movement Therapies 2004; 8(2):1-7.

26. Durward B, Baer G, Wade J. Acidente vascular cerebral. In: Stokes M. Neurologia para fisioterapeutas. São Paulo: Ed. Premier, 2000:81-100.

27. Scheidtmann K. Sintomas motores das doenças neurológicas. In: Becker AH, Dolken M. Fisioterapia em neurologia. São Paulo: Editora Santos, 2008:167-233.

28. Winkler PA. Traumatismo cranioencefálico. In: Umphred, Darcy A. Fisioterapia neurológica. 4. ed. São Paulo: Manole, 2004:441-74.

29. Andrade AF, Paiva WS, Amorim RLO, Figueiredo EG, Rusafa Neto E, Teixeira MJ. Mecanismos de lesão no traumatismo cranioencefálico. Rev Assoc Med Bras 2009; 55(1):75-81.

30. Martins JS, Golin, MO. Fisioterapia nas lesões encefálicas adquiridas (LEIA). Uma abordagem sensório-motora. In: Borges D, Moura EW, Lima E, Silva PAC (eds). Fisioterapia: aspectos clínicos e práticos da reabilitação. 1. ed. São Paulo: Artes Médicas, 2005:272-89.

31. Atrice MB, Morrison AS, McDowell SL, Shandalov B. Lesão medular traumática. In: Umphred DA. Reabilitação neurológica. 4. ed. São Paulo: Manole, 2004:506-60.

32. Faro ACM. A reabilitação da pessoa com lesão medular: tendências da investigação no Brasil. Rev Enfermaria Global 2003; 3:1-6.

33. Blanes L, Lourenço L, Carmagnani MIS, Ferreira LM. Clinical and socio-demographic characteristics of persons with traumatic paraplegia living in São Paulo, Brazil. Arq Neuropsiquiatr 2009; 67(2-B):388-90.

34. Belanger E, Levi ADO. The acute and chronic management of spinal cord injury. J Am Coll Surg 2000; 190(5):589-604.

35. Campos MF, Ribeiro AT, Listik S, Pereira CA, Sobrinho JA, Rapoport A. Epidemiologia do traumatismo da coluna vertebral. Rev Col Bras Cir 2008; 35(2):88-93.

36. Krause J, Carter RE, Brotherton S. Association of mode of locomotion and independence in locomotion with long-term outcomes after spinal cord injury. J Spinal Cord Med 2009; 32(3):237-48.

37. Siscão MP, Pereira C, Roberto LCA, Marcos HDA, Marino LHC. Trauma raquimedular: caracterização em um hospital público. Arq Ciênc Saúde 2006; 14(3):145-7.

38. Rabeh SAN, Caliri MHL, Haas VJ. Prevalência de úlcera por pressão em indivíduos com lesão de medula espinhal e a relação com a capacidade funcional pós-trauma. Acta Fisiatr 2009; 16(4):173-8.

39. Lourenço LJO, Alves EM, Andrade AF. Lesões raquimedulares associadas ao traumatismo cranioencefálico grave ou moderado. Rev Col Bras Cir 2008, 7(2):143-5.

40. Jones D, Godwin-Austen RB. Doença de Parkinson. In: Stokes M. Neurologia para fisioterapeutas. São Paulo: Ed Premier, 2000:167-78.

41. Sant CR, Oliveira SG, Rosa EL, Durante JSM, Posser SR. Abordagem fisioterapêutica na doença de Parkinson. RBCEH 2008; 5(1):80-9.

42. Zonta MB, Kumagai NY. Reabilitação. In: Menezes MS, Teive HAG. Doença de Parkinson. Rio de Janeiro: Guanabara Koogan, 2003:235-7.

43. Castro PR, Cammarano R. Proposta de cinesioterapia através de alongamentos para senhoras portadoras da doença de Parkinson. Cad UniABC de Fisiot 2000; 25(2):65-76.

44. Carr J, Shepherd R. Ataxia cerebelar. In: Carr J, Shepherd R. Reabilitação neurológica. Otimizando o desempenho motor. 1. ed. São Paulo: Manole, 2008:213-29.

45. Brasil. Rio Grande do Sul. Assembleia Legislativa. Ataxias. Diagnóstico e Terapia Aplicada. Porto Alegre: Hospital de Clínicas de Porto Alegre e a Associação dos Amigos, Parentes e Portadores de Ataxias Dominantes – AAPPAD, 2010.

46. Dias ML, Toti F, Almeida SRM, Oberg TD. Efeito do peso para membros inferiores no equilíbrio estático e dinâmico nos portadores de ataxia. Acta Fisiatr 2009; 16(3):116-20.

Capítulo 5

Fisioterapia em Pediatria

Ana Karolina Pontes de Lima
Cláudia Fonsêca de Lima
Cristiana Maria Macedo de Brito

1. INTRODUÇÃO

A fisioterapia pediátrica é o ramo da fisioterapia voltado para prevenção, tratamento e reabilitação dos transtornos que afetam o desenvolvimento neuropsicomotor (DNPM) ou a função dos sistemas osteomioarticular, cardiorrespiratório, vascular e tegumentar de crianças e adolescentes.

Quando atua na prevenção, a fisioterapia pediátrica desenvolve suas atividades no nível da atenção básica, avaliando, acompanhando e estimulando o DNPM de crianças e adolescentes em comunidades, escolas, creches e abrigos. Além disso, também previne as alterações que possam comprometer as funções dos sistemas orgânicos.

Quando a criança ou adolescente apresenta uma disfunção temporária em qualquer desses sistemas, a fisioterapia pediátrica pode desenvolver suas atividades por meio de diversos recursos para promover a recuperação funcional do sistema comprometido.

A avaliação fisiopediátrica está voltada para a identificação das capacidades físico-funcionais do paciente e das metas e objetivos visados pela família. Nesse sentido, preconiza-se que, além de um programa de tratamento que potencialize as capacidades da criança, seja orientado também o uso dos recursos da tecnologia assistiva, de modo a favorecer a independência funcional da criança e do adolescente com deficiência e prevenir as deformidades ortopédicas decorrentes do posicionamento inadequado das articulações[1].

Nos primeiros anos de vida, uma disfunção temporária ou permanente em qualquer dos sistemas orgânicos pode provocar atraso no desenvolvimento sensoriomotor da criança. Desse modo, é de fundamental importância que o fisioterapeuta pediátrico tenha um bom conhecimento sobre o DNPM normal.

A partir desse conhecimento prévio, o fisioterapeuta pediátrico estará apto a detectar precoce e facilmente um atraso de DNPM provocado por uma alteração de qualquer dos sistemas orgânicos e iniciar um programa de estimulação precoce ou simplesmente montar um programa de orientações domiciliares para os pais.

O fisioterapeuta pediátrico, além da capacidade técnica de avaliar, analisar os resultados do exame físico e elaborar um plano de tratamento voltado às necessidades de cada paciente, precisa desenvolver também habilidades especiais para se relacionar tanto com as crianças e adolescentes de diversas faixas etárias como com seus pais e/ou cuidadores.

A relação terapêutica que se estabelece é formada pela tríade fisioterapeuta-criança-família, e quanto maior a qualidade dessa relação, maiores são as probabilidades de adesão desses pacientes às orientações, que devem ser realizadas diariamente e são necessárias para que haja aprendizado motor.

Atualmente, a fisioterapia pediátrica deve se preocupar também com a inclusão social da criança com deficiência, em especial com a inclusão escolar, e empreender recursos para promover a acessibilidade dessas crianças à educação e ao futuro mercado de trabalho.

2. AVALIAÇÃO FISIOPEDIÁTRICA

A avaliação fisiopediátrica exige, inicialmente, um amplo conhecimento dos aspectos do DNPM normal. Além disso, baseia-se na observação diária das aquisições motoras e funcionais presentes na criança, como também em seu comportamento dentro do ambiente no qual realiza suas atividades de vida diária (AVD).

Essa avaliação auxilia o planejamento e a implementação de um tratamento mais efetivo, com metas e objetivos direcionados para as necessidades motoras e funcionais da criança. Permite, também, o acompanhamento minucioso do regime de tratamento escolhido e sua eficácia[2].

Pode ser constituída por uma ficha de avaliação, a qual é direcionada para as necessidades de cada serviço de fisioterapia em pediatria, e pelos testes padronizados, que são testes estruturados que avaliam o desenvolvimento da criança.

De maneira geral, essa ficha é composta por anamnese, exame físico-pediátrico, registro dos resultados (diagnóstico físico-funcional, problemas principais) e interpretação dos resultados (objetivos do tratamento e conduta fisioterapêutica).

Na anamnese, são pesquisados dados pessoais da criança, como os dados clínicos da patologia, e aspectos como a história da gravidez, história do parto, condições do bebê nos primeiros anos de vida e história familiar.

O exame físico-pediátrico é composto pela inspeção, que avalia as reações da criança ao entrar na sala, a interação com a família, se a criança utiliza *órteses* ou equipamentos auxiliares e se apresenta mobilidade espontânea. Também são avaliadas a amplitude de movimento (ADM), a força muscular e as retrações musculares, com a avaliação do tônus muscular, dos padrões motores e posturais (nas posturas prono, supino, puxado para sentar, sentado e de pé), da atividade reflexa primitiva e reações posturais, e AVD.

Por fim, o registro dos resultados, levando em conta o diagnóstico físico--funcional e os problemas principais avaliados durante a anamnese e o exame físico, irá nortear o profissional quanto à elaboração de um programa de tratamento coerente com os objetivos traçados.

3. TESTES PADRONIZADOS

3.1. Teste de triagem de Denver II

Desenvolvido em 1967, por Frakenburg e Dodds, o teste de triagem de Denver II é um instrumento padronizado de avaliação de fácil e rápida aplicação, próprio para detecção de atrasos no desenvolvimento de crianças, desde o nascimento até 6 anos de idade[2,3].

O teste é baseado em normas e consiste em 125 itens, divididos em quatro áreas: pessoal-social (socialização da criança dentro e fora do ambiente familiar), motricidade fina (coordenação olho-mão, manipulação de pequenos objetos e solução de problemas), linguagem (audição, compreensão e uso da linguagem) e motricidade ampla (controle motor corporal, sentar, andar, pular e movimentos musculares amplos e gerais)[2,3].

3.2. *Pediatric Evaluation of Disability Inventory* (PEDI)

O PEDI, ou Inventário de Avaliação Pediátrica de Incapacidade, é um teste padronizado destinado à avaliação do desempenho funcional de bebês e crianças com disfunções neuromotoras que se encontrem em uma faixa etária de 6 meses a 7 anos e meio. Pode ser realizado por meio de entrevista estruturada com os pais ou cuidadores da criança ou mediante a observação dos profissionais que o estão aplicando[4].

O PEDI é dividido em três partes, que avaliam a capacidade e o desempenho funcional das crianças em três áreas: autocuidado (desempenho funcional da criança na alimentação, no vestuário e nas necessidades fisiológicas), mobilidade (desempenho durante as transferências no carro, na cadeira e no banheiro, além de avaliar a locomoção em ambientes fechados, em ambientes externos e em escadas) e função social (compreensão, fala e interações com amigos e na comunidade).

A primeira parte avalia o nível de independência da criança no desempenho de atividades funcionais nas áreas de autocuidado (73 itens), mobilidade (59 itens) e função social (65 itens)[2,5]. A pontuação é 0, se a criança for incapaz de realizar a tarefa, ou 1, se for capaz[4].

A segunda parte avalia o quanto de assistência do cuidador a criança necessita no desempenho de atividades funcionais nas três áreas supracitadas (20 itens) e a pontuação varia de 5 (independente) a 1 (assistência máxima).

A terceira parte registra as modificações ambientais realizadas para facilitar o desempenho funcional da criança (20 itens), sendo pontuada através de categorias: N – nenhuma modificação; C – modificações relacionadas com a criança; R – modificações relacionadas com a reabilitação; e E – modificações extensivas [2,4,5].

3.3. *Gross Motor Function Measure* (GMFM)

A GMFM, ou Medida de Função Motora Ampla, foi desenvolvida no Canadá em 1989. Sua versão original (GMFM-88) avaliava 88 itens e a mais recente, validada apenas para crianças com paralisia cerebral (PC) (GMFM-66), avalia 66 itens[4,6]. Trata-se de um teste padronizado que foi idealizado para avaliar as funções motoras amplas de crianças com PC. Entretanto, tem sido utilizada também para avaliar crianças com síndrome de Down e, em menor frequência, crianças com outras doenças. Avalia o quanto da tarefa a criança é capaz de realizar e não a qualidade com que realiza a tarefa[2,7].

Os itens avaliados nesse teste, em sua versão original (GMFM-88), são agrupados em cinco dimensões: (1) deitado e rolando – 17 itens; (2) sentado – 20 itens; (3) engatinhando e ajoelhado – 14 itens; (4) de pé – 13 itens; e (5) andando, correndo e pulando – 24 itens[6].

Os itens avaliados podem ser pontuados de 0 a 3, de modo que: 0 – a criança não pode iniciar a tarefa; 1 – a criança inicia a tarefa, mas completa menos de 10%; 2 – a criança completa parcialmente a tarefa, ou seja, de 11% a 99%; e 3 – ela completa a tarefa de maneira independente. Os valores obtidos são então somados para que se possa obter a pontuação total de cada uma das cinco dimensões[4].

3.4. *Alberta Infant Motor Scale* (AIMS)

A AIMS, traduzida para o português em 2007 como Escala Motora Infantil de Alberta, é uma medida observacional do desempenho motor infantil, cujo objetivo consiste em avaliar o desenvolvimento motor amplo de recém-nascidos de 0 a 18 meses de idade, identificando aqueles com desempenho motor atrasado ou anormal em relação ao grupo normativo[8,9].

A AIMS é constituída de 58 itens, que analisam a criança em quatro posições: prono (21 itens), supino (9 itens), sentada (12 itens) e de pé (16 itens)[9,10].

A AIMS tem a desvantagem de avaliar apenas a função motora ampla e só abordar crianças até os 18 meses de vida. Por outro lado, utiliza-se de material simples e um tempo de 20 a 30 minutos para cada criança.

3.5. Escala de Desenvolvimento Infantil de Bayley

A escala de Bayley é considerada por alguns autores o padrão-ouro para avaliação do desenvolvimento infantil, tendo como objetivo detectar atrasos em crianças de 1 a 42 meses de idade, o que serve de base para o planejamento de intervenções precoces[11].

Divide-se em três domínios: mental (memória e resolução de problemas, vocalização, pensamento abstrato, mapeamento mental), motora (controle do corpo, coordenação de movimentos amplos e finos, imitação de posturas) e comportamental (complementa as informações motoras e mentais), fornecendo escores em cada uma delas, os quais são convertidos em índices com valores médios de normalidade igual a 100[11,12].

O teste é aplicado em caráter individual, em 45 a 60 minutos, sendo administrado por examinadores especificamente treinados. Apresenta a desvantagem de exigir material específico de custo elevado, além de a avaliação ser realizada sempre no mesmo local, o que nem sempre é possível na prática[11,12].

4. FISIOTERAPIA NA ATENÇÃO BÁSICA

A atuação da fisioterapia na atenção básica está relacionada com a prevenção de alterações do crescimento e desenvolvimento infantil por meio de ações que estimulam a evolução normal da criança, envolvendo componentes biológicos, afetivos, psíquicos e sociais.

O crescimento está relacionado com o aumento físico do corpo, sendo evidenciado por meio das medidas antropométricas (estatura/idade, peso/estatura, perímetro cefálico)[13]. Já o desenvolvimento infantil pode ser conceituado como um produto de interações dinâmicas entre a criança, a família e o contexto ambiental, sofrendo influência de fatores biológicos (pré, peri ou pós-natais) ou ambientais (família, meio ambiente e sociedade)[14].

O fisioterapeuta pode desenvolver programas de investigação dos fatores de risco pré, peri e pós-natais, realizando avaliação e acompanhamento do ritmo de desenvolvimento infantil, bem como orientação e conscientização das famílias e cuidadores da criança.

A atenção básica à saúde da criança pode ser feita em creches, abrigos, centros comunitários e domicílio, mediante orientações gerais à mãe e cuidadores com relação à saúde, à higiene, à prevenção de doenças; como estimular a criança por meio de atividades compatíveis com sua faixa etária; e encaminhamento para estimulação neuropsicomotora em centro de referência, no caso de bebês de alto risco ou com suspeita de atraso.

Existem três modelos para o acompanhamento da criança:

• **Screenings:** consiste na checagem do desenvolvimento de crianças aparentemente normais a fim de identificar crianças de alto risco para problemas de desenvolvimento, por meio de testes ou escalas, que avaliam os vários aspectos do desenvolvimento infantil, seja motor, linguagem, pessoal-social ou cognitivo[15]. As escalas mais comumente utilizadas são Denver II, AIMS e Bayley.
• **Vigilância do desenvolvimento:** constituída por atividades de promoção do DNPM normal e detecção de problemas, segundo o contexto da Atenção Integrada às Doenças Prevalentes na Infância (AIDPI), mediante o acompanhamento da criança em suas consultas ao posto de saúde. Tem como objetivos investigar os fatores de risco, avaliar o nível de desenvolvimento, detectar possíveis atrasos, minimizar possíveis danos e conscientizar mães e cuidadoras quanto ao ritmo normal de desenvolvimento e sinais de alerta[15].
• **Avaliação do desenvolvimento:** trata-se de uma investigação mais detalhada de crianças com suspeita de problemas no desenvolvimento com caráter multidisciplinar e necessidade de diagnóstico[15]. Nesse caso, utiliza-se uma ficha de avaliação pediátrica para analisar as principais dificuldades da criança, além de checagem de exames clínicos e complementares.

5. FISIOTERAPIA EM NEUROPEDIATRIA

A fisioterapia neuropediátrica ou neurorreabilitação pediátrica atua na reabilitação de lactentes, crianças e adolescentes que apresentam comprometimentos ou limitações funcionais decorrentes de lesões ou doenças dos sistemas nervoso central (SNC) e periférico (SNP), alterações genéticas ou simples atrasos do DNPM.

As lesões/doenças do SNC ou do SNP afetam, em maior ou menor grau, o DNPM na dependência da localização e extensão da área acometida e, consequentemente, o paciente pode apresentar distúrbios do movimento e da postura decorrentes das alterações do tônus postural, das atividades reflexas primitivas e posturais, da força muscular e/ou do processamento sensorial. Essas alterações podem interferir no controle e no aprendizado motor e, a médio e longo prazo, promover deformidades musculoesqueléticas que vão causar limitação ou incapacidade funcional[16,17].

Dentre as disfunções mais comumente tratadas pela fisioterapia neuropediátrica estão PC, alterações genéticas, doenças neuromusculares, as diferentes manifestações do autismo, mielomeningocele e lesões traumáticas do SNC e do SNP.

A partir do conhecimento da fisiopatologia dessas alterações, sempre associando a localização anatômica da lesão à função da estrutura lesionada, o fisioterapeuta pode selecionar as técnicas mais adequadas de exame fisiopediátrico, incluindo o uso de testes padronizados. A identificação das limitações e capacidades funcionais tornará possível a elaboração de um programa de reabilitação com metas e condutas voltadas para as necessidades reais do paciente e de sua família.

O fisioterapeuta tem como objetivo prevenir as deformidades musculoesqueléticas e estimular as capacidades funcionais dos pacientes[18] por meio de abordagens terapêuticas que se baseiam nos conceitos da plasticidade neural e muscular e estimulam o controle dos movimentos e o aprendizado motor.

Uma dessas abordagens é o Conceito Bobath – Conceito Neuroevolutivo (NDT), idealizado por Karel e Berta Bobath na década de 1940[18,19]. Nesse conceito, o DNPM normal é considerado a base para a elaboração de uma proposta de tratamento voltada para a independência nas atividades funcionais. Os manuseios utilizados nessa abordagem visam facilitar o aparecimento das reações posturais e movimentos e posturas mais próximos do normal, inibindo a atividade tônica anormal que dificulta a movimentação funcional da criança (Figura 5.1).

São usados os mais variados recursos fisioterapêuticos de maneira lúdica, como cinesioterapia, por meio de manuseios que promovam alongamento e fortalecimento muscular; técnicas de estimulação exteroceptiva e proprioceptiva, para adequação do tônus postural; estímulo das reações posturais de retificação, equilíbrio e proteção; além do alinhamento postural (Figura 5.2).

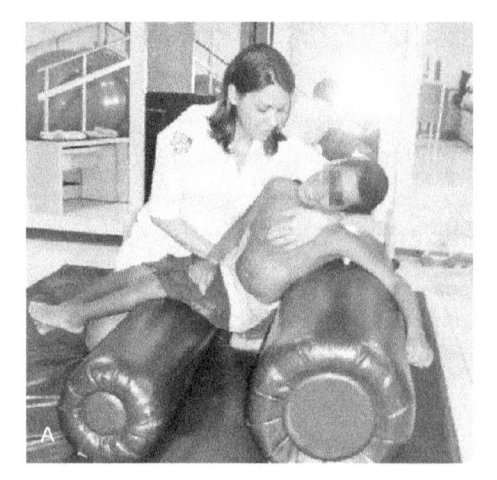
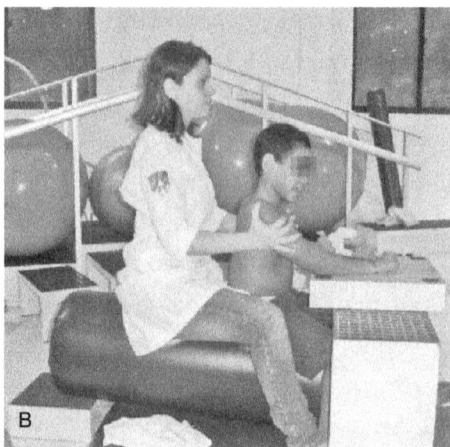
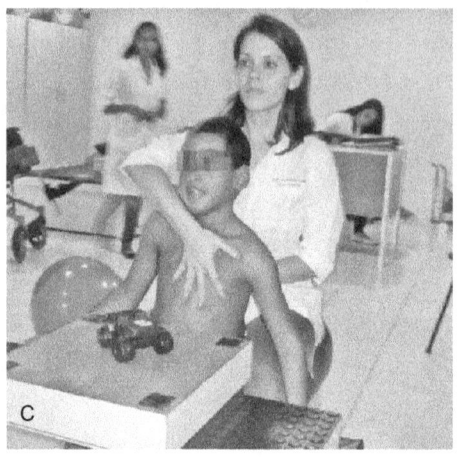

Figura 5.1A a **C** Manuseios no paciente pediátrico. (Fonte: acervo dos autores.)

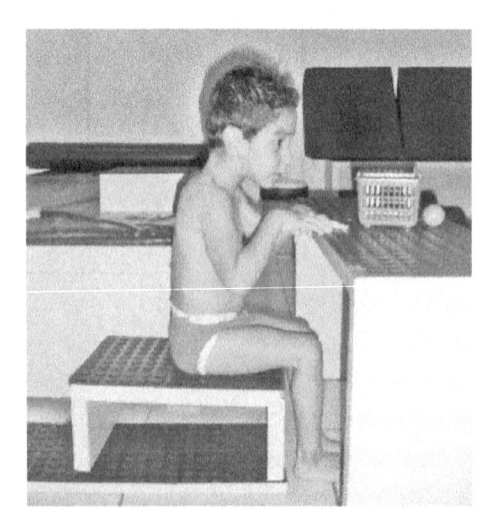

Figura 5.2 Alinhamento postural. (Fonte: acervo dos autores.)

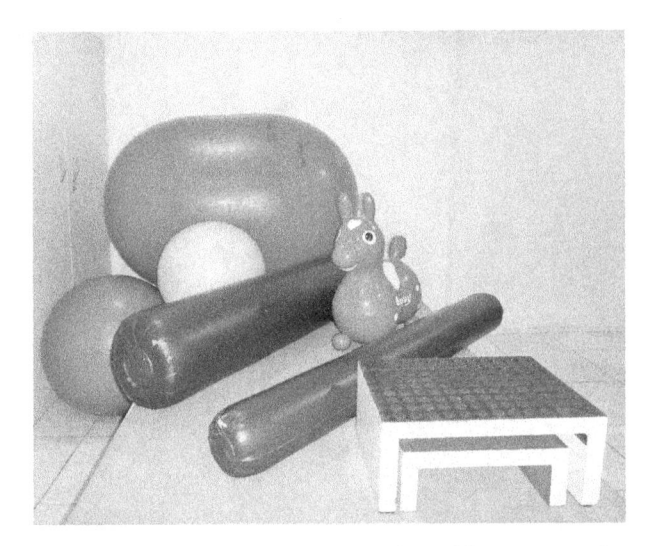

Figura 5.3 Materiais usados na fisioterapia pediátrica. (Fonte: acervo dos autores.)

Os materiais usados durante o atendimento podem ser: bolas e rolos, bancos e bastões de madeira, tatame, escada, brinquedos coloridos e sonoros de diversas texturas, de acordo com os objetivos fisioterapêuticos previamente elaborados[19] (Figura 5.3).

6. FISIOTERAPIA PEDIÁTRICA EM TRAUMATO-ORTOPEDIA

As afecções do sistema musculoesquelético no paciente pediátrico variam desde deficiências e deformidades congênitas até displasias e doenças traumáticas. Contudo, de maneira geral, são influenciadas pelos demais sistemas do corpo e pelo desenvolvimento motor da criança.

Dentre as principais doenças que comprometem as condições do sistema musculoesquelético do paciente pediátrico, podem ser destacadas: deficiências congênitas de membros, deformidades pré-natais (torcicolo muscular congênito), deformidades pós-natais (deformidades em rotação), displasias (osteogênese imperfeita – Figura 5.4) e doenças traumáticas (fraturas, amputações).

Outras alterações nesse sistema, como escoliose, luxação de quadril e pé equino, entre outras, são comumente associadas a afecções neurológicas.

A avaliação musculoesquelética pediátrica demanda uma abordagem aprofundada do sistema em questão, com ênfase na avaliação postural, na ADM das articulações envolvidas e na força muscular, e a verificação do alinhamento das extremidades[21].

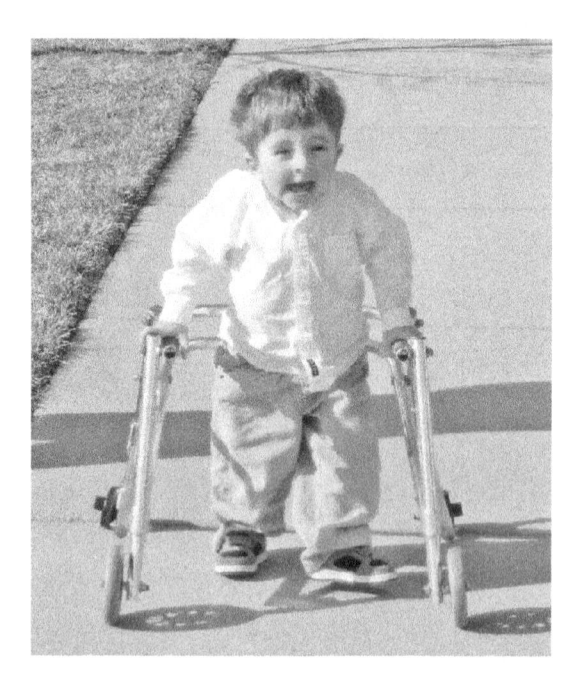

Figura 5.4 Osteogênese imperfeita. (Fonte: http://filhosdecristal.blogspot.com.)

O tratamento utilizado na fisioterapia é baseado nos princípios do desenvolvimento motor e na correção das forças anormais que incidem sobre o sistema musculoesquelético ainda imaturo. A opção entre o tratamento conservador e o cirúrgico é feita a partir de um trabalho multidisciplinar, levando em consideração a patologia que compromete a criança, sua idade e o prognóstico[21].

7. FISIOTERAPIA PEDIÁTRICA EM REUMATOLOGIA

Nas afecções reumatológicas, a fisioterapia pediátrica aborda patologias, geralmente de etiologia genética, que afetam articulações e músculos, causando sérios comprometimentos funcionais para a criança.

Dentre essas doenças, podem ser citadas a artrite reumatoide juvenil (ARJ) e a artrogripose, as quais apresentam como principais complicações musculoesqueléticas: contraturas, deformidades, encurtamentos, desvios posturais, subluxação, edema de tecidos moles, artrite e rigidez articular em uma ou mais articulações, fraqueza muscular e diminuição da ADM, o que leva a uma baixa capacidade de executar atividades esportivas e AVD[22,23].

Assim sendo, a fisioterapia atua nessa área com os seguintes objetivos: melhorar e/ou manter a função articular; alongar tecidos moles rígidos; promover relaxamento; facilitar a independência funcional; orientar o uso de órteses, que mantêm as correções conseguidas com a fisioterapia; orientar a criança e a família como levar uma vida saudável[24,25].

Para tanto, o programa de tratamento envolve: alongamento muscular; exercícios assistidos e ativos; mobilização das articulações; manobras de relaxamento; orientação ao paciente e aos familiares; uso de órteses e/ou adaptações (palmilhas e dispositivos de marcha, como andador, bengala e muletas); orientação sobre posicionamento adequado; liberação de tecidos moles; fisioterapia aquática (para promover relaxamento e fortalecimento muscular, melhora da flexibilidade, reeducação da marcha, melhora do equilíbrio e da coordenação, estímulo à atividade lúdica e recreativa)[22,23,26].

8. FISIOTERAPIA RESPIRATÓRIA PEDIÁTRICA

A fisioterapia respiratória pediátrica exige, inicialmente, conhecimento do fisioterapeuta acerca da mecânica respiratória normal na criança, de sua anatomia e fisiologia. Aliado a isso, deve-se ter em mente as principais doenças que acometem essa população e as condutas terapêuticas adequadas que irão proporcionar ao paciente maior autonomia em relação à atividade do sistema cardiopulmonar nas AVD.

Dentre as principais doenças que comprometem as condições cardiopulmonares do paciente pediátrico, podem ser destacadas: asma, fibrose cística, síndrome da angústia respiratória do bebê e displasia broncopulmonar.

Além disso, doenças de origem neurológica também podem comprometer as funções respiratórias das crianças com posturas e movimentos anormais que irão levar ao desequilíbrio da musculatura respiratória.

Na avaliação fisioterapêutica, deve-se considerar o DNPM normal associado ao desenvolvimento dos músculos respiratórios, que funcionarão como "peças-chave" para o planejamento adequado do tratamento[27,28].

Na anamnese, os sinais e sintomas relatados pelos responsáveis ou observados no paciente, associados aos antecedentes pessoais, desde os medicamentos utilizados até o ambiente onde a criança reside, nortearão os objetivos da fisioterapia respiratória[27,28].

O exame físico é constituído por uma avaliação motora minuciosa, verificando desde o tônus muscular da criança até encurtamentos musculares, presença de reflexos primitivos, expansibilidade torácica, padrões respiratórios, tipo de respiração, níveis de oxigenação, frequência respiratória e cardíaca, além de ausculta pulmonar criteriosa[27,28].

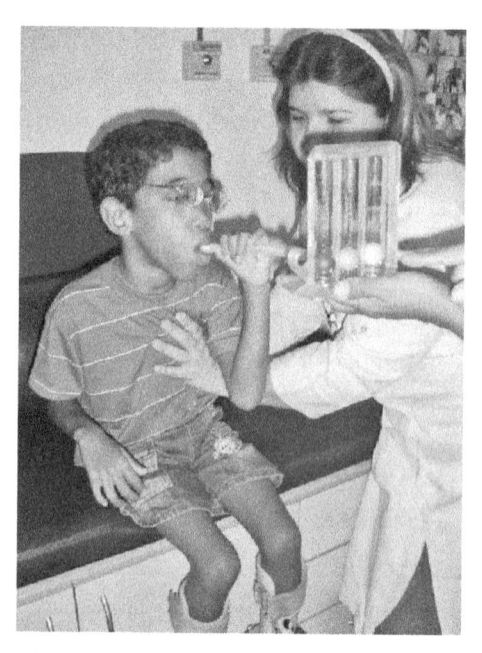

Figura 5.5 Fisioterapia respiratória. (Fonte: acervo dos autores.)

Do mesmo modo, testes mais apurados para verificação da função pulmonar em crianças mais velhas também podem funcionar como auxiliares na avaliação, como espirometria e testes de pressão inspiratória máxima (Pimáx) e pressão expiratória máxima (Pemáx)[27,28].

Diante disso, o fisioterapeuta irá determinar os problemas principais da criança do ponto de vista respiratório e as condutas terapêuticas compatíveis com seu quadro clínico e sua idade. As técnicas mais usadas são: técnicas de expansão pulmonar, por meio de pressão expiratória positiva; exercícios ventilatórios (padrões ventilatórios); utilização de incentivadores respiratórios, que são aparelhos que fornecem um *feedback* visual ao paciente; e o treinamento muscular respiratório[27,28] (Figura 5.5).

REFERÊNCIAS

1. Oliveira AIA, Garotti MF, Sá NMCM. Tecnologia de ensino e tecnologia assistiva no ensino de crianças com paralisia cerebral. Ciênc Cogn 2008; 13(3):243-62.
2. Brenneman SK. Testes de desenvolvimento do bebê e da criança. In: Tecklin JS. Fisioterapia pediátrica. 3. ed. Porto Alegre: Artmed, 2002: 35-68.
3. Frankenburg WK, Dodds J, Archer P, Shapiro H, Bresnick B. The Denver II: a major revision and restandardization of the Denver developmental screening test. Pediatr 1992; 89:91-7.

4. Meló TR. Escalas de avaliação do desenvolvimento e habilidades motoras: AIMS, PEDI, GMFM e GMFCS. In: Castilho-Weinert LV, Forti-Bellani CD (eds.) Fisioterapia em neuropediatria. 1. ed. Curitiba: Omnipax, 2011:23-42.

5. Mancini MC. Inventário da avaliação pediátrica de incapacidade (PEDI): manual da versão brasileira adaptada. Belo Horizonte: UFMG, 2005:193.

6. Vieira MEB, Ribeiro FV, Formiga CKMR. Principais instrumentos de avaliação do desenvolvimento da criança de zero a dois anos de idade. Movimenta 2009; 2(1):23-31.

7. Pina LV, Loureiro APC. O GMFM e sua aplicação na avaliação motora de crianças com paralisia cerebral. Fisioter Mov 2006; 19(2):91-100.

8. Herrero D, Gonçalves H, Siqueira AAF, Abreu LC. Escalas de desenvolvimento motor em lactentes: Test of Infant Motor Performance e a Alberta Infant Motor Scale. Rev Bras Cresc e Desenv Hum 2011; 21(1):122-32.

9. Almeida KM, Dutra MVP, Mello RR, Reis ABR, Martins PSJ. Prematurity, child development, assessment, Alberta Infant Motor Scale, validity and reliability. Pediatr 2008; 84(5):442-8.

10. Maia PC, Silva LP, Oliveira MMC, Cardoso MVLML. Desenvolvimento motor de crianças prematuras e a termo – uso da Alberta Infant Motor Scale. Acta Paulista de Enfermagem 2011; 24(5).

11. Eickmann S, Britó CMM, Lira PIC, Lima MC. Efetividade da suplementação semanal com ferro sobre a concentração de hemoglobina, estado nutricional e o desenvolvimento de lactentes em creches do Recife, Pernambuco, Brasil. Cad Saúde Pública 2008; 24(Suppl 2):303S-311S.

12. Bayley B. The Bayley Scales of infantil development. 2. ed. San Antonio: The Psycological Corporation, 1993.

13. Brasil. Ministério da Saúde. Saúde da criança. Acompanhamento do crescimento e desenvolvimento infantil. Série Cadernos de Atenção Básica 11. Brasília (DF): Secretaria de Políticas. Departamento de Atenção Básica, 2002.

14. Mancini MC, Megale L, Brandão MB, Melo APP, Sampaio RF. Efeito moderador do risco social na relação entre risco biológico e desempenho funcional infantil. Rev Bras Saúde Matern Infant 2004; 4(1):25-34.

15. Figueiras AC, Souza ICN, Rios VG, Benguigui Y. Manual para vigilância do desenvolvimento infantil no contexto da AIDPI. Organização Pan-Americana da Saúde. Washington DC, OPAS, 2005.

16. Umphred DA, Carlson C. Introdução à reabilitação neurológica. In: Umphred DA, Carlson C. Reabilitação neurológica prática. Rio de Janeiro: Guanabara Koogan, 2007: 1-6.

17. Corn K. Pacientes com lesão no sistema nervoso central ao nascer: paralisia cerebral. In: Umphred DA, Carlson C. Reabilitação neurológica prática. Rio de Janeiro: Guanabara Koogan, 2007: 90-105.

18. Ferreira AMM, Yonamine CY, Fujisawa DS, Lavado EL. A criança com paralisia cerebral: características e fisioterapia. Temas Desenvolv 2008; 16(93):113-17.

19. Ozu MHU, Galvão MCS. Fisioterapia na paralisia cerebral. In: Moura EW, Silva PAC (orgs.) Fisioterapia: aspectos clínicos e práticos da reabilitação. São Paulo: Artes Médicas, 2005: 27-50.

20. Peres LW, Ruedell AM, Diamante C. Influência do Conceito Neuroevolutivo Bobath no tônus e força muscular e atividades funcionais estáticas e dinâmicas em pacientes diparéticos espásticos após paralisia cerebral. Saúde 2009; 35(1):28-33.

21. Stanger M. Tratamento ortopédico. In: Tecklin JS. Fisioterapia pediátrica. 3. ed. Porto Alegre: Artmed, 2002: 311-49.

22. Machado C, Ruperto N. Consenso em Reumatologia Pediátrica. Parte I – Definição dos Critérios de Doença Inativa e Remissão em Artrite Idiopática Juvenil/Artrite Reumatóide Juvenil. Rev Bras Reumatol 2005; 45(1):9-13.

23. Secco TFV. A atuação da cinesioterapia motora na artrogripose do tipo distal. Lato & Sensu 2004; 5(1):136-41.

24. Klepper S, Scull SA. Artrite reumatoide juvenil. In: Tecklin JS. Fisioterapia pediátrica. 3. ed. Porto Alegre: Artmed, 2002: 352-83.

25. Shepherd RB. Artrogripose múltipla congênita. In: Shepherd RB. Fisioterapia em pediatria. 3 ed. São Paulo: Santos, 1995: 235-7.

26. Bueno VC, Lombardi Junior I, Medeiros WM et al. Reabilitação em artrite idiopática juvenil. Rev Bras Reumatol 2007; 47(3):197-203.

27. Starr JA, Tucker CA. Sistema cardiopulmonar. In: Effgen SK. Fisioterapia pediátrica: atendendo às necessidades das crianças. Rio de Janeiro: Guanabara Koogan, 2007: 244-50.

28. Martin EF, Vaz ER, Misao MH. Fisioterapia respiratória infantil. In: Moura EW (org.) Fisioterapia: aspectos clínicos e práticos da reabilitação. 2. ed. São Paulo: Artes Médicas, 2010: 515-30.

Capítulo 6

Fisioterapia Respiratória

Eduardo Ériko Tenório de França
Flávio Maciel Dias de Andrade

1. INTRODUÇÃO

As técnicas empregadas pela fisioterapia respiratória surgiram no início do século passado, no Reino Unido, constituindo-se no que se denominava na época fisioterapia torácica. No Brasil, a década de 1980 marca o início da fisioterapia respiratória, cabendo ao Dr. Carlos Alberto Caetano Azeredo esse mérito[1].

Em 1998, o COFFITO (Conselho Federal de Fisioterapia e Terapia Ocupacional) reconhece a especialidade denominada fisioterapia pneumofuncional, a qual teve seu nome modificado para fisioterapia respiratória a partir da Resolução 318, de 30 de agosto de 2006, após intenso trabalho da Associação Brasileira de Fisioterapia Cardiorrespiratória e Fisioterapia em Terapia Intensiva (ASSOBRAFIR)[2].

Essa especialidade é definida como a área do conhecimento que contém técnicas e intervenções capazes de promover a recuperação e preservação da funcionalidade do sistema cardiorrespiratório[1].

As intervenções aplicadas pelos fisioterapeutas respiratórios em pacientes portadores de afecções cardiorrespiratórias podem ser alocadas em quatro grandes grupos: técnicas que visam manter e restaurar os volumes e capacidades pulmonares (terapia de expansão pulmonar); recursos relacionados com a remoção de secreções traqueobrônquicas (terapia para remoção de secreções); estratégias para melhora da força muscular ventilatória (treinamento muscular inspiratório); e programas direcionados à melhora da capacidade funcional (reabilitação cardiorrespiratória)[3].

Os benefícios clínicos relacionados com a fisioterapia respiratória incluem melhora das trocas gasosas, redução do trabalho muscular ventilatório, melhora da mecânica do sistema respiratório, incremento da força e resistência dos músculos respiratórios, aumento da capacidade física e melhora da qualidade de vida, entre outros[3-5].

2. TERAPIA DE EXPANSÃO PULMONAR

Diversas condições clínicas podem contribuir para redução dos volumes e capacidades pulmonares (Figura 6.1), destacando-se o pós-operatório de cirurgias toracoabdominais, disfunções neuromusculares, síndromes restritivas diversas (afecções pleurais, desvios posturais, congestão pulmonar etc.) e períodos de ventilação mecânica controlada[6-9].

O conhecimento acerca da anatomia do sistema respiratório e da fisiologia e fisiopatologia pulmonar, além da realização de avaliação clinicofuncional, é imprescindível para o correto diagnóstico funcional do paciente e a escolha da técnica mais apropriada. Os principais recursos utilizados para avaliação da necessidade de terapia de expansão incluem a ventilometria e a espirometria.

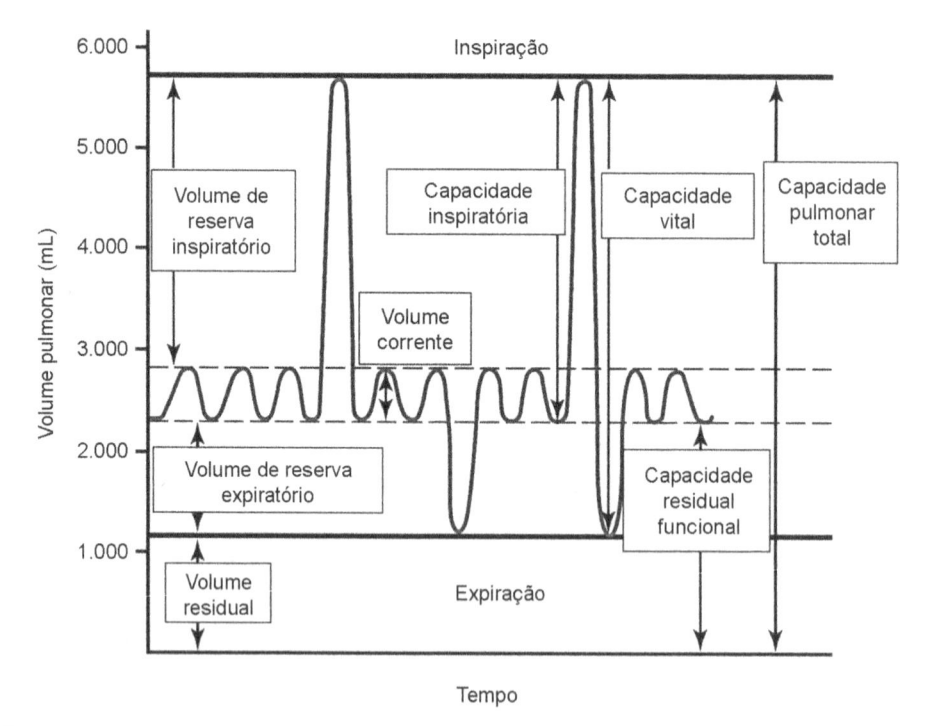

Figura 6.1 Traçado de espirometria lenta apresentando os volumes e capacidades pulmonares. (Fonte: modificada de Guytton AC, Hall JE. Textbook of medical physiology. 11. ed. Filadélfia, Pensilvânia – EUA: Editora Elsevier Saunders.)

A atelectasia (Figura 6.2) é a entidade nosológica-alvo da terapia de expansão pulmonar. Alguns fatores contribuem para seu surgimento, incluindo fraqueza dos músculos inspiratórios, dor torácica, restrição ao leito, uso de alguns tipos de medicamentos (anestésicos ou sedativos), idade avançada, obesidade e redução da complacência pulmonar (a capacidade de o sistema respiratório variar seu volume em decorrência de uma variação de pressão)[10].

O gradiente de pressão transpulmonar (Figura 6.3) consiste na variação de pressão necessária para promover a insuflação alveolar. Um gradiente de pressão transpulmonar adequado contribui para a manutenção de valores normais de capacidade inspiratória e capacidade residual funcional, necessários à manutenção de adequada troca gasosa.

A terapia de expansão pulmonar promove o aumento do gradiente de pressão transpulmonar, obtido por meio de três formas:

• Redução da pressão pleural (aumento da sua negatividade) – ↑ capacidade inspiratória (CI).
• Aumento da pressão alveolar – ↑ capacidade residual funcional (CRF).
• Forma combinada – ↑ CI e CRF.

As técnicas que promovem a expansão pulmonar mediante o aumento da capacidade inspiratória necessitam de esforço muscular inspiratório, incluindo o

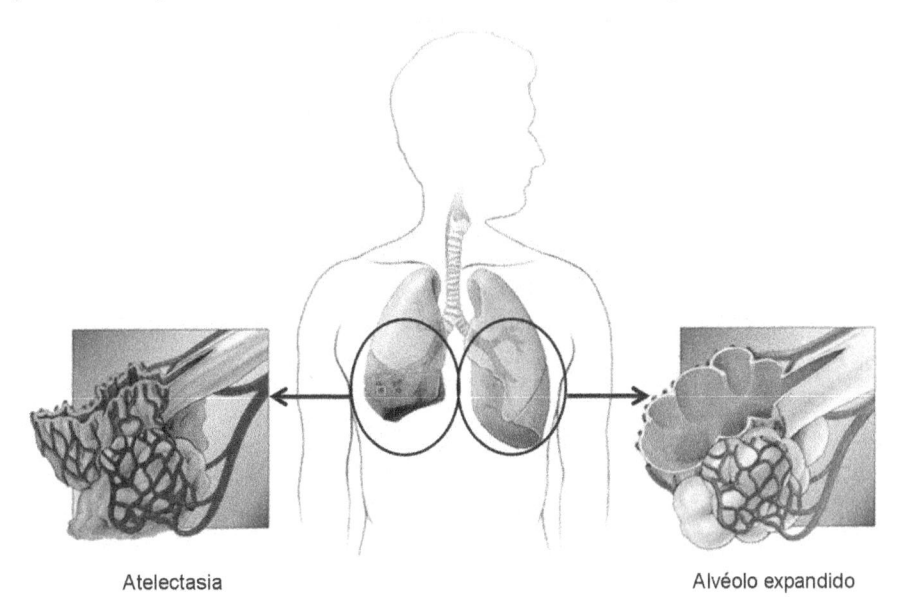

Atelectasia   Alvéolo expandido

Figura 6.2 Atelectasia. (Fonte: modificada de http://laramiestudio.files.wordpress.com.)

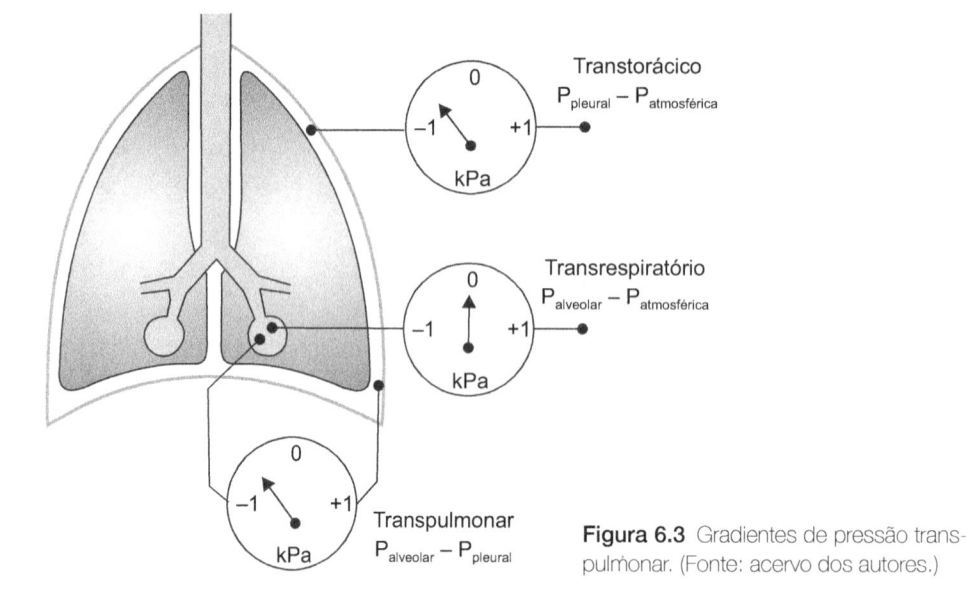

Figura 6.3 Gradientes de pressão transpulmonar. (Fonte: acervo dos autores.)

posicionamento corpóreo, os padrões ventilatórios seletivos, a respiração empilhada (*breath stacking*) e a espirometria de incentivo.

2.1. Posicionamento

A utilização do posicionamento corporal contribui para melhora dos volumes pulmonares (Figura 6.4) a partir das diferenças regionais de ventilação[11].

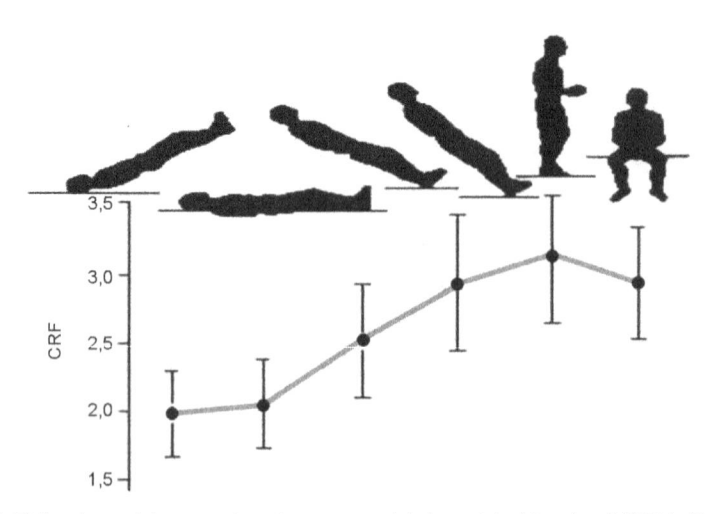

Figura 6.4 Efeito do posicionamento sobre a capacidade residual funcional (CRF). (Fonte: acervo dos autores.)

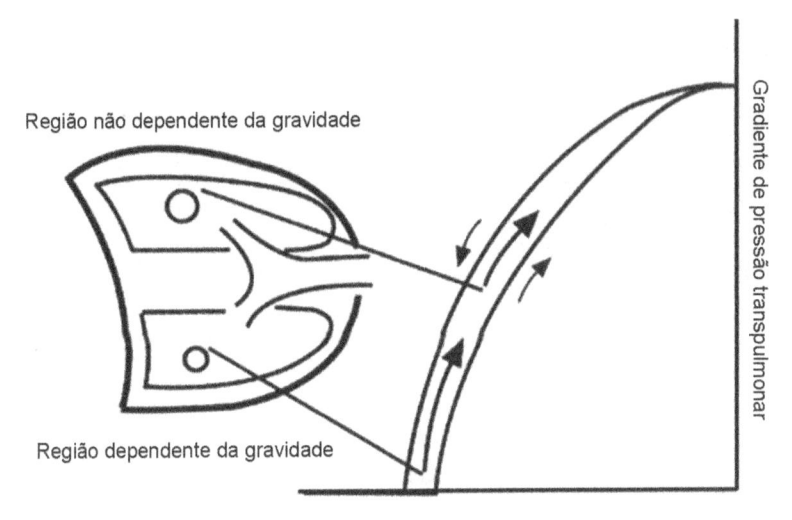

Figura 6.5 Relação entre o posicionamento e o gradiente de pressão transpulmonar. (Fonte: acervo dos autores.)

As regiões não dependentes dos pulmões (aquelas que se localizam mais acima em relação à gravidade) encontram-se mais expandidas do que as regiões dependentes, em virtude de apresentarem maior gradiente de pressão transpulmonar (Figura 6.5).

2.2. Padrões ventilatórios seletivos (PVS)

Os PVS são considerados recursos profiláticos que podem promover maior expansão de áreas pulmonares dependentes (padrão de inspiração profunda e soluços inspiratórios) ou não dependentes (inspiração fracionada em tempos e expiração abreviada) (Figura 6.6)[1].

2.3. Respiração empilhada (*breath stacking*)

Técnica proposta por Marini *et al.*[12] em 1986, com o objetivo de estimar a capacidade vital (CV) em pacientes pouco colaborativos, contribui para expansão pulmonar máxima nesse tipo de paciente. Para sua realização, utiliza-se de um sistema de válvulas unidirecionais (inspiratória e expiratória), mantendo a válvula expiratória ocluída, enquanto insuflações pulmonares sucessivas são realizadas até a obtenção de um volume pulmonar próximo da CV (recomendam-se de cinco a sete insuflações)[13].

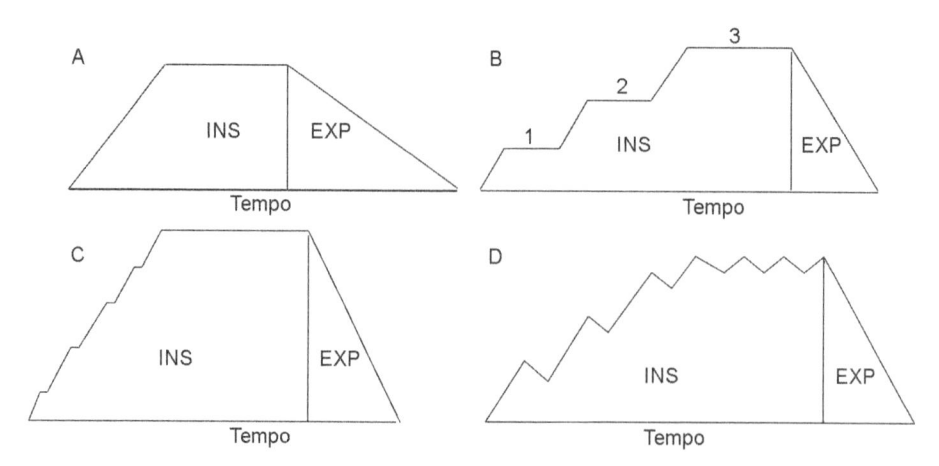

Figura 6.6 Padrões ventilatórios seletivos. **A** Padrão de inspiração profunda. **B** Padrão de inspiração fracionada em tempos. **C** Padrão de soluços inspiratórios. **D** Padrão de expiração abreviada. (Fonte: acervo dos autores.)

2.4. Espirometria de incentivo

Também denominada sustentação máxima da inspiração (SMI), estimula a obtenção de altos volumes pulmonares por meio de dispositivos que oferecem um *feedback* visual aos pacientes[14]. São divididos em espirômetros de incentivo orientados a fluxo (por exemplo, Respiron®, Trifflo® e Tri-Ball® – Figuras 6.7A a C) e orientados a volume (por exemplo, Voldyne® e Coach® – Figuras 6.7D e E), os quais apresentam vantagens e desvantagens (Tabela 6.1).

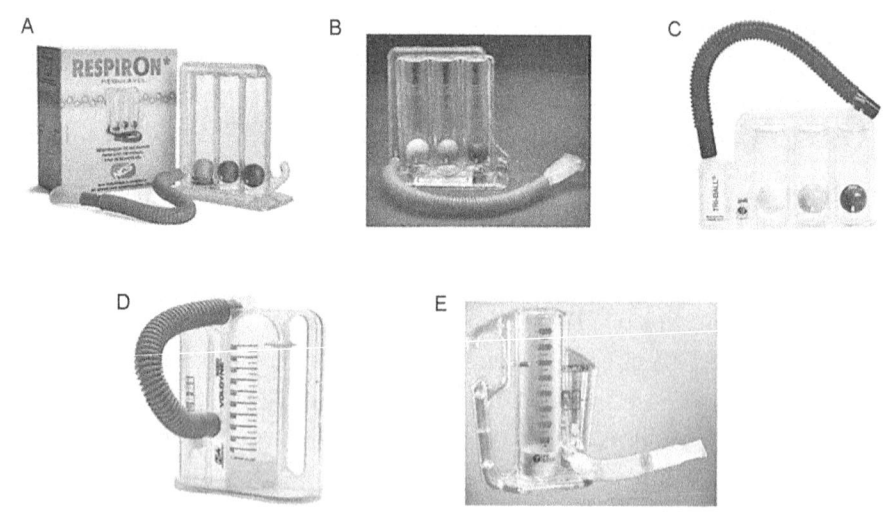

Figura 6.7 Espirômetros de incentivo orientados a fluxo (**A** – Respiron®; **B** – Trifflo®; **C** – Tri-Ball®) e orientados a volume (**D** – Voldyne®; **E** - Coach®). (Fonte: acervo dos autores.)

Tabela 6.1 Vantagens e desvantagens dos espirômetros de incentivo

	Orientados a fluxo	Orientados a volume
Vantagens	Menor custo Permitem desinfecção	Fluxo laminar Mais fisiológicos
Desvantagens	Fluxo turbulento Produzem tosse Podem promover dor	Maior custo Não permitem desinfecção

Contraindicações à utilização dessas técnicas:

- Alterações cognitivas, do nível de consciência ou pouca colaboração.
- Presença de sinais de aumento do trabalho muscular ventilatório (dispneia, tiragens, batimento da asa do nariz, uso de musculatura acessória da respiração).
- Frequência respiratória (FR) > 25irpm.
- Volume corrente (VC) < 5mL/kg.
- Capacidade inspiratória (CI) < 12mL/kg.
- Capacidade vital (CV) < 15mL/kg.

Os métodos usados para promover a expansão pulmonar mediante o aumento da pressão alveolar alcançam esse objetivo por meio da oferta de pressão positiva ao interior do sistema respiratório durante a inspiração, expiração ou ambas as fases do ciclo ventilatório. Incluem-se nesse contexto a ventilação com pressão positiva intermitente (VPPI), a pressão positiva expiratória nas vias aéreas (*expiratory positive airway pressure* – EPAP), a pressão positiva contínua nas vias aéreas (*continue positive airway pressure* – CPAP) e a ventilação com dois níveis de pressão nas vias aéreas (*Bilevel*), além da hiperinsuflação pulmonar (manual e mecânica)[14].

2.5. VPPI

Descrita por Motley[15] em 1947, baseia-se na aplicação de pressão positiva ao sistema respiratório durante a inspiração, podendo ser realizada de modo invasivo ou não invasivo.

São utilizados dispositivos geradores de fluxo (ventiladores mecânicos) pneumáticos ou elétricos, disparados pelo paciente e ciclados a pressão ou fluxo (Figura 6.8).

A VPPI tem sido usada com o objetivo de promover aumento do volume corrente e melhora das trocas gasosas e da deposição do aerossol[16]. Atualmente, seu emprego vem sendo gradativamente substituído pela utilização da ventilação não invasiva (CPAP e *Bilevel*) e da hiperinsuflação pulmonar.

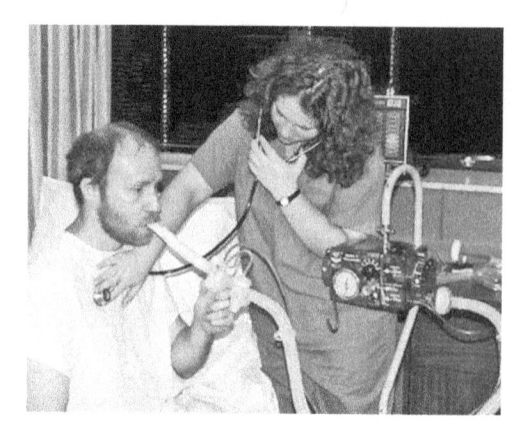

Figura 6.8 VPPI. (Fonte: disponível em http://medicalpicturesinfo.com/ippb/.)

2.6. EPAP

Baseia-se na aplicação de pressão positiva apenas na fase expiratória do ciclo ventilatório[14]. É composta por uma interface (bucal ou máscara), peça T com válvula unidirecional inspiratória, adaptador para válvula expiratória, válvula expiratória e fixador (Figura 6.9A).

Seu principal componente é uma válvula expiratória com resistência ajustada, a qual torna possível a obtenção de um nível de pressão positiva ao final da expiração (*positive end expiratory pressure* – PEEP). Dos diversos modelos de válvulas geradoras de PEEP existentes, o mais usado é o resistor por mola (Figura 6.9B). A PEEP produzida promove incremento da ventilação colateral, recrutamento de unidades alveolares e manutenção da patência de pequenas vias aéreas[14].

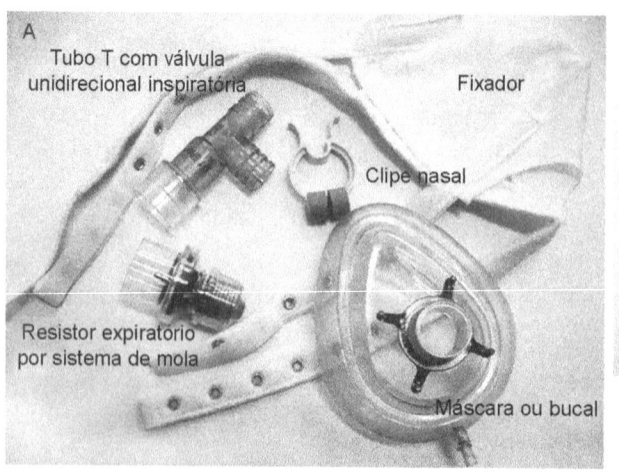
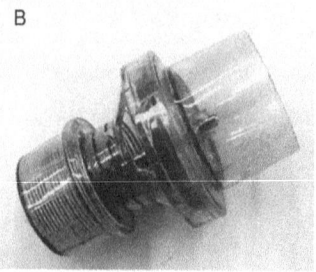

Figura 6.9 Componentes do EPAP (**A**) e válvula geradora de PEEP (**B**). (Fonte: acervo dos autores.)

A utilização de um sistema gerador de pressão expiratória positiva (PEP) gravitacional tem sido denominada EPAP artesanal (Figura 6.10). Nele o paciente exala através de um circuito submerso em um coletor preenchido parcialmente por água, sendo a pressão oferecida ao interior do sistema respiratório equivalente à altura da coluna de líquido. Nesse sistema não se assegura a manutenção de uma PEEP.

2.7. CPAP

Modo de ventilação caracterizado pela manutenção de um mesmo nível de pressão positiva nas duas fases do ciclo ventilatório, sendo disponibilizado por meio de sistemas geradores de fluxo (Figura 6.11)[17].

É usado como suporte ventilatório não invasivo destinado aos pacientes com insuficiência respiratória (IRpA) hipoxêmica ou como estratégia de ventilação invasiva, estando diretamente associado ao aumento da pressão alveolar e da CRF[18].

2.8. *Bilevel*

Gerado por ventiladores não invasivos (Figura 6.11), esse modo de ventilação tem como característica a utilização de dois níveis distintos de pressão positiva, aplicados nas fases inspiratória (*inspiratory positive airway pressure* – IPAP) e expiratória (*expiratory positive airway pressure* – EPAP) do ciclo ventilatório[17]. Seu emprego promove redução do trabalho muscular ventilatório e melhora da ventilação alveolar[17].

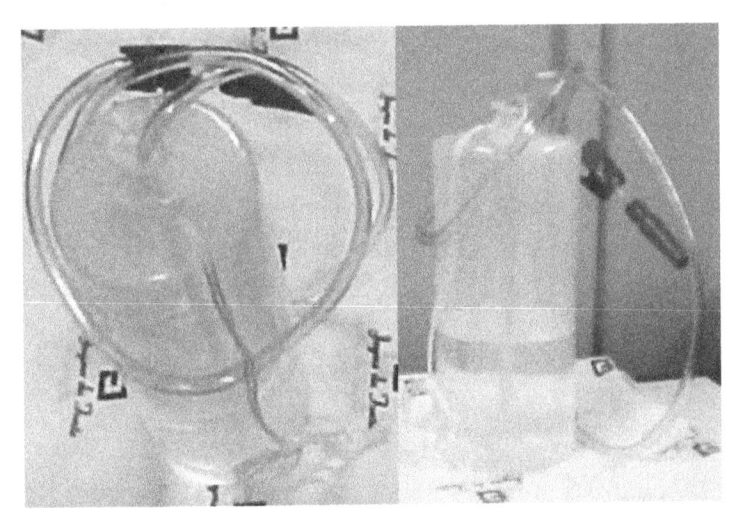

Figura 6.10 EPAP artesanal. (Fonte: acervo dos autores.)

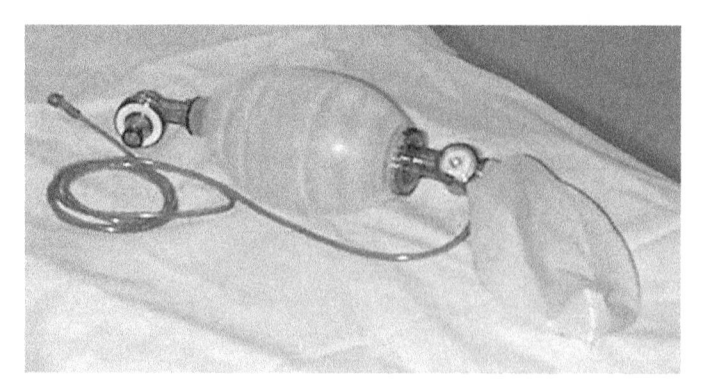

Figura 6.11 Reanimador manual (ambu). (Fonte: acervo dos autores.)

2.9. Hiperinsuflação pulmonar manual e mecânica

Técnicas aplicadas aos pacientes portadores de via aérea artificial (tubos endotraqueais ou cânulas de traqueostomias), promovem a expansão de unidades alveolares previamente colapsadas, mediante o incremento do fluxo aéreo[19].

Na modalidade manual (*manual hyperinflation* – MHI) é utilizado o *ambu* (reanimador manual – Figura 6.11), uma bolsa reservatória de ar que, quando pressionada pelo terapeuta, aumenta a pressão das vias aéreas, disponibilizando um volume de ar superior ao volume corrente do paciente[20].

Alguns possíveis efeitos adversos podem ser observados durante a realização da MHI, incluindo controle inadequado da pressão média das vias aéreas, volume pulmonar, fluxo aéreo e fração inspirada de oxigênio (FiO_2), além de não ser possível a oferta de PEEP[20].

A forma mecânica (*ventilator hyperinflation* – VHI) é realizada por meio de ventiladores mecânicos, onde são ajustados valores de pressão inspiratória ou volumes correntes elevados[20].

A VHI pode ser realizada em diferentes modos ventilatórios e com parâmetros amplamente variáveis, apresentando como vantagem a possibilidade de manutenção do nível de PEEP, FiO_2 e pressão média de vias aéreas e volume corrente, além de favorecer a monitorização contínua do fluxo aéreo inspiratório e expiratório[20].

3. TERAPIA DE REMOÇÃO DE SECREÇÃO

Algumas patologias promovem aumento na produção de secreções traqueobrônquicas e mudança em sua viscosidade, incluindo bronquite crônica, asma brônquica, bronquiectasia, fibrose cística, abscesso pulmonar e infecções respiratórias. Essas alterações associadas à deficiência dos mecanismos de proteção das vias aéreas predispõem a complicações pulmonares, incluindo obstrução da via aérea, formação de atelectasia, dificuldade nas trocas gasosas e aprisionamento aéreo[9].

A ineficiência do tapete mucociliar das vias aéreas inferiores e do reflexo de tosse pode ser causada por diversos fatores, destacando-se o uso de sedativos, anestésicos e bloqueadores neuromusculares, a presença de dor, a ausência da fase compressiva da tosse, compressão e obstrução das vias aéreas, fraqueza muscular abdominal, inadequada expansão pulmonar e inalação de gases frios e secos[9,21].

As técnicas para remoção de secreção são consideradas essenciais para o deslocamento de secreções acumuladas além da terceira geração de vias aéreas, promovendo a melhora da mecânica do sistema respiratório e das trocas gasosas. Esse efeito é obtido mediante o deslocamento da secreção contida no interior das vias aéreas periféricas para regiões mais centrais, podendo ser obtido por meio do emprego de diversas técnicas fisioterapêuticas[9].

Sua indicação deve considerar alguns aspectos[22]:

- Diagnóstico funcional.
- Impacto sobre a função pulmonar.
- Dificuldade na expectoração.
- Nível de cooperação e desempenho.
- Melhor relação entre possível benefício e dano.
- Custo operacional.
- Preferência do paciente.

As primeiras técnicas usadas para promover a remoção de secreções foram a drenagem postural, a vibração e a percussão torácica (tapotagem), denominadas técnicas convencionais[23]. Normalmente utilizadas em conjunto, seus princípios físicos incluem a utilização da força da gravidade e a aplicação de energia mecânica sobre o tórax. Embora amplamente usadas, seus benefícios clínicos são inconsistentes e seu emprego rotineiro é desaconselhado[23,24].

As técnicas para remoção de secreção que serão abordadas a seguir baseiam-se nos seguintes princípios físicos: aumento do volume inspiratório, aumento do fluxo aéreo expiratório, técnicas de oscilação do fluxo aéreo e técnicas para aumento da CRF[22].

3.1. Posicionamento e mobilização

Essas intervenções seguras e de baixo custo operacional têm impacto sobre a eficiência muscular, a distribuição ventilatória e a melhora da atividade mucociliar, da oxigenação e regionalização da CRF, exercendo efeito protetor sobre a hiperdistensão alveolar[22].

3.2. MHI e VHI

Descritas anteriormente, essas técnicas promovem aumento do volume inspirado e do fluxo aéreo expiratório, devido ao aumento do recolhimento elástico do sistema respiratório. Preconizam-se a realização de inspirações lentas e expirações rápidas e a utilização de elevados tempos inspiratórios, a fim de promover um fluxo aéreo bifásico (fluxo aéreo expiratório > fluxo aéreo inspiratório)[25]. Sua aplicação é recomendada em pacientes portadores de redução da CV e da força dos músculos expiratórios[24].

As principais contraindicações e precauções para sua utilização incluem hipertensão intracraniana, instabilidade hemodinâmica, rigidez torácica, doença pulmonar obstrutiva crônica, asma brônquica, hiperinsuflação pulmonar, fístula broncopleural, síndrome do desconforto respiratório agudo, osteoporose, fragilidade vascular e utilização de marca-passo cardíaco[9].

3.3. *Huff*, drenagem autógena, ciclo ativo da respiração

O *huff* é uma técnica que visa simular o mecanismo reflexo de tosse, diferenciando-se deste por não apresentar a fase de compressão, minimizando o risco de fechamento precoce de vias aéreas e aprisionamento aéreo, principalmente em pacientes portadores de patologias obstrutivas, hiper-reatividade das vias aéreas e baixo volume mínimo de oclusão das vias aéreas[26]. Por ser uma técnica executada com a glote aberta, o uso de um bocal pode facilitar o entendimento por parte do paciente (Figura 6.12).

A drenagem autógena e o ciclo ativo da respiração associam o *huff* aos padrões ventilatórios seletivos e a períodos de respiração diafragmática, visando deslocar a secreção retida no interior das diversas gerações de vias aéreas e evitar o aumento do trabalho respiratório. São frequentemente indicados para pacientes portadores de patologias supurativas (bronquiectasia e fibrose cística) capazes de compreender e executar as técnicas de maneira independente[26].

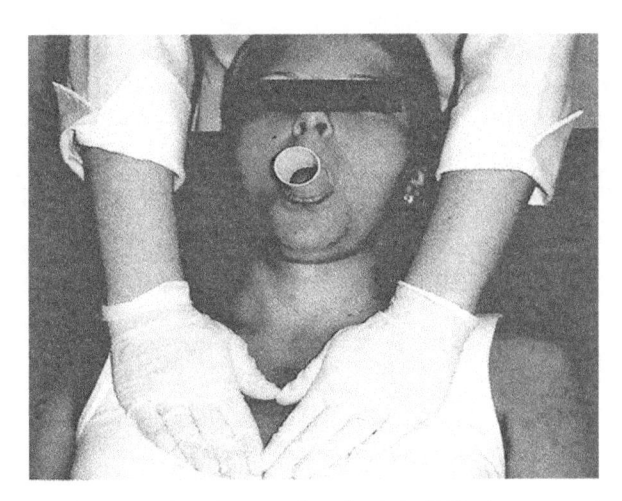

Figura 6.12 Utilização de bocal para realização do *huff*. (Fonte: acervo dos autores.)

3.4. Tosse manualmente assistida (TMA)

Também denominada *quadcough*, compressão torácica manual, pressão torácica manual ou *squeezing*, é uma manobra que simula o mecanismo normal da tosse, caracterizando-se pela compressão manual e vigorosa do tórax e/ou abdome no início da expiração, promovendo o incremento do fluxo aéreo expiratório[24]. Quando empregada em conjunto com a MHI, é denominada *bag squeeze*.

A TMA é capaz de deslocar secreções de vias aéreas mais periféricas em direção à orofaringe, exercendo efeito positivo sobre a mecânica do sistema respiratório e a oxigenação; no entanto, pode estar associada à redução do pico de fluxo expiratório e ao colapso precoce das vias aéreas em pacientes portadores de patologias obstrutivas[27]. Sua associação à PEEP promove aumento do pico de fluxo expiratório e redução da resistência do sistema respiratório[28].

3.5. Tosse mecanicamente assistida

Criada em 1950 com o objetivo de promover a remoção de secreção em pacientes com poliomielite, baseia-se na aplicação de elevada pressão inspiratória (30 a 50cmH$_2$O), seguida da geração de uma pressão negativa, entre –30 e –50cmH$_2$O, com aumento do pico de fluxo expiratório (Figura 6.13)[29].

Também conhecida como máquina da tosse, *cough assist*® ou *in-exsuflattor*, pode ser aplicada por máscara ou bocal, ou pode ser conectada diretamente à via aérea artificial. Sua principal indicação destina-se aos pacientes neuromusculares,

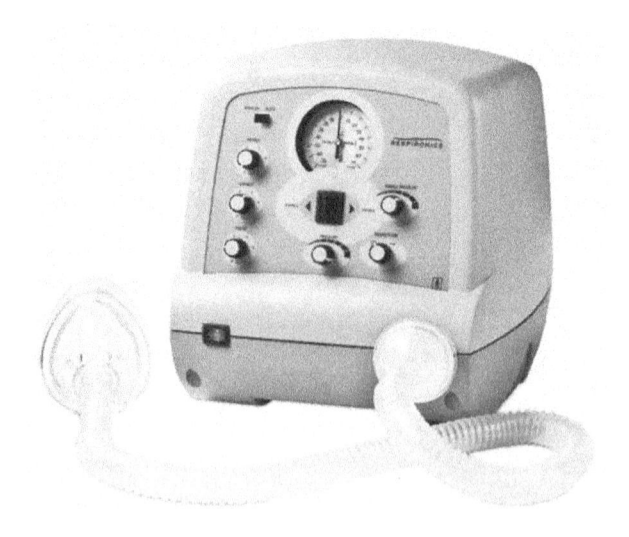

Figura 6.13 Equipamento para tosse mecanicamente assistida (*Cough Assist®*). (Fonte: http//marcamedica.com.br.)

promovendo redução da incidência de complicações pulmonares e da frequência de internações hospitalares[29].

3.6. Manobra de PEEP-pressão expiratória final zero (PEEP-ZEEP)

Mediante a elevação da PEEP, o gás é redistribuído através da ventilação colateral. Essa redistribuição propicia a reabertura de pequenas vias aéreas que contribuem para redução da aderência do muco brônquico. Com a realização da ZEEP, aumenta-se o fluxo aéreo expiratório, em virtude do recolhimento elástico do sistema respiratório, auxiliando o transporte de secreções das vias aéreas de menor calibre para as via aéreas centrais[30].

3.7. Expiração lenta e total com a glote aberta em infralateral (ELTGOL)

Define-se como técnica ativa ou ativo-assistida, em que o paciente é posicionado em decúbito lateral, realizando expirações lentas desde a CRF até o volume residual com a glote aberta. Durante sua realização, o fisioterapeuta exerce uma pressão abdominal infralateral e apoia a região inferior do hemitórax contralateral (Figura 6.14)[31].

Segundo sua definição, seria capaz de promover o deslocamento contragravitacional do muco das vias aéreas medianas e periféricas. Um estudo recente

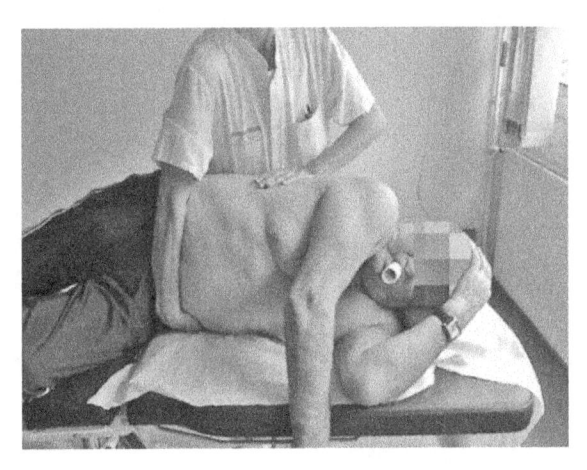

Figura 6.14 Realização da ELTGOL. (Fonte: http//www.respir.com.)

verificou que o ELTGOL foi capaz de deslocar secreções de vias aéreas periféricas em pacientes estáveis portadores de bronquite crônica[31].

3.8. EPAP, CPAP e *Bilevel*

Os recursos que promovem aumento da CRF podem ser usados na terapia de remoção de secreção, prevenindo o fechamento precoce das vias aéreas, incrementando a ventilação colateral e deslocando secreções retidas no interior de vias aéreas periféricas previamente colapsadas[22].

3.9. Oscilação oral de alta frequência (OOAF) e compressão torácica de alta frequência

Essas técnicas ofertam um fluxo de gás pulsátil ao interior das vias aéreas ou sobre a caixa torácica[32].

Além das elevadas frequências de oscilação, os dispositivos de OOAF ofertam também um nível de PEP, sendo denominados PEP-oscilantes. Entre seus efeitos fisiológicos, incluem-se o efeito tixotropo (mucolítico físico) e a melhora da interação entre o gás e as secreções, da ventilação colateral e da patência das pequenas vias aéreas[32].

Flutter®, Shaker®, Acapella®, RC-Cornet®, Quake Oscillator® e a ventilação percussiva intrapulmonar (*intrapulmonary percussive ventilation* – IPV®) são exemplos de OOAF (Figura 6.15). Durante a utilização do Flutter® e do Shaker®, a frequência de oscilação é influenciada pelo ângulo de inclinação do dispositivo, o que não é observado com o uso dos outros equipamentos[32].

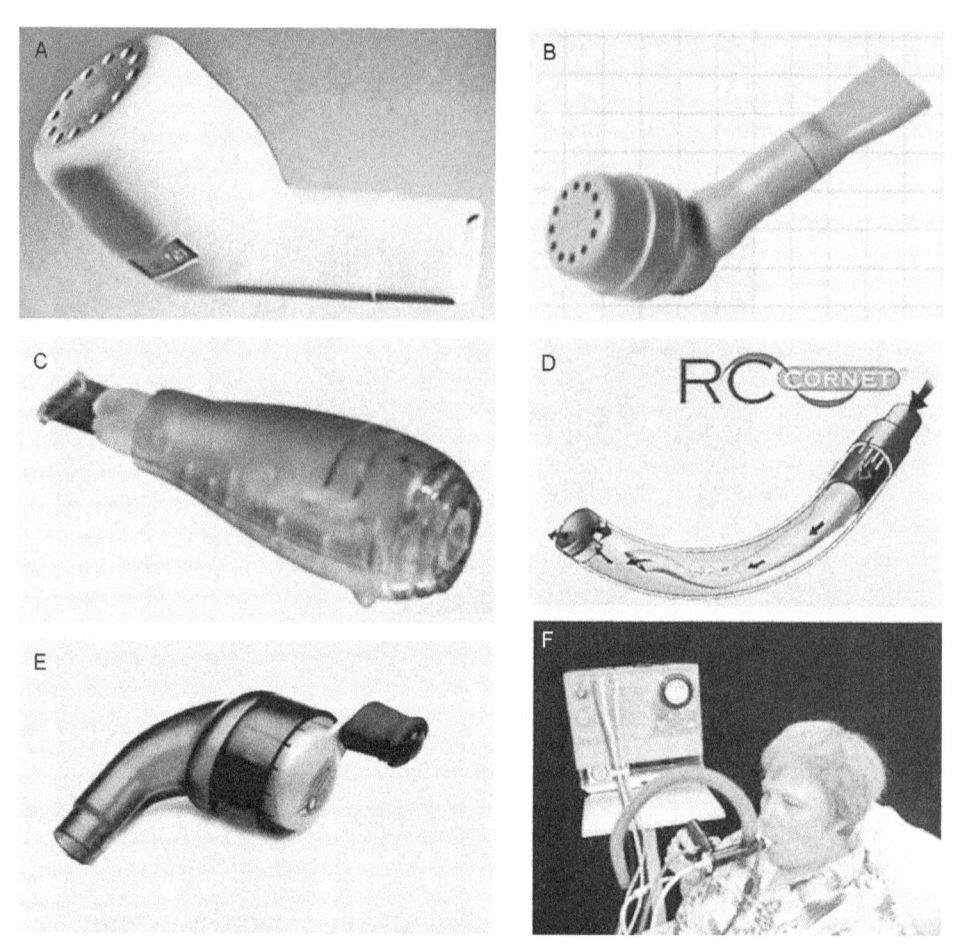

Figura 6.15 Dispositivos geradores de OOAF (**A** – Flutter®; **B** – Shaker®; **C** – Acapella®; **D** – RC--Cornet®; **E** – Quake Oscillator®; **F** – IPV®). (Fonte: acervo dos autores.)

A IPV é fornecida por um dispositivo pneumático que produz fluxos inspiratório e expiratório oscilantes, aumenta a pressão de vias aéreas e é usado em conjunto com aerossolterapia[32]. A utilização de valores elevados de FR durante a ventilação mecânica no modo pressão controlada tem sido praticada por fisioterapeutas a fim de simular os efeitos da IPV, sendo denominada ventilação com frequência elevada.

Embora desenvolvidos para uso por pacientes em respiração espontânea e sem via aérea artificial, atualmente têm sido aplicados durante a ventilação mecânica, conectados à válvula de exalação ou diretamente à via aérea artificial (Figura 6.16).

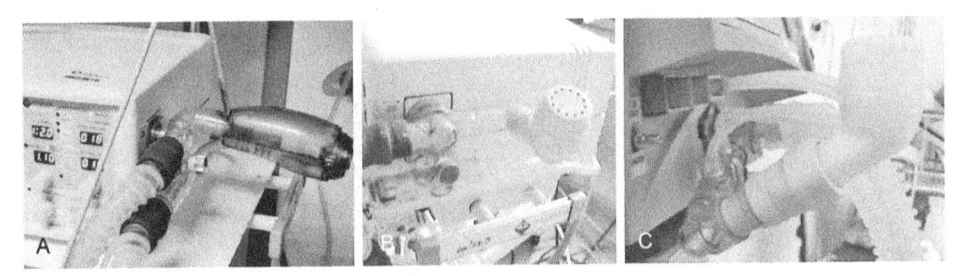

Figura 6.16A a **C** Dispositivos geradores de OOAF conectados ao ventilador mecânico. (Fonte: acervo dos autores.)

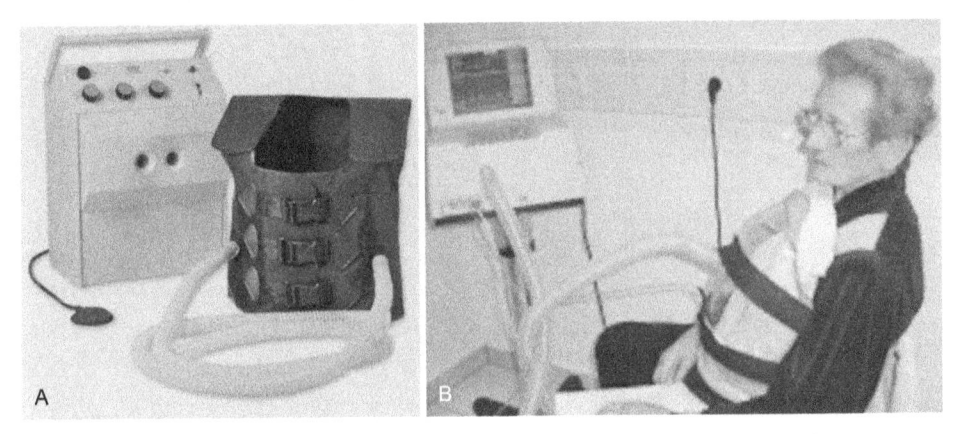

Figura 6.17A e **B** Coletes geradores de compressão torácica de alta frequência. (Fonte: acervo dos autores.)

Os coletes geradores de compressão torácica de alta frequência (Figura 6.17) apresentam como principal desvantagem o fato de não oferecerem as oscilações diretamente ao interior das vias aéreas e de contribuírem para redução da capacidade residual funcional[32].

4. TREINAMENTO MUSCULAR INSPIRATÓRIO

A função muscular ventilatória deve ser avaliada de modo sistemático por meio da manovacuometria (Figura 6.18), obtendo-se os valores de pressão inspiratória máxima (Pimáx), pressão expiratória máxima (Pemáx) e índice de resistência à fadiga (IRF).

A fraqueza dos músculos respiratórios ocorre após períodos prolongados de ventilação mecânica, na presença de doença pulmonar obstrutiva crônica, após uso por tempo prolongado de alguns medicamentos, nos pacientes portadores de doenças neuromusculares e em nefropatas[22,33,34].

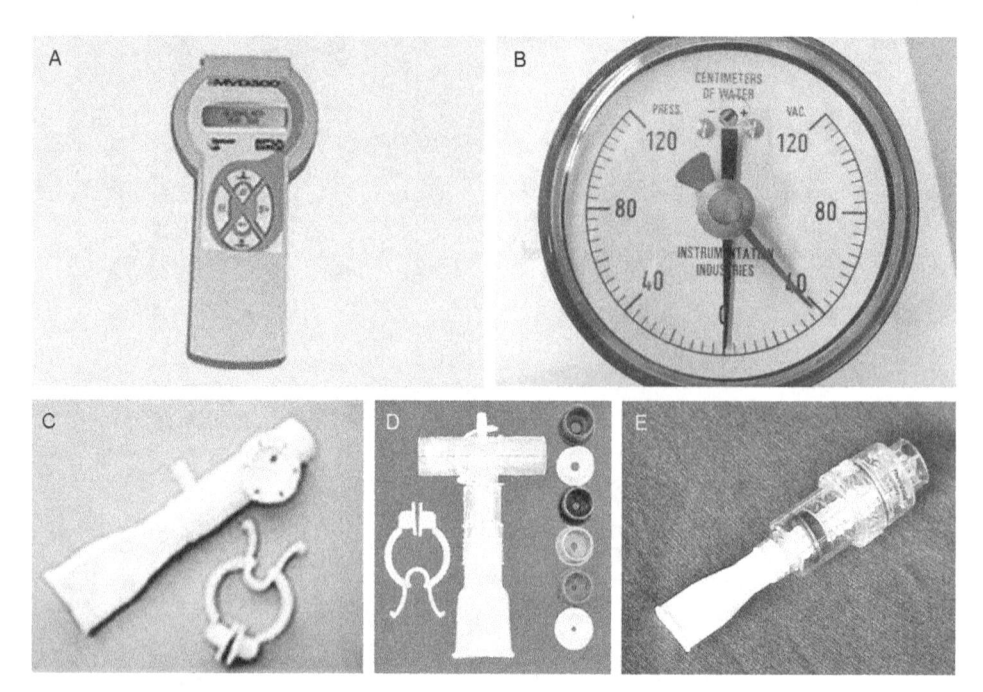

Figura 6.18A Manovacuômetro digital. **B** Manovacuômetro aneroide. **C** e **D** Sistemas geradores de carga alinear. **E** Sistema gerador de carga linear – Threshold IMT®. (Fonte: acervo dos autores.)

O treinamento muscular respiratório específico pode ser realizado por meio de sistemas geradores de carga linear (resistor inspiratório por sistema de mola) ou carga alinear (resistor por orifícios), os quais impõem carga à inspiração (Figura 6.18). Os sistemas geradores de carga linear oferecem cargas constantes e quantificadas, enquanto nos sistemas de carga alinear esta varia com o fluxo inspiratório e o diâmetro do orifício, não sendo possível sua quantificação.

5. PROGRAMAS DE REABILITAÇÃO PULMONAR, CARDIOVASCULAR E METABÓLICA

A elaboração e aplicação de protocolos de exercícios destinados a pneumopatas, portadores de doenças cardiovasculares, diabetes e doença renal crônica faz parte do âmbito da atuação do fisioterapeuta cardiorrespiratório[4,5,35].

O exercício físico acarreta diversos benefícios a esses pacientes, incluindo melhora da capacidade funcional, qualidade de vida, condicionamento aeróbico, redução da sensação de dispneia e do risco cardiovascular, normalização dos níveis de pressão arterial e melhora do nível glicêmico, dentre outros[4,5,35].

Os protocolos de exercícios incluem atividades aeróbicas e treino para ganho de força muscular, utilizando-se comumente esteiras ergométricas, cicloergômetros, caminhadas, halteres e faixas elásticas. A avaliação dos resultados obtidos é efetuada por meio de testes de esforço, testes de caminhada de 6 minutos ou aplicação de questionários de qualidade de vida e da escala de percepção de esforço[4,5,35].

REFERÊNCIAS

1. Azeredo CAC. Fisioterapia respiratória. Bonsucesso: Panamed, 1984.
2. Conselho Federal de Fisioterapia e Terapia Ocupacional [homepage na internet]. Acesso 29 abr 2012. Disponível em: http://www.coffito.org.br/publicacoes/pub_view.asp?cod=1400&psecao=9.
3. Gosselink R. Physical therapy in adults with respiratory disorders: where are we. Revista Brasileira de Fisioterapia 2006; 10(4):361-72.
4. Balady GJ, Williams MA, Ades PA et al. Core components of cardiac rehabilitation/secondary prevention programs: 2007 Update: A scientific statement from the American Heart Association exercise, cardiac rehabilitation, and prevention committee, the council on clinical cardiology; the councils on cardiovascular nursing, epidemiology and prevention, and nutrition, physical activity, and metabolism; and the American Clinical Cardiology; the councils on cardiovascular nursing, epidemiology and Association of Cardiovascular and Pulmonary Rehabilitation. Circulation 2007; 115:2675-82.
5. Ries AL, Bauldoff GS, Carlin BW et al. Pulmonary rehabilitation: Joint ACCP/AACVRP evidence-based clinical practice guidelines. Chest 2007; 131:4S-42S.
6. Pasquina P, Tramèr MR, Walder B. Prophylactic respiratory physiotherapy after cardiac surgery: systematic review. BMJ 2003; 327:1-6.
7. Pasquina P, Tramèr MR, Granier JM, Walder B. Respiratory physiotherapy to prevent pulmonary complications after abdominal surgery: A systematic review. Chest 2006; 130:1887-99.
8. Sarmento GJ, Silva TJ, Beraldo MA. Fisioterapia no paciente sob AVM. Jornal Brasileiro de Pneumologia 2007; 33(suppl 2):S142-S50.
9. Gosselink R, Bott J, Johnson M et al. Physiotherapy for adult patients critical illness: recommendations of the European Respiratory Society of Intensive Care Medicine Task Force on Physiotherapy Critically Ill Patients. Intensive Care Medicine 2008; 34:1188-99.
10. Kavanagh PB. Perioperative atelectasis. Minerva Anesthesiology 2008; 74:285-7.
11. Tucker BM, Jenkins SC. The effects of breathing exercises with body positioning on regional lung ventilation. Aust Journal of Physiother 1996; 42:219-27.
12. Marini JJ, Rodriguez RM, Lamb VJ. Involuntary breath-stacking. An alternative method for vital capacity estimation in poorly cooperative subjects. Am Rev Respir Dis 1986; 134:694-8.
13. Dias CM, Plácido TR, Ferreira MFB, Guimarães FS, Menezes SLS. Incentive spirometry and breath stacking: effects on the inspiratory capacity of individuals submitted to abdominal surgery. Revista Brasileira de Fisioterapia 2008; 12(2):94-9.
14. Denehy L, Berney S. The use of positive pressure devices by physiotherapists. Eur Respir J 2001; 17:821-9.
15. Motley H, Cournand A, Richards D. Observations of the clinical use of intermittent positive pressure. J Aviation Medicine 1947; 18:417.
16. American Association of Respiratory Care. Clinical practice guideline – Intermittent positive pressure breathing. Respiratory Care 1993; 38:1189-95.

17. Mehta S, Hill NS. Noninvasive ventilation: State of the art. Am J Respir Crit Care Med 2001; 163:540-77.

18. Matte P, Jacquet L, Van Dyck M, Goenen M. Effects of conventional physiotherapy, continuous positive airway pressure and non-invasive ventilatory support with bilevel positive airway pressure after coronary artery bypass grafting. Acta Anaesthesiol Scand 2000; 44:75-81.

19. Denehy L. The use of manual hyperinflation in airway clearance. Eur Respir J 1999; 14:958-65.

20. Savian C, Paratz J, Davies A. Comparison of the effectiveness of manual and ventilator hyperinflation at different levels of positive end-expiratory pressure in artificially ventilated and intubated intensive care patients. Heart Lung 2006; 35(5):334-41.

21. Branson R. Secretion management in the mechanically ventilated patient. Respiratory Care 2007; 52:1328-47.

22. França EET, Ferrari F, Fernandes P et al. Fisioterapia em pacientes críticos adultos: recomendações do Departamento de Fisioterapia da Associação de Medicina Intensiva Brasileira. Revista Brasileira de Terapia Intensiva 2012; 24(1):6-22.

23. Consenso de Lyon. Rapport sur la conférence de consensus en kinésithérapie respiratoire 1994; 38-45.

24. Mccool FD, Rosen MJ. Nonpharmacologic airway clearance therapies: ACCP evidence-based clinical practice guidelines. Chest 2006; 129(1):250-9.

25. Volpe MS, Adams AB, Amato MBP, Marini JJ. Ventilation patterns influence airway secretion movement. Respir Care 2008; 53 (10):1287-94.

26. Fink JB. Forced expiratory technique, directed cough, and autogenic drainage. Respir Care 2007; 52(9):1210-21.

27. Sivasothy P, Brown L, Smith IE, Shneerson JM. Effect of manually assisted cough and mechanical insufflation on cough flow of normal subjects, patients with chronic obstructive pulmonary disease (COPD), and patients with respiratory muscle weakness. Thorax 2001; 56(6):438-44.

28. Silva ARB, Fluhr SA, Bezerra AL, Correia Júnior MAV, França EET, Andrade FMD. Pico de fluxo expiratório e resistência do sistema respiratório de pacientes sob ventilação mecânica submetidos a duas formas de tosse manualmente assistida. Revista Brasileira de Terapia Intensiva 2012; 24(1):58-63.

29. Winck JC, Gonçalves M, Lourenço C. Effects of mechanical insufflationexsufflation on respiratory parameters for patients with chronic airway secretion encumbrance. Chest 2004; 126(3):774-80.

30. Santos FRA, Scheneider Júnior LC, Forgiarini Júnior LA, Veronezi J. Efeitos da compressão torácica manual versus a manobra de PEEP-ZEEP na complacência do sistema respiratório e na oxigenação de pacientes submetidos à ventilação mecânica invasiva. Revista Brasileira de Terapia Intensiva 2009; 21(2):155-61.

31. Martins JA, Andrade AD, Britto RR, Lara R, Parreira VF. Effect of Slow Expiration With Glottis Opened in Lateral Posture (ELTGOL) on mucus clearance in stable patients with chronic bronchitis. Respir Care 2012; 57(3):420-6.

32. Fink JB, Mahlmeister MJ. High-frequency oscillation of the airway and chest wall. Respir Care 2002; 47(7):797-807.

33. Lotters F, van Tol B, Kwakkel G, Gosselink R. Effects of controlled inspiratory muscle training in patients with COPD: a meta analysis. Eur Respir J 2002; 20:570-6.

34. Geddes L, Reid W, Crowe J, O'Brien K, Brooks D. Inspiratory muscle training in adults with chronic obstructive pulmonary disease: A systematic review. Respiratory Medicine 2005; 99:1440-58.

35. Mansur HN, Lima JRP, Novaes JS. Nível de atividade física e risco cardiovascular de pacientes com doença renal crônica. J Bras Nefrol 2007; 29(4):209-14.

Capítulo 7

Fisioterapia em Cardiologia

Nelson Henrique Lopes de Moraes
Noberto Fernandes da Silva

1. INTRODUÇÃO

A fisioterapia em cardiologia atua de maneira preventiva e terapêutica em indivíduos com diversas doenças, como afecções sistêmicas que afetam o sistema cardíaco e nos pós-operatórios torácicos[1].

O papel do fisioterapeuta nessas condições envolve a avaliação do paciente, a pontuação dos objetivos do tratamento e a eleição das técnicas e estratégias adequadas[2].

Dentre os recursos disponíveis, encontram-se os exercícios aeróbicos, anaeróbicos e calistênicos, a fisioterapia aquática, equipamentos e técnicas empregadas em ambiente de terapia intensiva[3].

2. DOENÇAS CARDÍACAS

O infarto agudo do miocárdio (IAM) representa o problema mais comumente encontrado na emergência cardiológica e se caracteriza pela diminuição ou ausência do suprimento de sangue ao coração pelas artérias coronárias. Normalmente, o paciente apresenta dor na região anterior do tórax (angina), falta de ar (dispneia) e alterações no eletrocardiograma (ECG) e em enzimas cardíacas séricas[4].

É papel do fisioterapeuta avaliar as crepitações na ausculta pulmonar (AP)[5] e, a partir desses dados, verificar a necessidade de suporte ventilatório e/ou oxigenoterapia. O suporte ventilatório de início é a ventilação não invasiva (VNI), sendo a oxigenoterapia uma técnica em que se administra gás oxigênio ao paciente por meio de cânulas, cateteres ou máscara[6].

Entre as atribuições do fisioterapeuta está também a análise da gasometria arterial, em que será coletada amostra de sangue arterial do paciente através de uma artéria (gasometria arterial), normalmente a artéria radial, a qual será analisada em um equipamento chamado gasímetro[7].

O resultado da análise da gasometria arterial proporciona o perfil dos gases arteriais e confirma a necessidade ou não de oxigenoterapia, além de quantificar a melhora do paciente[8].

No arsenal terapêutico no IAM, uma das condutas clínicas consiste no uso de medicamentos vasodilatadores e daqueles que reduzem a viscosidade sanguínea. Por outro lado, existem também procedimentos invasivos, como a angioplastia, em que um balonete arterial é colocado no sítio de oclusão, procedimento este realizado durante cineangiografia transluminal percutânea (CTP). Nos casos mais graves, procede-se à cirurgia de revascularização miocárdica[9].

Outro grupo importante de doenças cardíacas é classificado como valvulopatia. As doenças das válvulas cardíacas denominadas valvulopatias ocorrem por uma disfunção ou anormalidade anatômica nas válvulas do coração, podendo ser uma obstrução que impede o fluxo sanguíneo, estenose, ou insuficiência da válvula, fazendo com que haja regurgitação do fluxo. Essas alterações causam efeitos hemodinâmicos nos pacientes[10].

As valvulopatias encontradas na clínica médica são as estenoses aórticas congênitas ou adquiridas, as quais podem ser reumáticas ou degenerativas[11].

A insuficiência pulmonar de origem idiopática ou decorrente da correção da tetralogia de Fallot acarreta estenose pulmonar em que há fusão valvular, de origem idiopática[11]. Por outro lado, insuficiência aórtica, estenose mitral, insuficiência mitral e prolapso da válvula mitral, tanto na insuficiência tricúspide como na estenose tricúspide, são habitualmente de origem reumática[11].

As valvulopatias aórticas são as mais frequentes, respondendo por 62% dos casos, enquanto as mitrais representam 38%. Dentre as enfermidades aórticas, a estenose congênita é a mais comum, sendo considerada o tipo mais prevalente na Europa e na América do Norte. A insuficiência mitral é a segunda mais frequente, apresentando um índice de mortalidade importante no mundo. A estenose tricúspide, por sua vez, é mais encontrada nos países em desenvolvimento[11].

A principal causa de cardiopatia adquirida na infância e na adolescência, apresentando como principal sequela a valvulopatia reumática, é a febre reumática que, além de acometer o coração, tem repercussões nas articulações e, mais raramente, no sistema nervoso central, na pele e no tecido subcutâneo[11].

A prevalência de febre reumática tem diminuído de maneira significativa nos países industrializados, porém as repercussões cardíacas têm sofrido alterações, uma vez que a frequência de estenose aórtica vem diminuindo, enquanto a de estenose aórtica bicúspide e tricúspide calcificada vem aumentando[11].

Os pacientes com doenças das válvulas cardíacas, que necessitam reparo ou troca valvar, costumam apresentar diminuição da capacidade funcional máxima[11].

3. CIRURGIA CARDÍACA E TORÁCICA

Alguns indivíduos com IAM ou valvulopatia poderão submeter-se a cirurgia de revascularização miocárdica, reparo ou troca valvar[12].

As principais complicações encontradas nas cirurgias cardíacas e torácicas são pneumotórax, atelectasias, edema de glote pós-extubação, paralisia diafragmática, pneumonias, síndrome do desconforto respiratório e hipertensão pulmonar, sendo as atelectasias as complicações mais frequentes[13].

Na revascularização miocárdica (RM) é feito enxerto com as artérias mamárias, artéria radial ou veia safena de modo a proporcionar um novo caminho à circulação, contornando o bloqueio sanguíneo cardíaco[14].

A frequência dos procedimentos cirúrgicos aumentou progressivamente nas últimas décadas, pois o benefício da revascularização em miocárdio viável se estende além da melhora da função ventricular e, se possível, à restauração da função cardíaca à normalidade. Entretanto, as complicações pulmonares pós-operatórias são uma fonte significativa de mortalidade e morbidade. A mortalidade no pós-operatório, nos primeiros 30 dias, varia de 3,6%, em cirurgias eletivas, a 14,9%, em cirurgias de urgência, alcançando 35% em cirurgias de emergência. As arritmias são frequentes no pós-operatório de cirurgia cardíaca[14].

As alterações na função pulmonar ocorrem de fato em todos os pacientes horas após o procedimento cirúrgico, e até 65% dos pacientes podem ter uma atelectasia. A redução da função pulmonar é o resultado da combinação de diversos fatores, como anestesia geral, esternotomia mediana e disfunção diafragmática.

Desse modo, a identificação dos pacientes em risco de complicações pulmonares pós-operatórias pode reduzir as taxas de mortalidade. Estudos mostraram que a imobilização no leito hospitalar por 3 semanas reduziu a capacidade funcional em 20% a 30%, sendo necessárias 9 semanas de treinamento físico para o retorno à capacidade física prévia[15].

A cirurgia cardíaca e torácica produz, inicialmente, perda aguda do condicionamento físico; no entanto, os pacientes introduzidos precocemente no programa fisioterapêutico de reabilitação cardíaca parecem apresentar pequena melhora em seu desempenho físico[16].

Os programas de reabilitação cardíaca foram desenvolvidos com o propósito de trazer esses pacientes de volta às suas atividades diárias habituais, com ênfase na prática do exercício físico, acompanhada por ações educacionais voltadas para mudanças no estilo de vida[16].

4. REABILITAÇÃO CARDÍACA

Outra área de atuação da fisioterapia na cardiologia consiste na reabilitação cardíaca (RC)[17].

A RC pode ser definida como uma soma de intervenções que asseguram a melhora das condições físicas, psicológicas e sociais de pacientes com doenças cardiovasculares pós-agudas e crônicas, ou seja, pacientes que receberam diagnóstico de infarto agudo do miocárdio ou foram submetidos à revascularização miocárdica, além daqueles com angina crônica estável e insuficiência cardíaca crônica. O processo arteroscilerótico pode se manifestar como arterioesclerose ou angina de peito e desencadear IAM[17].

O tratamento da cardiopatia isquêmica tem passado por mudanças significativas, com implicações na história natural da doença e na indicação de intervenção cirúrgica. Algumas dessas intervenções terapêuticas farmacológicas, terapêuticas ou invasivas, implicam a necessidade de cirurgia de RM.

A fisioterapia pode ser incluída entre as formas terapêuticas com a prescrição de exercícios. A partir da constatação de que os pacientes com insuficiência coronária poderiam melhorar de modo seguro sua capacidade aeróbica, a função cardiovascular e a qualidade de vida quando submetidos à reabilitação cardiovascular, surgiram inúmeros programas supervisionados.

Os achados iniciais evidenciaram baixo risco do exercício, quando associado a componentes isométricos de baixa intensidade e treinamento aeróbico supervisionado, e aumento da tolerância ao esforço em coronariopatas.

Estudo recente demonstrou que a RC com ênfase no exercício foi associada à redução de 20% a 30% nas taxas de mortalidade, em comparação aos cuidados usuais (sem exercício). Por conseguinte, a atividade física tem sido incorporada como uma conduta terapêutica no tratamento do paciente portador de cardiopatia, associada ao tratamento medicamentoso e às modificações de hábitos alimentares e comportamentais[18].

Os objetivos da reabilitação cardíaca são: estabilização ou reversão do processo aterosclerótico; redução da morbimortalidade cardiovascular; melhora da sintomatologia de angina de peito e das manifestações clínicas de disfunção ventricular esquerda por meio de programas baseados no recondicionamento físico[19].

No arsenal terapêutico disponível para o fisioterapeuta encontram-se exercícios aeróbicos e anaeróbicos.

4.1. Benefícios do exercício aeróbico

O exercício aeróbico é dinâmico, de natureza contínua, demanda um período de tempo prolongado e envolve grandes grupos musculares em sua execução, sendo responsável por aumento do consumo de oxigênio, redução da frequência cardíaca, diminuição dos níveis pressóricos, aumento do fluxo coronário e da tolerância aos esforços, melhora do perfil lipídico, diminuição dos triacilgliceróis, aumento da tolerância à glicose, redução da agregação plaquetária, aumento da atividade plasmática fibrinolítica e redução da resistência vascular periférica[20].

O exercício também promove alterações no perfil lipídico do indivíduo. A prática regular de exercício aeróbico de nível moderado aumenta a lipoproteína de alta densidade (HDL-colesterol) e diminui os triacilgliceróis (TAG) e a lipoproteína de baixa densidade (LDL-colesterol), além de aumentar a sensibilidade à insulina[20].

O programa de exercício aeróbico realizado diariamente proporciona benefícios cardiovasculares significativos em indivíduos idosos, sendo percebidos a curto e longo prazo e melhorando a qualidade de vida[20].

4.2. Efeitos fisiológicos do exercício físico aeróbico sobre a pressão arterial sistêmica

O efeito agudo do exercício físico, do ponto de vista hemodinâmico, para a diminuição na pressão arterial (PA) após uma única sessão de exercício físico aeróbico somente poderia ser explicado por uma queda na resistência vascular periférica (RVP) total ou por uma redução no débito cardíaco (DC). Pode-se dizer que uma única sessão de exercício prolongado de baixa ou moderada intensidade promove queda prolongada na PA. Essa queda depende, basicamente, da diminuição do débito cardíaco, associado à redução do volume sistólico de ejeção (VSE)[21].

Os mecanismos pelos quais os exercícios crônicos, em longo prazo, atenuam a hipertensão também não estão completamente esclarecidos, porém, após um programa de exercício físico aeróbico, a redução da atividade nervosa do sistema nervoso simpático (SNS) contribui para a atenuação da PA[21].

A prescrição de exercícios físicos aeróbicos pelo fisioterapeuta na RC em casos de hipertensão arterial sistêmica (HAS) deve ser individualizada, levando--se em conta as condições clínicas e cardiológicas, as habilidades e aptidões e a situação sociocultural do indivíduo.

É importante que o programa a ser realizado se baseie em resultados obtidos em testes ergométricos, com monitorização da curva de PA, através da qual são verificadas respostas anormais ao exercício. O nível de PA atingido na prova de esforço é também recurso subsidiário, essencial para a determinação da intensidade do exercício proposto e seu acompanhamento[21].

Os princípios gerais para prescrição de exercícios são válidos para os portadores de HAS com o intuito de manter a segurança, devendo ser sempre realizada, passando-se pelas seguintes fases: período de aquecimento, período de condicionamento e período de desaquecimento[21].

O período de aquecimento corresponde à preparação dos músculos, tendões e tecidos conjuntivos requisitados durante o exercício; o período de condicionamento é a fase de atividade que aumenta o condicionamento cardiovascular, ou seja, consiste na execução do exercício propriamente dito; e o período de desaquecimento, ou fase da desaceleração, é a fase em que o corpo se reajusta, gradualmente, mantendo o retorno venoso ao coração e facilitando a dissipação do calor e a remoção do ácido lático[21].

Além dessas observações gerais, orientações específicas deverão ser cumpridas para o programa de reabilitação: duração, frequência e intensidade de treinamento. Após avaliação e programação desses dados, deverá ser analisado o efeito agudo dos exercícios físicos aeróbicos em relação à magnitude da queda pressórica no período pós-exercício[22].

Um estudo com indivíduos hipertensos controlados constatou que o exercício físico com duração de 45 minutos proporcionou queda mais acentuada da PA sistólica (PAS) e diastólica (PAD) do que na sessão de 25 minutos[22].

Por isso, a American Heart Association passou a recomendar que o exercício físico aeróbico seja realizado durante 30 minutos, no máximo possível de dias por semana, com intensidade de leve a moderada, de acordo com a capacidade física do indivíduo[22].

De natureza contínua e dinâmica, o exercício físico aeróbico demanda um período de tempo prolongado[8]. O exercício dinâmico, realizado regularmente em hipertensos de leves a moderados, produz decréscimos significativos nos níveis de PAS e PAD, tanto em repouso como em esforço, após o período de treinamento[22].

Por outro lado, os exercícios estáticos impõem maior carga pressórica ao coração, aumentando consideravelmente a PAD, com menor aumento da frequência cardíaca (FC), quando comparados aos exercícios dinâmicos. Em hipertensos de leves a moderados, o exercício isométrico resulta em aumentos ainda maiores na PAS e na PAD do que em normotensos[22].

A prática de exercício físico regular pode tanto prevenir como regular a manutenção dos níveis pressóricos na HAS. Dessa maneira, o principal benefício será diminuir a morbimortalidade cardiovascular, o que poderá ser feito por meio de modificações no estilo de vida que favoreçam a redução da PA[22].

A maneira mais eficaz de diminuir o impacto das doenças cardiovasculares na população consiste no desenvolvimento de ações de prevenção e tratamento de seus fatores de risco, ou seja, o desenvolvimento de ações de promoção de saúde e prevenção primária. Nesse sentido, o diagnóstico e o tratamento efetivos da HAS devem ser prioridades no combate à crescente prevalência e incidência das doenças cardiovasculares no país[23].

Estudo demonstra que os exercícios físicos são capazes de reduzir a PA em indivíduos normotensos e, principalmente, em hipertensos, sendo essa redução mais pronunciada com exercícios físicos de membros inferiores, pois envolvem maior massa muscular, e relacionando a hipotensão pós-exercício (HPE) à diminuição na RVP[23].

4.3. Benefícios do exercício anaeróbico

A intervenção mais eficaz para prevenção e recuperação da perda muscular consiste nos exercícios de resistência, os quais têm sido foco de observações e resultados que os apontam como uma maneira segura de aumentar a força muscular e produzir menor estresse cardiovascular[24].

O exercício de resistência, ou resistido, consiste em um trabalho muscular local em que ocorrem contrações voluntárias da musculatura esquelética de determinado segmento corporal contra alguma resistência externa, podendo essa oposição ser oferecida pela própria massa corporal ou por peso de máquinas, barras ou anilhas.

Os exercícios anaeróbicos podem ser executados em diferentes intensidades, com cargas moderadas e frequentes repetições, e com pausas entre as execuções, sendo, portanto, caracterizados como esforço descontínuo. São regidos pelos princípios do treinamento e prescritos em volume e intensidade apropriados aos objetivos pretendidos.

O volume é geralmente expresso em número de séries e repetições, enquanto a intensidade é representada por determinado percentual da maior carga que possa ser vencida em uma única repetição (1RM).

Alguns autores divergem quanto à intensidade adequada desse tipo de exercício, relatando que uma intensidade elevada mantém os ganhos de força por mais tempo do que uma baixa intensidade. Por outro lado, argumentam que o exercício de baixa intensidade é mais eficaz em melhorar a função e o poder do músculo, contribuindo para as atividades da vida diária[25].

Após o término de uma sessão de treinamento, a PA pode sofrer redução em relação aos valores exibidos na condição pré-esforço. Os exercícios anaeróbicos são considerados uma excelente intervenção para o controle pressórico, principalmente em indivíduos hipertensos, enquanto indivíduos normotensos tendem a exibir HPE mais discreta.

Os resultados disponíveis acerca do comportamento da PA após o exercício resistido são poucos, e por isso não é possível afirmar a intensidade e o volume ótimos de exercício de modo a otimizar a redução da PA após a atividade[21].

De acordo com a Diretriz de Reabilitação Cardíaca, o exercício resistido passou a fazer parte dos programas de RC, ajudando a melhorar a resistência muscular, a função cardiovascular, o metabolismo, os fatores de risco coronarianos e o bem-estar geral, pois promove, quando realizado sob supervisão adequada, benefícios significativos e poucos riscos, contribuindo para a redução da PA de repouso[21].

REFERÊNCIAS

1. Caramano A. Envelhecimento da população brasileira: uma contribuição demográfica. Rio de Janeiro: IPEA, 2002:1-26.
2. Ramos LR, Coelho JMF. Epidemiologia do envelhecimento no Nordeste do Brasil. Revista de Saúde Pública, São Paulo, 1999; 33(5):445-53.
3. Paschoal SMP. Qualidade de vida no idoso: construção de um instrumento de avaliação através do método do impacto clínico. São Paulo, 2004. 245f. Tese (Doutorado em Ciências) – Faculdade de Medicina, Universidade de São Paulo.
4. Center for Disease Control and Prevention. Increasing physical activity: a report on recommendations of the Task Force on Community Preventive Services. Morbidity and Mortality Weekly Report 2001; 50(18):1-14.
5. Ramos BMB. Influências de um programa de atividade física no controle do equilíbrio de idosos. São Paulo, 2003. 65f. Monografia (Graduação em Educação Física) – Escola de Educação Física e Esporte, Universidade de São Paulo.
6. Souza GA, Sguizzatto GT. Aspectos anatômicos e fisiológicos do envelhecimento. Acta Ortopédica Brasileira, São Paulo, 1998; 6(1):11-4.

7. Affiune A. Envelhecimento cardiovascular. In: Freitas, EV et al. Tratado de geriatria e gerontologia. Rio de Janeiro: Guanabara Koogan, 2002; 228-32.

8. Bermudes AMLM, Vassalo DV, Vasquez EC, Lima EG. Monitorização ambulatorial da pressão arterial em indivíduos normotensos submetidos a duas sessões únicas de exercícios: resistido e aeróbico. Arquivos Brasileiros de Cardiologia; Vitória, 2003; 82(1):57-64.

9. Pearson TA. AHA guidelines for primary prevention of cardiovascular disease and stroke: 2002 update. Consensus panel guide to comprehensive risk reduction for adult patients without coronary or other atherosclerotic vascular diseases. Circulation 2002; 106:388-91.

10. Matsudo VKR, Matsudo SM, Araujo TL, Ribeiro MA. Dislipidemias e a promoção da atividade física: uma revisão na perspectiva de mensagens de inclusão. Revista Brasileira de Ciência do Movimento, São Caetano do Sul, 2005; 13(2):161-70.

11. Silva TAA et al. Sarcopenia associada ao envelhecimento: aspectos etiológicos e opções terapêuticas. Revista Brasileira de Reumatologia, São Paulo, 2006; 46:391-7.

12. Carvalho J, Soares JMC. Envelhecimento e força muscular. Revista Portuguesa do Desporto 2004; 4(3):79-93.

13. Fatouros IG et al. Strength training and detraining effects on muscular strength, anaerobic power, and mobility of inactive older men are intensity dependent. British Journal of Sports Medicine; 2005; 39:776-80.

14. Passaro LC, Godoy M. Reabilitação cardiovascular na hipertensão arterial. Revista da Sociedade de Cardiologia, São Paulo, 1996; 6(1):45-58.

15. Chobanian AV et al. The Seventh Report of the Joint National Committee on Prevention, Detection, Evaluation. Journal American Medical Association 2003; 289(19):2560-71.

16. Polito MD, Farinatti PTV. Comportamento da pressão arterial após exercícios contra resistência: uma revisão sistemática sobre variáveis determinantes e possíveis mecanismos. Revista Brasileira de Medicina do Esporte 2006; 12(6):366-92.

17. Negrão CE, Rondon MUPB. Exercício físico, hipertensão e controle barorreflexo da pressão arterial. Revista Brasileira de Hipertensão, São Paulo, 2001; 8(1):89-95.

18. Haddad S et al. Treinamento físico de membros superiores no deficiente físico. Arquivos Brasileiros de Cardiologia 1997; 69(3):169-73.

19. Lopes HJ et al. Tratamento não-medicamentoso da hipertensão arterial. Revista da Sociedade de Cardiologia, São Paulo, 2003; 13(1).

20. Moraes RS. Diretriz da reabilitação cardíaca. Arquivos Brasileiros de Cardiologia 2005; 84(5).

21. Fletcher GF et al. Exercise standards for testing and training: a statement for healthcare professionals from the American Heart Association. Circulation 2001; 104(14):1694-740.

22. Nishioka H et al. Impact of percutaneous transluminal coronary angioplasty on coronary bypass surgery: changes in the patient profile during the past decade. Japonese Circulation Journal 1998; 62(9):665-9.

23. Trejo JF et al. Work to do in preventive cardiology. BUMC Proceedings 2004; 17:104–5.

24. Godoy M et al. I Consenso Nacional de Reabilitacão Cardiovascular. Arquivos Brasileiros de Cardiologia 1997; 4(69):267-91.

25. Kerry J et al. Cardiac rehabilitation following percutaneous revascularization, heart transplant, heart valve surgery, and for chronic heart failure. Chest 2003; 123:2104-11.

Capítulo 8

Fisioterapia Vascular

Érica Patrícia Borba Lira Uchôa
Teresa Cristina da Costa Vieira

1. INTRODUÇÃO

O sistema vascular é composto por sistema arterial, microcirculação, sistema venoso e sistema linfático, cujas funções são gerar e manter pressões, condução, distribuição e coleta de sangue, promover troca de gases e remoção dos dejetos celulares[1,2].

As doenças vasculares estão presentes em um grande número de indivíduos e acometem ambos os gêneros e diversas idades, dependendo do tipo de doença em questão.

Apesar de sua grande importância para a recuperação funcional do indivíduo com doença vascular, a fisioterapia ainda é uma área com pouca visibilidade no mercado de trabalho, e poucos são os fisioterapeutas com pós-graduação. Os estudos com ênfase na atuação da fisioterapia nos distúrbios vasculares também são escassos, sendo necessário maior número de profissionais qualificados.

2. SISTEMA ARTERIAL

O sistema arterial tem a função de controlar os níveis pressóricos e o bombeamento do sangue do coração para a periferia[1-3]. A etiologia mais frequente das doenças arteriais é a aterosclerose, que consiste na deposição de placas de ateroma na parede do vaso, mas também pode ser a arterioesclerose, que consiste no envelhecimento da parede da artéria[4]. As principais doenças são doença arterial obstrutiva crônica, tromboangiite obliterante, arterite de Takayasu, oclusão arterial aguda e isquemia crítica. Acometem, principalmente, o gênero masculino, com idade superior a 50 anos[1-3].

As principais manifestações clínicas das alterações arteriais são claudicação intermitente com evolução para dor em repouso, impotência erétil, modificações na coloração da pele, presença de úlceras e necrose e alterações tegumentares, com atrofia tecidual e acometimento muscular com modificação do tônus[4-6].

Essas doenças acarretam modificações na vida do indivíduo e costumam deixar sequelas, muitas vezes tornando necessária a amputação do membro comprometido[5].

3. SISTEMA VENOSO

O sistema venoso tem a função de atuar como reservatório de sangue e promover o retorno venoso, sendo auxiliado pela ativação da bomba muscular e pela presença das valvas, o coração venoso plantar e a bomba respiratória[1,3].

O acometimento do sistema venoso pode comprometer o sistema venoso superficial e/ou o profundo e ter características congênitas ou adquiridas. Esses casos apresentam hipertensão venosa decorrente da insuficiência valvular e/ou obstrução venosa[7].

As doenças mais frequentes do sistema venoso são varizes essenciais ou primárias, síndrome pós-trombótica, angiodisplasia congênita e fístulas arteriovenosas adquiridas. Quanto aos aspectos clínicos, normalmente caracterizam-se por acometer preferencialmente o gênero feminino, a partir da adolescência, e por localizar-se nos membros inferiores[7,8].

As principais alterações decorrentes do comprometimento desse sistema são: presença de desconforto ou dor, câimbras, edemas e alterações tróficas, como hiperpigmentação, angiodermite, úlceras, linfangite, dermatofibrose, hipodermite, eczema e celulite[8,9].

4. SISTEMA LINFÁTICO

O sistema linfático funciona como sistema de apoio ao sistema venoso e seus vasos são superficiais. Tem como funções a promoção do retorno do líquido à circulação, a remoção de proteínas e substâncias do líquido extracelular e o transporte de lipídios para a circulação sanguínea, além de atuar nas reações imunológicas de defesa[1-3].

Os fatores que interferem no fluxo linfático são: contração da musculatura lisa da parede, estiramento reflexo dos vasos, bombeamento do sistema arterial (auxiliado pelo bombeamento muscular), movimentos respiratórios, peristaltismo intestinal, massagem de drenagem linfática e pressão externa promovida por enfaixamento e contensão elástica[2,3].

As doenças mais frequentes são linfangite, linfoadenite e erisipela, não havendo preferência quanto a idade, gênero e raça[8,9].

A alteração mais frequentemente observada nas patologias venosas é o edema, que pode ser classificado como mole, duro ou fibroedema, sendo essa a característica mais importante desses indivíduos, que também apresentam alterações na coloração trófica, como hiperqueratose, unhas desvitalizadas, calosidades, rachaduras ou ulcerações na região do pé, queda de pelos, diminuição do trofismo muscular e perda da amplitude de movimento nas articulações comprometidas[9-11].

5. AVALIAÇÃO DOS SISTEMAS ARTERIAL, VENOSO E LINFÁTICO

O exame vascular depende de sinais e sintomas específicos para a formulação do diagnóstico clínico[8], a partir do qual o fisioterapeuta estabelece o diagnóstico físico funcional e observa o grau de comprometimento pela doença em questão.

Atualmente, a avaliação dos sistemas vasculares vem se tornando mais precisa em virtude do refinamento dos exames clínicos, os quais apresentam maior discernimento das estruturas, grande sensibilidade e inocuidade[8,9].

Na anamnese, é importante observar dados como idade do paciente, gênero, raça, profissão/ocupação, forma de aparecimento e procedência[8,9].

Em relação à ocupação, a doença arterial acomete indivíduos que trabalham em ambientes que envolvam vibrações em excesso ou alteração da temperatura ambiente[6,8,9]. As doenças venosas, por outro lado, acometem indivíduos que realizam suas atividades funcionais por muito tempo na postura sentada ou em ortostatismo[7,8].

Em caso de doença linfática, deve-se dar atenção especial à investigação da área de procedência, pois muitas vezes os pacientes moram em regiões endêmicas de doenças que comprometem o sistema linfático, como é o caso da filariose[8,10,11].

5.1. Dor

A dor nas doenças arteriais depende das alterações causadas pela isquemia, ou seja, grau de obstrução arterial, necessidade metabólica do organismo e rede de circulação colateral. Nesses casos, normalmente, a dor é do tipo claudicação intermitente e evolui para dor em repouso, mas também pode se apresentar em formigamento, queimação, constrição, com sensação de peso e fadiga nos membros inferiores[5,8,9,12,13].

A dor nas doenças venosas é caracterizada por peso nas pernas, queimação, ardência, cansaço, câimbras e pontadas[8,14-17]. No sistema linfático, esse quadro está presente quando existem linfonodos intumescidos e dolorosos[8,10,11].

5.2. Edema

A investigação do edema é uma etapa importante da avaliação, pois há diferenças clássicas entre os edemas provenientes dos três sistemas discutidos neste capítulo. O edema de doença arterial é pequeno e normalmente decorrente da manutenção do membro em pendência, na tentativa de aliviar a dor, porém há aumento do extravasamento de líquido em razão do aumento da permeabilidade capilar[6,8,18].

Nas doenças venosas, os edemas variam de pequena a grande monta e são decorrentes da hipertensão venosa, promovida pelas varizes e pela trombose venosa profunda (TVP)[9,14-16] (Figura 8.1).

Nas doenças linfáticas, o edema pode ser decorrente de insuficiência linfática dinâmica (ILD) ou insuficiência linfática mecânica (ILM). Na ILD, deve-se ao aumento de líquido no interior do interstício, que sobrecarrega a capacidade do sistema, sendo normalmente um edema mole. Na ILM, é decorrente de doenças congênitas ou da perda de vasos linfáticos e ocorre o acúmulo de proteínas no interstício, promovendo o aparecimento de edema do tipo duro que, com o passar do tempo, transforma-se em fibroedema[8,10] (Figura 8.1).

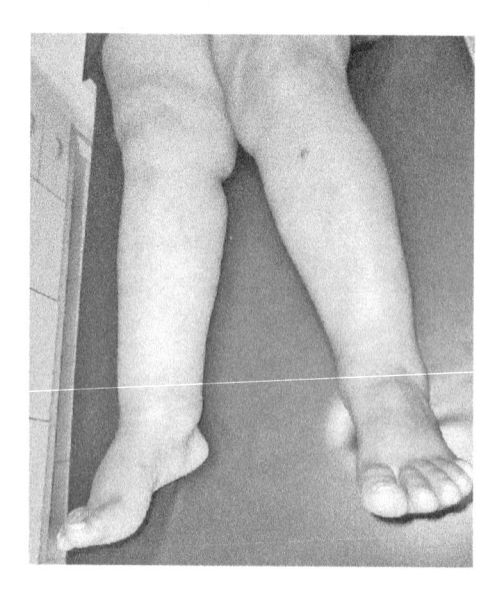

Figura 8.1 Linfedema de membro inferior. (Fonte: acervo dos autores.)

5.3. Exame físico

Na inspeção podem ser observadas alterações tróficas. Nas doenças arteriais, são caracterizadas por atrofia de pele, úlceras secas, lesões bolhosas, gangrenas e edema em virtude da pendência do membro[5,6,8,13,18]. Nas doenças venosas, é comum a presença de varizes, edema, celulite, hiperpigmentação, eczema, úlceras úmidas, dermatofibrose e hiperidrose[7,9,14,16,17]. No sistema linfático, as alterações mais frequentes são edema, hiperqueratoses e rachaduras[8-10].

Além disso, devem ser observadas alterações na cor da pele. Nas doenças arteriais, essas alterações correspondem a palidez, cianose, eritrocianose (vermelho-arroxeado) e rubor[5,6,8,13,18]. Nas doenças venosas, a cor torna-se castanho-avermelhada e há presença de hiperpigmentação (pele escura devido à deposição da hemossiderina, um produto da degradação da hemoglobina)[7,9,14,16]. Nas doenças linfáticas, a coloração varia do rosado ao negro[8,9,10] (Figura 8.2).

Na palpação, deve-se priorizar a averiguação da temperatura da pele, que nas doenças arteriais diminui em virtude do processo de isquemia. Nas doenças venosas e linfáticas, a temperatura permanece de normal a aumentada, quando se apresenta um processo inflamatório decorrente das agudizações e da erisipela[8,9].

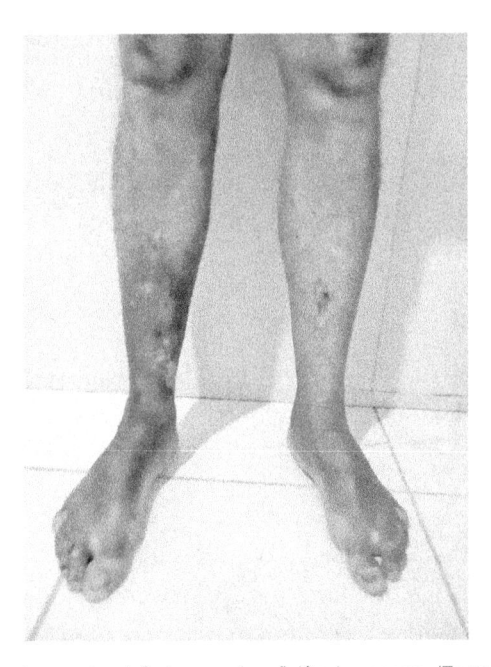

Figura 8.2 Coloração do membro inferior com insuficiência venosa. (Fonte: acervo dos autores.)

É necessária a verificação dos pulsos arteriais, que normalmente estão comprometidos nas doenças arteriais e que se apresentam alterados nas doenças venosas apenas em casos graves de TVP[8,9].

Outro aspecto a ser avaliado é o tipo de edema e sua classificação em edema mole, duro ou fibroedema, bem como a observação da elasticidade tecidual, da umidade e se há ou não a presença de trombos e modificações na sensibilidade da pele e tecidual[8,9].

Além disso, devem ser realizadas a goniometria e a perimetria para observação do grau de mobilidade articular e do diâmetro dos membros, que podem ser diferentes, pois podem estar comprometidos em decorrência do edema ou da diminuição do trofismo muscular.

As provas funcionais também são muito utilizadas, e existem testes específicos para cada sistema. No sistema arterial, para avaliação da perfusão do membro inferior são usadas as manobras de isquemia provocada, hiperemia reativa e tempo de enchimento venoso; já para a avaliação do membro superior são usadas as manobras de Adson, costoclavicular, hiperabdução e Allen. Para o sistema venoso, a prova do torniquete de Brodie-Trendelenburg é a mais utilizada; para o sistema linfático são realizadas a manobra de elevação do membro e as provas de compressão da polpa digital e da esteira rolante[8].

6. TRATAMENTO DOS SISTEMAS ARTERIAL, VENOSO E LINFÁTICO

O tratamento fisioterapêutico desses sistemas respeita sua fisiologia, bem como as alterações clínicas observadas em cada doença.

6.1. Doença arterial

No tratamento clínico dos pacientes com doenças do sistema arterial é necessária a redução dos fatores de risco por meio de medidas como:

• Abandono do tabagismo.
• Controlar os níveis de colesterol, triglicerídeos e glicose.
• Enfatizar a melhora da circulação colateral por meio de exercícios, os quais estimulam a circulação, melhoram a oxigenação tecidual e o perfil lipídico, limitam a estase sanguínea, diminuem o tempo de contato de agentes aterogênicos na parede vascular e aumentam a rede de circulação colateral.

- evitar traumas nos pés, que podem acarretar a necessidade de amputação do membro[19-21].

Na fisioterapia podem ser executadas atividades cinesioterapêuticas, as quais devem ser iniciadas com exercícios passivos com progressão para ativo-assistidos, ativos e resistidos. Podem ser usados recursos proprioceptivos para melhorar o desempenho motor e as habilidades motoras. Deve ser salientado que não se pode trabalhar com a elevação ou pendência do membro, uma vez que as duas formas diminuem a oxigenação tecidual.

O prognóstico dos pacientes com doença arterial não será muito favorável se a isquemia progredir, acarretando o que se denomina isquemia crítica. Nesses casos, a evolução é tão maligna quanto a de um câncer, pois a progressão acarreta necrose tecidual, tornando necessária a amputação do membro.

6.2. Doença venosa

No tratamento clínico é importante enfatizar as medidas preventivas gerais, como evitar imobilização do membro, evitar cruzar as pernas, evitar o uso de roupas apertadas, saltos altos ou sem saltos, ter uma alimentação saudável, beber líquidos com frequência, combater a obesidade, suspender o tabagismo, não ingerir bebidas alcoólicas, fazer breves períodos de repouso com o membro em elevação, praticar atividades físicas regulares, usar apoio para os pés e corrigir alterações do aparelho locomotor[22,23].

Nesses casos também está indicada a compressão elástica, que serve para contrabalançar as pressões intravenosas com o movimento muscular, dependendo do grau, da natureza e da extensão da flebopatia. Cada caso deve ser avaliado separadamente e indicado o melhor tipo de compressão[24,25].

Seguindo a literatura, a compressão leve deve ser usada em caso de pequenos edemas vespertinos com sensação de pernas pesadas, em decorrência de varizes incipientes. A compressão moderada está indicada para indivíduos em período gestacional, com varizes essenciais não complicadas e edemas de médio porte. A compressão forte deve ser usada por pacientes com síndrome pós-trombótica e em flebolinfedemas importantes, enquanto a extraforte é indicada para edemas duros e linfedemas irreversíveis[24,25].

Entre as formas de compressão, uma das mais difundidas consiste no uso de meias elásticas de vários tamanhos, que variam de meia-calça, meia 7/8 e meia--perna, cuja indicação vai depender da avaliação do paciente[24,25].

Na fisioterapia podem ser usados a drenagem linfática manual (DML), a compressão pneumática intermitente, o enfaixamento compressivo, a cinesioterapia e a propriocepção. Também são necessárias orientações domiciliares para a execução de atividades funcionais. O paciente pode ser atendido com o membro elevado, de modo a facilitar a drenagem do edema.

Se os cuidados preventivos forem satisfatórios, o prognóstico desse paciente será favorável e ele poderá realizar normalmente, ou próximo ao normal, suas atividades de vida diária, profissional e esportiva.

6.3. Doença linfática

As orientações para prevenção do linfedema incluem a não retirada de sangue, aferição da pressão arterial (PA) e aplicação de injeções e vacinas no membro comprometido, não carregar nada pesado, não utilizar nenhum material cortante sem luvas ou sapatos, evitar cortes, queimaduras e picadas de inseto, evitar longas viagens e manter o peso[10].

A fisioterapia em casos de doença linfática é denominada terapia física complexa (TFC), a qual se divide em duas fases: a primeira é caracterizada pela redução do edema e diminuição das alterações tróficas, enquanto a segunda consiste em uma fase de manutenção da redução do edema e regressão do tecido cicatricial[10,26,27].

Na TFC estão incluídos a DLM, as contenções elásticas ou inelásticas, a melhora das condições da pele e exercícios linfomiocinéticos, que são atividades que envolvem grandes grupos musculares com o objetivo de facilitar a drenagem linfática, incluindo os exercícios de bicicleta, em roda e bastão (Figura 8.3).

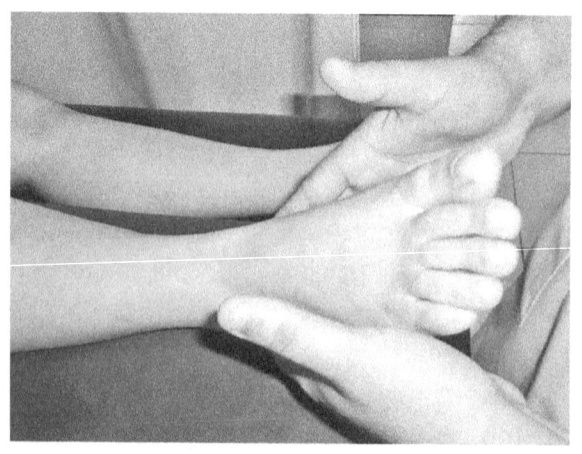

Figura 8.3 Drenagem linfática manual. (Fonte: acervo dos autores.)

Além disso, pode ser usada compressão pneumática, para a qual é necessário cuidado especial, uma vez que esse tipo de terapêutica desloca apenas o líquido e pode promover fibrose, facilitando a evolução para o fibroedema. Seu uso está indicado em baixas pressões com tempo limitado.

O prognóstico depende, basicamente, do diagnóstico precoce, da prevenção de processos inflamatórios e linfangites e da adequação do tratamento.

REFERÊNCIAS

1. Guyton AC. Fluxo sanguíneo pela circulação sistêmica e sua regulação. In: Guyton AC. Fisiologia humana. 6. ed. Rio de Janeiro: Guanabara Koogan, 1998: 222-31.

2. Guyton AC. Territórios especiais do sistema circulatório. In: Guyton AC. Fisiologia humana. 6. ed. Rio de Janeiro: Guanabara Koogan, 1998: 232-42.

3. Guyton AC. Débito cardíaco, retorno venoso, insuficiência cardíaca e choque. In: Guyton AC. Fisiologia humana. 6. ed. Rio de Janeiro: Guanabara Koogan, 1998: 257-68.

4. Lastoria S, Maffei FHA. Oclusões arteriais agudas. In: Maffei FHA, Lastoria S, Yoshida WB, Rollo HA. Doenças vasculares periféricas. 4. ed. Rio de Janeiro: Guanabara Koogan, 2008: 1097-120.

5. Araújo Júnior FL, Guimarães AV. Isquemia dos membros inferiores. In: Pitta GBB, Castro AA, Burihan E (eds.) Angiologia e cirurgia vascular: guia ilustrado. Maceió: UNCISAL/ECMAL & LAVA, 2003. Acesso em 4 maio 2012. Disponível em: http://www.lava.med.br/livro.

6. Maffei FHA, Lastoria S, Yoshida WB, Rollo HA. Diagnóstico clínico das doenças arteriais periféricas. In: Maffei FHA, Lastoria S, Yoshida WB, Rollo HA. Doenças vasculares periféricas. 4. ed. Rio de Janeiro: Guanabara Koogan, 2008: 257-73.

7. Maffei FHA. Insuficiência venosa crônica: conceito, prevalência, etiopatogenia e fisiopatologia. In: Maffei FHA, Lastoria S, Yoshida WB, Rollo HA (eds.) Doenças vasculares periféricas. 4. ed. Rio de Janeiro: Guanabara Koogan, 2008: 1796-803.

8. Burihan E, Baptista-Silva JCC. O exame vascular. In: Pitta GBB, Castro AA, Burihan E (eds.) Angiologia e cirurgia vascular: guia ilustrado. Maceió: UNCISAL/ECMAL & LAVA, 2003. Acesso em 4 maio 2012. Disponível em: http://www.lava.med.br/livro.

9. Burihan E. Visão global da propedêutica vascular. In: Lane JC, Van Bellen B. O exame do paciente vascular. São Paulo: Fundo Editorial Byk, 1995: 15-8.

10. Andrade MFC. Linfedema. In: Pitta GBB, Castro AA, Burihan E (eds.) Angiologia e cirurgia vascular: guia ilustrado. Maceió: UNCISAL/ECMAL & LAVA, 2003. Acesso em 4 maio 2012. Disponível em: http://www.lava.med.br/livro.

11. Andrade MFC, Nishinari K, Puech-Leão P. Intertrigo em pacientes com linfedema de membro inferior: correlação clínico-laboratorial. Rev Hosp Clín Fac Med S Paulo 1998; 53:3-5.

12. Nunes JLB, Araújo Filho JS, Silvany Neto AM et al. Doença arterial oclusiva periférica de membros inferiores em hospitais públicos de Salvador – perfil dos pacientes e do atendimento. J Vasc Br 2002; 1(3):201-6.

13. Ristow AV. Isquemia crítica crônica. J Vasc Br 2002; 1(3):171-2.

14. Santos, MERC. O exame do paciente varicoso. In: Maffei FHA, Lastoria S, Yoshida WB, Rollo HA. Doenças vasculares periféricas. 4. ed. Rio de Janeiro: Guanabara Koogan, 2008: 1729-38.

15. Humberto PC, Albuquerque, PCV. Trombose venosa profunda: revisão dos conceitos atuais. Rev Bras Ortop 1996; 31(10): 851-6.

16. Pitta GBB, Santos AD, Fonseca FP. Varizes dos membros inferiores. In: Pitta GBB, Castro AA, Burihan E (eds.) Angiologia e cirurgia vascular: guia ilustrado. Maceió: UNCISAL/ECMAL & LAVA, 2003. Acesso em 4 maio 2012. Disponível em: http://www.lava.med.br/livro.

17. Figueiredo M. Úlcera varicosa. In: Pitta GBB, Castro AA, Burihan E (eds.) Angiologia e cirurgia vascular: guia ilustrado. Maceió: UNCISAL/ECMAL & LAVA, 2003. Acesso em 4 maio 2012. Disponível em: URL: http://www.lava.med.br/livro.

18. Baptista-Silva JCC. Isquemia crônica crítica de membro: diagnóstico clínico. In: Pitta GBB, Castro AA, Burihan E (eds.) Angiologia e cirurgia vascular: guia ilustrado. Maceió: UNCISAL/ECMAL & LAVA, 2003. Acesso em 4 maio 2012. Disponível em: http://www.lava.med.br/livro.

19. TransAtlantic Inter-Society Consensus (TASC). Management of peripheral arterial disease – Chronic critical limb ischemia. Int Angiol 2000; 19:183-304.

20. White-Chu EF, Reddy M. Wound care in short-term rehabilitation facilities and long-term care: special needs for a special population. Skinmed 2012; 10(2):75-81.

21. Meaume S. Recognising and treating complications of venous and venous/arterial leg ulcers. Soins 2012; (762):43-6.

22. Aguiar ET, Pinto LJ, Figueiredo MA, Savino Neto S. Úlcera de insuficiência venosa crônica – Diretrizes sobre diagnóstico, prevenção e tratamento da Sociedade Brasileira de Angiologia e Cirurgia Vascular (SBACV). J Vasc Br 2005; 4(Supl.2):S195-200.

23. Gillespie DL. Writing Group III of the Pacific Vascular Symposium 6. In: Kistner B, Glass C, Bailey B et al. Venous ulcer diagnosis, treatment, and prevention of recurrences. J Vasc Surg 2010; 52(5 Suppl):8S--14S.

24. Figueiredo M. Elastocompressão. In: Pitta GBB, Castro AA, Burihan E (eds.) Angiologia e cirurgia vascular: guia ilustrado. Maceió: UNCISAL/ECMAL & LAVA, 2003. Acesso em 4 maio 2012. Disponível em: http://www.lava.med.br/livro.

25. Abu-Own A, Shami SK, Chittenden SJ, Farrah J, Scurr JH, Coleridge-Smith PD. Microangiopathy of the skin and effect of leg compression in patients with chronic venous insufficiency. J Vasc Surg 1994; 19(6):1074-83.

26. Foldi E. The treatment of lymphedema. Cancer 1998; 83:2833-4.

27. Brennan MJ, Miller LT. Overview of treatment options and review of the current role and use of compression garments, intermittent pumps and exercise in the management of lymphedema. Cancer 1998; 83(Suppl 12):2821-7.

Capítulo 9

Fisioterapia Intensiva

Nelson Henrique Lopes de Moraes
Noberto Fernandes da Silva

1. INTRODUÇÃO

A expressão fisioterapia intensiva vem ganhando destaque e sua aplicabilidade se deve ao fato de, em terapia intensiva, o profissional dessa área assumir de maneira integral o sentido de ser um *kinesiotherapeuta*, uma vez que nesse ambiente os termos motor e cardiorrespiratório perdem força e o paciente se torna um todo indivisível, devendo ter suas necessidades atendidas.

Tendo em vista a complexidade do ambiente da terapia intensiva, bem como a gravidade dos pacientes que se encontram internados nessas unidades, compete ao fisioterapeuta intensivista, antes de tudo, avaliar de modo acurado cada caso e direcionar o tratamento, o qual possivelmente constará da utilização de técnicas para remoção de secreção e expansão pulmonar, adequação do ventilador mecânico ao paciente, cinesioterapia funcional, eletrotermofototerapia, treinos de coordenação e equilíbrio, ortostatismo e marcha[1-5].

2. PACIENTE CRÍTICO

Diversas são as causas que podem levar um indivíduo a necessitar de cuidados intensivos e, consequentemente, ser considerado um paciente crítico. O processo que culmina com esse estado crítico pode ser proveniente de distúrbios crônicos ou agudos, metabólicos, respiratórios ou traumáticos, os quais geralmente acarretam instabilidade hemodinâmica, disfunção cognitiva, respiratória e neurológica, associadas à perda de massa muscular, com consequentes fraqueza neuromuscular e fadiga. Em grande parte dos casos, esse quadro pode cursar com a necessidade de assistência ventilatória mecânica (AVM), cujo objetivo é assegurar adequada troca gasosa e redução do trabalho muscular respiratório e do consumo de oxigênio[6-9].

As doenças que com frequência acarretam insuficiência respiratória e, consequentemente, a necessidade da AVM são didaticamente divididas em duas classes: aquelas que afetam a troca gasosa e são classificadas como hipoxêmicas ou do tipo I e aquelas que afetam a ventilação e levam ao aumento do gás carbônico (CO_2) no sangue arterial, sendo, portanto, denominadas hipercápnicas ou tipo II. A Tabela 9.1 lista exemplos de doenças e situações clínicas responsáveis pela insuficiência respiratória[10-12].

Evidentemente, os distúrbios ventilatórios e de intercâmbio gasoso podem ocorrer concomitantemente. Além disso, hipoventilação com redução da pressão alveolar de O_2 (PAO_2) pode, por si só, reduzir a pressão arterial de O_2 (PaO_2) mesmo com troca gasosa adequada. O conhecimento de alguns fatores é importante para que seja possível compreender a troca gasosa de maneira adequada. Em primeiro lugar, o comportamento de uma mistura de gases, como no ar ambiente, no qual se encontram, além do O_2, o nitrogênio (N_2) e o gás carbônico, apresenta pressão total que, no nível do mar, corresponde a 760mmHg, reduzindo com o aumento da altitude[11-14].

Outro fato importante é que cada gás possui sua pressão parcial, a qual dependerá do ambiente onde esses gases se encontram. De maneira genérica, as pressões dos gases podem ser descritas como pressão atmosférica (Patm), pressão arterial (Pa), pressão alveolar (PA) e pressão venosa (Pv), seguidas da abreviação do gás cuja pressão parcial se deseja avaliar. No caso da pressão arterial de oxigênio, por exemplo, usa-se a abreviação PaO_2[14,15].

Apesar dessa variação, o percentual de constituição dos gases permanece com pouca alteração. Vale salientar que, caso haja incremento de um ou mais gases em relação à mistura inicial, a pressão parcial de cada gás poderá sofrer

Tabela 9.1 Principais doenças que acarretam insuficiência respiratória aguda (IRpA)

IRpA tipo I	IRpA tipo II
SDRA	Lesão neurológica (central)
Pneumonia	Doenças neuromusculares
EAP	Enfisema pulmonar/asma
Atelectasia	Sedação
TEP	Tórax instável
Bronquite crônica	Cifoescoliose

IRpA: insuficiência respiratória aguda; SDRA: síndrome do desconforto respiratório agudo; EAP: edema agudo pulmonar; TEP: tromboembolismo pulmonar.

alteração. É o que ocorre com o transporte do ar da atmosfera aos alvéolos, uma vez que, ao entrar na via aérea, o gás inalado é umidificado e aquecido. Assim, além do O_2 e do N_2, na mistura estará presente um valor considerável de vapor de água. Como consequência, a pressão parcial de oxigênio sofrerá reduções graduais do ar ambiente até chegar aos alvéolos, em um processo denominado cascata de oxigênio[14,15].

A cascata de oxigênio ocorre em virtude de dois fatores básicos: (1) presença de vapor de água nas vias aéreas com pressão parcial de 47mmHg; (2) presença no gás alveolar de uma pressão alveolar de CO_2 ($PACO_2$) em torno de 35 a 45mmHg. Desse modo, a redução ocorre em razão da presença de dois gases que não se encontravam na mistura inicial[11,14,15].

Simplificadamente, imagine que seja possível colocar em um prato 800g de N_2 e 200g de O_2, com peso total de 1kg. Observe que a proporção de cada componente na mistura é: N_2 (800/1.000) = 80%; O_2 (200/1.000) = 20%. Suponhamos agora que você deseje colocar no prato 100g de H_2O sem ultrapassar 1kg, além de manter a mesma proporção entre os componentes anteriores. Como fazer isso? Após retirar os 100g de H_2O, teremos 900g a distribuir em 720g de N_2 e 180g de O_2.

De maneira similar, foi desenvolvida a equação do gás alveolar (Figura 9.1), porém com uma pequena diferença, pois a produção do CO_2 depende do processo de combustão, o qual depende, por sua vez, da quantidade de O_2 disponível, o que leva à necessidade de correção dessa relação. Portanto, deve-se utilizar um artifício denominado por Fenn, Rahn e Otis coeficiente respiratório (R), que representa a relação entre o CO_2 eliminado e o O_2 absorvido[14,15].

$$PAO_2 = (Patm - P_{H2O(v)})FiO_2 - PaCO_2/R$$
$$\text{Onde } R = 0,8 \text{ para } 21\% \leq FiO_2 \leq 60\% \text{ e } R = 1,0 \text{ para } FiO_2 > 60\%$$

Figura 9.1 Equação do gás alveolar.

3. IMPORTÂNCIA DA AVALIAÇÃO DA TROCA GASOSA

O conhecimento da pressão alveolar de O_2 (PAO_2) (Figura 9.2) torna possível analisar objetivamente a troca gasosa. Desse modo, a partir da gasometria arterial encontra-se a PAO_2, e através de sua relação com a PAO_2 obtém-se o índice de troca, que representa o equilíbrio dinâmico entre as pressões alveolar e arterial de oxigênio, que de certa maneira pode ser considerado como o percentual de O_2 que atravessa a barreira alveolocapilar e chega ao sangue arterial.

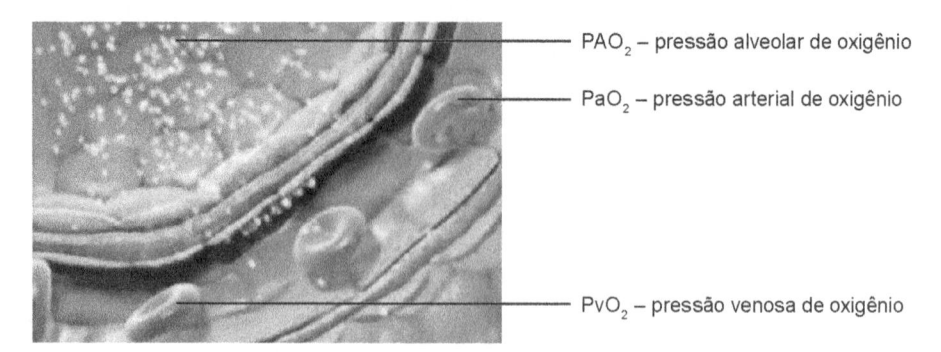

Figura 9.2 Representação da unidade alveolar e capilar pulmonar, bem como das pressões alveolar, arterial e venosa de oxigênio.

Outro modo de avaliação da troca gasosa é por meio da diferença alveoloarterial de oxigênio ($PAaO_2$). No entanto, nesse caso, os valores sofrem grande variação com a mudança da fração inspirada de oxigênio (FiO_2). Mesmo assim, o uso de um dos dois índices possibilita a distinção entre um déficit ventilatório e outro dependente da barreira alveolocapilar. Em caso de déficit ventilatório, as pressões alveolares e arteriais de O_2 serão similares, demostrando uma relação PaO_2/PAO_2 > 0,72mmHg ou uma $PAaO_2$ < 10mmHg[16,17].

A relação PaO_2/PAO_2 também demonstra boa correlação com o percentual de *shunt* arteriovenoso, que representa o sangue que perfundiu determinada região, mas que não apresentou troca gasosa satisfatória. O percentual normal de *shunt* é em torno de 5%, sendo considerados *shunt* moderado valores entre 5% e 10%[16,17].

Levando em consideração a característica clínica do *shunt* (ou seja, áreas que perfundem bem e ventilam mal), espera-se um comportamento diferenciado ante a oferta de O_2 nos pacientes que apresentam baixas taxas de *shunt* e naqueles com valores mais elevados. Doyle e cols. perceberam que pacientes com *shunt* de 5% mantinham a relação PaO_2/PAO_2 > 80%, seja com a FiO_2 de 21% ou 100%; no entanto, aqueles com *shunt* > 30% apresentavam valores da relação PaO_2/PAO_2 < 50% e 15% para as FiO_2 de 21% e 100%, respectivamente[16,17].

Desse modo, pode-se afirmar que pacientes com *shunt* elevado não apresentam boa resposta à oxigenoterapia e, portanto, são considerados refratários a essa terapêutica. A Tabela 9.2 apresenta a variação da relação PaO_2/PAO_2 ante a variação do percentual de *shunt* e FiO_2[16,17].

Tabela 9.2 Comportamento da relação PaO$_2$/PAO$_2$ ante a variação da FiO$_2$ e do *shunt*

Shunt (%)	5%	10%	15%	20%	25%	30%	35%	40%	45%	50%
PaO$_2$/PAO$_2$ com FiO$_2$ = 21%	0,85	0,75	0,67	0,61	0,57	0,53	0,49	0,46	0,42	0,39
PaO$_2$/PAO$_2$ com FiO$_2$ = 100%	0,88	0,74	0,59	0,43	0,27	0,16	0,12	0,1	0,08	0,07

Fonte: extraída de Doyle J. Arterial/alveolar oxygen tension ratio: a critical appraisal. Can Anaesth Soc J 1986; 33(4):471-4.

4. NECESSIDADE DE ASSISTÊNCIA VENTILATÓRIA MECÂNICA

No processo de ventilação é necessário que haja renovação do ar alveolar, tornando-o disponível para a troca gasosa. Esse processo é executado de maneira automática, controlado pelo sistema nervoso central e realizado por mecanismos efetores do sistema respiratório, sendo a inspiração predominantemente realizada pelo diafragma e os músculos intercostais externos. Já a expiração ocorre passivamente, exceto em situações de esforço, em que são acionados os músculos intercostais internos e abdominais[9,18].

Entretanto, quando um paciente apresenta alguma complicação pulmonar, como insuficiência respiratória aguda ou crônica agudizada, cardiopatia, disfunções neuromusculares e acidente vascular encefálico, o suporte ventilatório mecânico torna-se de fundamental importância para manutenção das trocas gasosas, redução do trabalho muscular respiratório, adequação do consumo de oxigênio e aplicação de terapêuticas específicas[18-20].

A utilização da assistência ventilatória mecânica (AVM) por tempo prolongado pode acarretar diversas complicações, como lesão pulmonar induzida pelo ventilador, barotraumas, complicações cardiovasculares e pneumonia associada ao ventilador, aumentando a morbimortalidade dos pacientes críticos. Portanto, é importante abreviar o período durante o qual o paciente permanece em suporte ventilatório, restabelecendo a ventilação espontânea tão logo seja possível[2].

5. CICLO VENTILATÓRIO DO VENTILADOR MECÂNICO

Para acionar o ventilador mecânico para substituir o papel de bomba ventilatória são necessárias informações acerca do momento de início e término do ciclo, bem como a determinação do padrão de fluxo de entrada do ar, além da manutenção de uma pressão expiratória que evite o colapso alveolar e bronquiolar[22].

Para um melhor entendimento da AVM, pensemos que esse equipamento nada mais é que um gerador de fluxo microprocessado que envia uma mistura gasosa ao paciente. Levando em consideração que são necessárias a entrada e a saída de ar, esse equipamento contém duas válvulas, uma inspiratória e outra expiratória. Didaticamente, consideremos que durante a inspiração a válvula expiratória encontra-se fechada, o mesmo acontecendo com a válvula inspiratória durante a expiração. Esse artifício é apenas didático, uma vez que nos ventiladores mais modernos ambas as válvulas permanecem parcialmente abertas nas fases descritas[22].

O ciclo ventilatório mecânico é marcado por quatro fases:

- **Disparo:** corresponde à transição entre o término da fase expiratória e o início da inspiração e, portanto, marca o fechamento da válvula expiratória e a abertura da válvula inspiratória.
- **Inspiração:** durante essa fase, o ventilador mecânico mantém um fluxo inspiratório ativo, e o comportamento do fluxo muda de acordo com o modo ventilatório.
- **Ciclagem:** corresponde ao término da inspiração e ao início da expiração, com o consequente fechamento da válvula inspiratória e a abertura da expiração.
- **Expiração:** nessa fase, apesar de ocorrer geralmente de maneira passiva, em virtude do recuo elástico da parede torácica e do parênquima pulmonar, há necessidade de manutenção de uma pressão positiva ao fim da expiração (*Positive End Expiratory Pressure* – PEEP)[22].

Dentre as funções da PEEP, merecem destaque: manutenção da permeabilidade da via aérea, redistribuição hídrica, redução da barreira alveolocapilar, melhora da troca gasosa e deslocamento central dos pontos de igual pressão. Em casos ventilados sem PEEP foram percebidas com maior frequência lesões induzidas pelo ventilador, bem como a formação de áreas de atelectasia e aumento do trabalho respiratório. No entanto, níveis elevados de PEEP estão associados à redução do retorno venoso e da pressão arterial e ao aumento da pressão intracraniana[22,23].

6. VENTILAÇÃO MANDATÓRIA CONTÍNUA

Os ciclos ventilatórios serão divididos, grosso modo, em ciclos mandatórios ou ciclos espontâneos. Os ciclos mandatórios caracterizam-se por apresentar a ciclagem (término do ciclo), dependente da programação do ventilador, não estando "sensível" ao esforço do paciente no que se refere ao prolongamento do ciclo, ou ainda ao encerramento mais precoce. No entanto, o disparo pode ser realizado mediante o esforço do paciente, o qual produz uma variação de pressão ou fluxo, e esta variação será percebida pelo ventilador e desencadeará o início da inspiração. Consequentemente, como houve o esforço do paciente, este ciclo será considerado assistido[22].

Caso o paciente não apresente esforço ventilatório, o que é muito comum em distúrbios neurológicos, ou quando o paciente se encontra sob sedação, é necessária a programação de uma frequência respiratória que será ativada mesmo sem o esforço do paciente. Nesse caso, o ciclo será denominado controlado. Justamente por este motivo, o modo ventilatório mandatório contínuo é comumente denominado modo assistido/controlado (A/C)[22].

Durante a fase inspiratória no modo A/C, a variável de controle, ou seja, a variável que determina como o fluxo será entregue ao paciente, dependerá do fato de o ciclo ser controlado a volume, o que se denomina ventilação controlada a volume (VCV), ou a pressão, o que se denomina ventilação controlada a pressão (PCV).[22]

No modo VCV, há garantia de fluxo e volume corrente, desde que a pressão de segurança não seja atingida (Figura 9.3A). Desse modo, a onda de fluxo não varia, mesmo com o esforço do paciente. Os padrões de onda de fluxo que podem ser assumidos são: quadrada, com manutenção do fluxo constante do início ao término do ciclo; decrescente linear, com onda de fluxo que decresce de acordo com uma função linear preestabelecida pelo ventilador; e onda de fluxo senoidal. Nesse modo ventilatório, no entanto, a pressão nas vias aéreas pode variar, sendo por isso um modo com risco potencial de ocasionar barotrauma, uma vez que o término do ciclo (ciclagem) ocorre no momento em que o volume corrente é atingido. Os ajustes ventilatórios que podem ser realizados são os seguintes: frequência respiratória, volume corrente, fluxo inspiratório, PEEP, sensibilidade, pausa inspiratória e FiO_2[22].

O modo PCV apresenta, por sua vez, fluxo livre com padrão de onda decrescente exponencial, geralmente conhecida como desacelerada (Figura 9.3B). Apesar de assemelhar-se ao modo VCV com onda de fluxo decrescente por redução do fluxo, no modo PCV a onda de fluxo é ajustada de acordo com o esforço e com a mecânica respiratória do paciente, o que torna o processo mais confortável e com menos risco de lesões. Nesse modo, o término do ciclo está condicionado ao tempo inspiratório preestabelecido na programação. Nesse

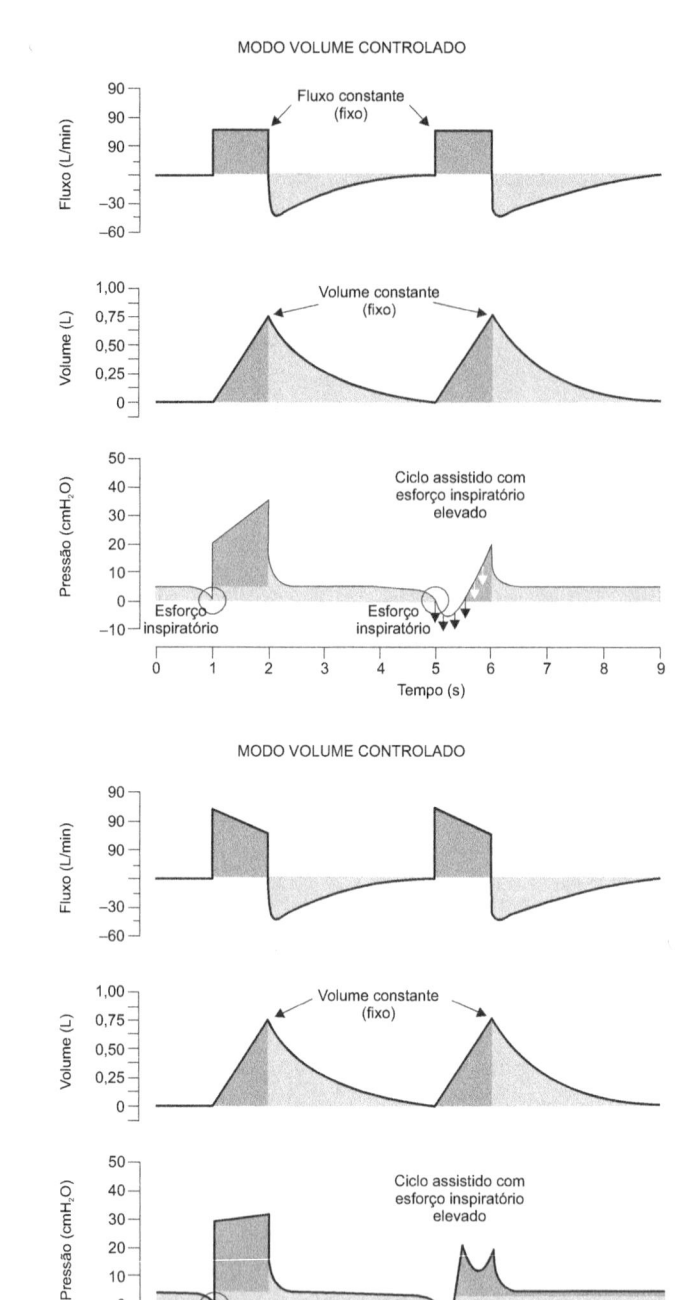

Figura 9.3 (continua).

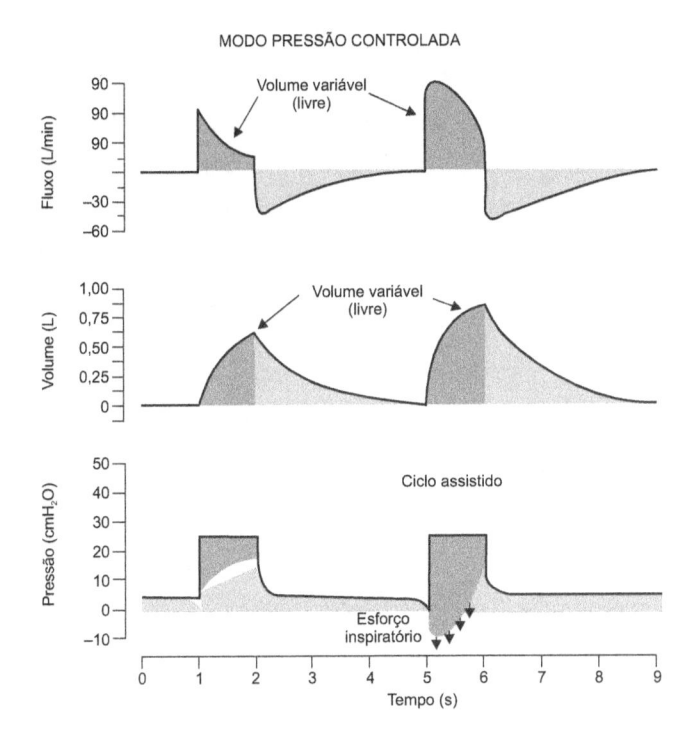

Figura 9.3 Gráficos fluxo × tempo, volume × tempo e pressão × tempo nos modos VCV com onda de fluxo quadrada (**A**), onda de fluxo decrescente linear (**B**) e modo PCV (**C**). (Fonte: retirada de artigo de Bonassa J.)

caso, são ajustados os seguintes parâmetros: pressão inspiratória ou variação de pressão, tempo inspiratório, PEEP, sensibilidade, pausa inspiratória e FiO_2[22].

Como os modos ventilatórios PCV e VCV consistem em modos A/C, o disparo é condicionado à variação de fluxo ou pressão, nos ciclos assistidos, e à do tempo, nos ciclos controlados. Vale salientar que o tempo determinado para o disparo é programado de acordo com a frequência respiratória, obedecendo à seguinte relação: tempo para disparo = 60/FR, logo, para uma FR = 12irpm, o período de disparo será de 5s.

7. VENTILAÇÃO ESPONTÂNEA

Diferente da ventilação mandatória, nessa modalidade tanto o início como o término do ciclo são determinados pelo esforço do paciente, logo, se o paciente realizar esforço inspiratório mais prolongado, o tempo do ciclo poderá variar. Também é possível uma respiração mais superficial. Nesse caso, fluxo e volume dependerão não apenas do esforço respiratório do paciente, mas também da mecânica respiratória, sendo reservados apenas aos indivíduos que apresentam impulso ventilatório satisfatório, caso contrário não haveria disparo e o paciente permaneceria em apneia[22].

O modo ventilatório considerado mais próximo do fisiológico é o CPAP (sigla em inglês para *Continuous Positive Airway Pressure*), que na realidade garante pressão inspiratória e expiratória constante. Se tomarmos a pressão atmosférica (Patm) como ponto referencial 0 (zero), e se entendermos que no CPAP a pressão gerada encontra-se acima da Patm, estaremos respirando em um novo patamar de pressão, sendo o início e o término do ciclo totalmente determinados pelo paciente, como demonstrado na Figura 9.3*C*[22].

Em virtude de grande parte dos pacientes encontrar-se em uso de via aérea artificial, seja tubo orotraqueal ou cânulas de traqueostomia, há um incremento na resistência imposta ao sistema respiratório, sendo necessária, portanto, a utilização de pressões para vencer essa impedância acima de uma pressão basal. Estaríamos, assim, trabalhando com dois níveis de pressão: um nível mais elevado durante a inspiração e outro mais baixo durante a expiração. Surge então o modo ventilatório conhecido como ventilação com pressão de suporte (PSV), a qual apresenta disparo acionado pelo paciente mediante geração de pressão ou fluxo e ciclagem a fluxo (Figura 9.4)[22].

8. DESMAME DA AVM

Quando o paciente apresenta condições clínicas adequadas, é iniciado o processo de retirada rápida ou gradual e definitiva do paciente do ventilador mecânico. Esse procedimento é denominado desmame ventilatório e pode ser executado por meio de várias técnicas (tubo em T, CPAP, PSV). As formas de interrupção incluem o método abrupto ou a retirada gradual, exigindo um esforço progressivo do paciente, sendo importante a observação de suas condições clínicas independentemente da técnica usada[24-27].

Como uma maneira de predizer se o paciente apresenta capacidade de permanecer sem o auxílio do ventilador mecânico, foi introduzido na prática clínica o teste de respiração espontânea (TRE), que consiste em respirar sem auxílio do ventilador mecânico ou com mínimo suporte, o que, nesse caso, pode ser realizado com PEEP = $5cmH_2O$ e PSV = $7cmH_2O$, revelando-se com alto valor preditivo positivo de desmame. Ao término do teste, é efetuada a retirada do tubo orotraqueal. Em casos de traqueostomia, o paciente permanece em ventilação espontânea, sendo a decanulação programada para outro momento. No entanto, alguns pacientes que conseguem completar um TRE necessitam de reintubação nas 48 horas que se seguem à extubação[24-27].

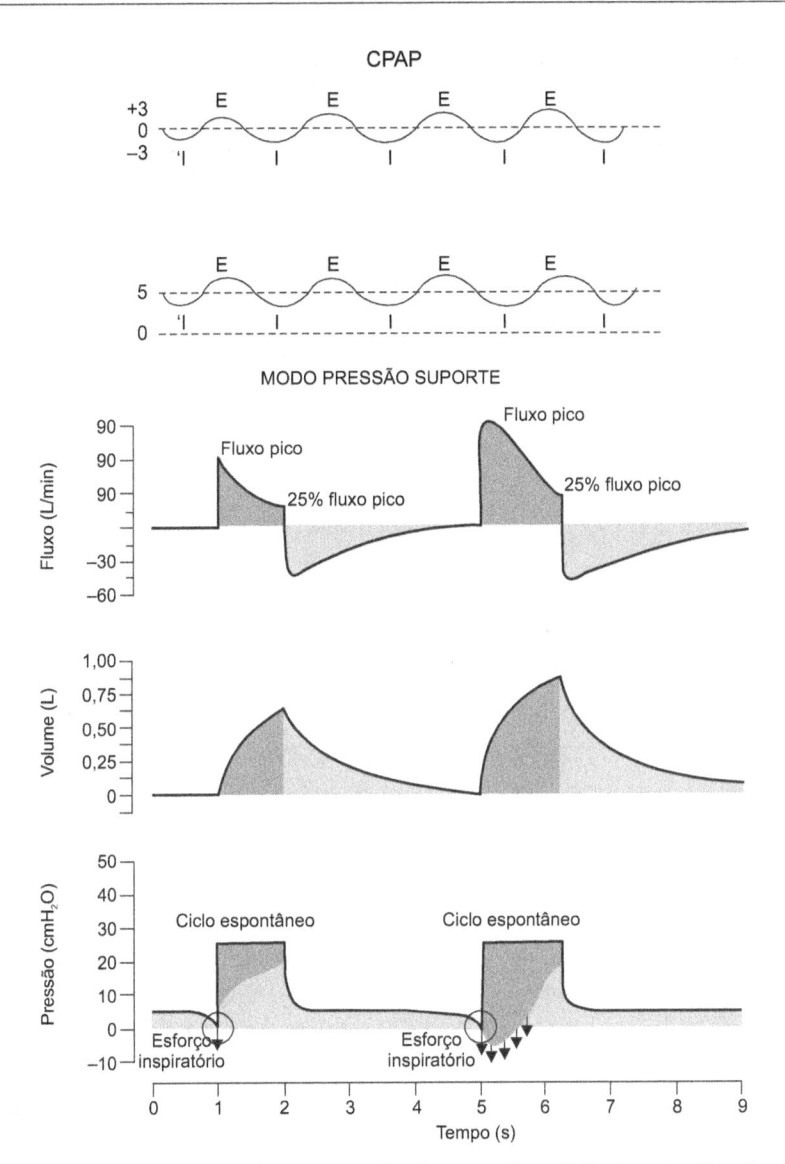

Figura 9.4 Curva pressão-tempo durante a respiração espontânea (**A1**), durante utilização do CPAP (**A2**) e curvas de fluxo, volume e pressão durante a utilização de PSV (**B**).

9. CINESIOTERAPIA APLICADA AO PACIENTE CRÍTICO

A permanência prolongada no leito, associada ao quadro clínico e ao tipo de medicamento utilizado durante a estadia dos pacientes nas unidades de tratamento intensivo (UTI), tem acarretado déficits sistêmicos com repercussões diversas, sendo mais perceptíveis as alterações dos sistemas respiratório e musculoesquelético[28].

No entanto, a polineuropatia do doente crítico (PDC) e a miopatia do doente crítico (MDC) surgem como doenças distintas, sendo ambas sequelas frequentemente desenvolvidas no ambiente da UTI. A PDC foi primeiramente descrita na década de 1980 por Charles Bolton, com a corroboração de vários estudos realizados por autores americanos, canadenses e franceses. Os pacientes observados apresentavam manifestações clínicas associadas, como sepse grave, dificuldade no desmame da ventilação mecânica e tetraparesia flácida[29].

A mobilização precoce desponta como uma medida efetiva para prevenção e reabilitação do paciente portador da PDC. Os objetivos gerais de um programa de fisioterapia inserido na UTI são: aplicar modalidades terapêuticas avançadas com a finalidade de minimizar a dependência paciente-ventilador, melhorar a função preservada e prevenir novas hospitalizações, possibilitando uma melhor qualidade de vida[29,30].

As intervenções fisioterapêuticas devem ser implementadas precocemente por meio de exercícios direcionados para manutenção e/ou otimização da amplitude de movimento (ADM) e da força muscular, posicionamento adequado, treinamento dos músculos inspiratórios, sedestação e ortostatismo tão breve quanto possível[29,30].

Os exercícios de flexibilização estão relacionados com alongamento e aumento da ADM. Essa forma de tratamento é amplamente aceita com o objetivo de prevenir contraturas e manter as articulações "lubrificadas". Vale ressaltar ainda que as mobilizações, mesmo passivas, quando realizadas diariamente, previnem hipotrofia muscular, como foi demonstrado em estudos com biópsia muscular. Além disso, a implementação precoce da cinesioterapia tem demonstrado redução do tempo de AVM, bem como do período de internação em UTI e hospitalar[4,5,29,30].

REFERÊNCIAS

1. Sahn SA, Lakshminarayan S. Bedside criteria for discontinuation of mechanical ventilation. Chest 1973; 63:1002-5.
2. Thompson BT, Schoenfeld D. Usual care as the control group in clinical trials of nonpharmacologic interventions. Proc Am Thorac Soc 2007; 4:577-82.
3. Teasdale G, Jennett B. Assessment of coma and impaired consciousness. Lancet 1974; 13(2):81-4.
4. Morris PE, Goad A, Thompson C et al. Early intensive care unit mobility therapy in the treatment of acute respiratory failure. Crit Care Med 2008; 36(8):2238-43.
5. Burtin C, Clerckx B, Robbeets C. Early exercise in critically ill patients enhances short-term functional recovery. Crit Care Med 2009; 37(9):2499-505.
6. West JB. Fisiologia do sistema respiratório. In: West JB. Fisiologia respiratória. 6. ed. São Paulo: Manole, 1996: 33-7.

7. Dosemeci L, Yilmaz M, Celikbilek G, Yagmur R, Ramazanoglu A. The complications associated with mechanical ventilation. Critical Care 2003; 7(Suppl 2):23-9.
8. Macintyre NR. Respiratory mechanics in the patient who is weaning from ventilator. Respiratory Care 2005; 50(Suppl 2):275-86.
9. Carvalho CBR Jr CT, França SA. III Consenso Brasileiro de Ventilação Mecânica. Jornal Brasileiro de Pneumologia 2007; 33(Suppl 2):57-70.
10. Markou NK, Myrianthefs PV, Baltopoulos GJ. Respiratory failure – an overview. Crit Care Nurs Q 2004; 27(4):353-79.
11. Roussos C, Koutsoukou A. Respiratory failure. Eur Respir J 2003; 22:3S–14S.
12. Greene KE, Peters JI. Pathophysiology of acute respiratory failure. Clin Chest Med 1994; 15:1–12.
13. Clark LC. Measurement of oxygen tension: an historical perspective. Crit Care Med 1981; 9:690-2.
14. Crapo RO, Jensen RL, Hegewald M, Tashkin DP. Arterial blood gas reference values for sea level and an altitude of 1,400 meters. Am J Respir Crit Care Med 1999; 160:1525-31.
15. Everett DC. A classic learning opportunity from Fenn, Rahn, and Otis (1946): the alveolar gas equation. Adv Physiol Educ 2006; 30:58-62.
16. Caiozzo VJ, Davis JA, Ellis JF. A comparison of gas exchange indices used to detect the anaerobic threshold. J Appl Physiol Respirat Environ Exercise Physiol 1982; 53(5):1184-9.
17. Doyle J. Arterial/alveolar oxygen tension ratio: a critical appraisal. Can Anaesth Soc J 1986; 33(4):471-4.
18. Ruppel GL. Ventilação. In: Scalan CL, Wilkins RL, Stoller JK. Fundamentos da terapia intensiva de Egan. 7. ed. São Paulo: Manole, 2000: 205-25.
19. Dosemeci L, Yilmaz M, Celikbilek G, Yagmur R, Ramazanoglu A. The complications associated with mechanical ventilation. Critical Care 2003; 7(Suppl 2):23-9.
20. Macintyre NR. Respiratory mechanics in the patient who is weaning from ventilator. Respiratory Care 2005; 50(Suppl 2):275-86.
21. Schifelbain LMO. Alterações cardiorrespiratórias nos pacientes em desmame da ventilação mecânica: contribuição do ecocardiograma. Rio Grande do Sul. Dissertação [Pós-Graduação em Medicina] Universidade Federal Rio Grande do Sul, 2008.
22. Bonassa J. Princípios básicos de ventiladores artificiais. In: Carvalho CRR. Ventilação mecânica. São Paulo: Atheneu, 2000: 69-125.
23. Halter JM, Steinberg JM, Gatto LA. Effect of positive end expiratory pressure and tidal volume on lung injury induced by alveolar instability. Critical Care 2007; 11(1):1-13.
24. Alverne DGBM. Variações na mensuração dos parâmetros de desmame da ventilação mecânica em hospitais da cidade de Fortaleza. Rev Bras de Ter Inten 2008; 20:2.
25. Kaweesak CMD, Chaweewan TRN. Spontaneous breathing trial with low pressure support protocol for weaning respirator in surgical ICU. Med Assoc Thai 2009; 92(Suppl 2):1306-12.
26. Ely EW, Baker AM, Dunagan DP, Burke HL, Smith AC, Kelly PT. Effect on the duration of mechanical ventilation of identifying patients capable of breathing spontaneously. New Eng J Med 1996; 25:1864-9.
27. Frutos-Vivar F, Ferguson ND, Esteban A et al. Risk factors for extubation failure in patients following a successful spontaneous breathing trial. Chest 2006; 130:1664-71.
28. Chatila WM, Criner GJ. Complications of long-term mechanical ventilation. Respir Care Clin 2002; 8:631-47.
29. Bolton C. Sepsis and the systemic inflammatory response syndrome: neuromuscular manifestations. Crit Care Med 1996; 24:1408-16.
30. Thomas DC. Rehabilitation of the patient with chronic critical illness. Crit Care Clin 2002; 18:695-715.

Capítulo 10

Fisioterapia em Uroginecologia e Obstetrícia

Silvana Maria de Macêdo Uchôa
Teresa Cristina da Costa Vieira
Valéria Conceição Passos de Carvalho

1. INTRODUÇÃO

A saúde da mulher vem ocupando grande espaço nos serviços de atenção à saúde, em virtude de sua crescente demanda. Desse modo, o atendimento nessa área exige profissionais especializados com o olhar direcionado para os diversos níveis de atenção (primário, secundário e terciário), com ênfase na prevenção dos agravos e na promoção da saúde integral da mulher.

A atuação da fisioterapia na área da saúde da mulher ocorre nas diversas fases da vida, desde a adolescência até a fase adulta, compreendendo os períodos reprodutivo e não reprodutivo, no processo de saúde-doença.

Sua atuação está direcionada para problemas ginecológicos e urológicos (dor pélvica crônica, incontinência urinária e fecal, disfunções sexuais), gestação, parto, pós-parto e climatério, com o objetivo de melhorar a qualidade de vida dessas mulheres[1-3].

Atualmente, os profissionais de fisioterapia que atuam na área da saúde da mulher contam com a Associação Brasileira de Fisioterapia em Saúde da Mulher (ABRAFISM), sociedade civil, sem fins lucrativos, fundada no ano de 2005 em São Paulo. Em 4 de junho de 2007, a ABRAFISM deu um passo histórico, tornando-se a primeira associação da América Latina a ser aceita como membro da Organização Internacional de Fisioterapia em Saúde da Mulher (IOPTWH), durante o Congresso Mundial de Fisioterapia realizado em Vancouver, no Canadá[4].

O profissional que se especializa na área da saúde da mulher detém o conhecimento teórico-prático das principais patologias relacionadas com a saúde da mulher, intervindo por meio de tratamentos fisioterapêuticos, bem como atuando junto a uma equipe multidisciplinar.

2. FISIOTERAPIA NA FASE PRÉ-NATAL

Apesar de ocasionar intensas alterações musculoesqueléticas em todos os órgãos e sistemas do organismo materno, bem como alterações emocionais, a gravidez é uma condição de saúde[5].

O pré-natal é o período que se inicia na concepção e cujo término ocorre no momento do parto[6].

A fisioterapia na fase pré-natal tem como meta preparar a gestante fisicamente para que a gravidez, o parto e o puerpério sejam bem-sucedidos. A fisioterapia, nessa fase, enfatiza a conscientização corporal da gestante, a postura e o desenvolvimento do potencial de seus músculos para que se tornem aptos a conviver com as exigências extraordinárias da gravidez e do parto.

O fisioterapeuta obstétrico dedica-se a todas as alterações biomecânicas que envolvem o processo da gravidez, no intuito de prevenir ou minimizar esses transtornos biomecânicos[5], bem como fornece orientações sobre temas relativos a alimentação, vestuário, viagens, atividades sociais, atividades ocupacionais e atividade física.

2.1. Principais queixas das gestantes

Durante os 9 meses da gestação, diversas alterações morfológicas e fisiológicas podem ser observadas no organismo materno. Sua integração visa proporcionar as condições necessárias para o desenvolvimento fetal. A maioria dessas adaptações causa transtornos biomecânicos e fisiológicos e, como resultado, várias queixas.

Entre as principais queixas apresentadas durante a gravidez podem ser citadas: constipação intestinal e hemorroidas; gases excessivos e flatulências; microvarizes; cansaço nas pernas e câimbras; infecção do trato urinário e incontinência urinária; algias nas regiões lombopélvica e sacroilíaca, entorses, distensões e síndrome do túnel do carpo.

2.2. Benefícios da fisioterapia na fase pré-natal

É cada vez maior o número de mulheres que praticam atividade física de maneira regular e que durante a gravidez são incentivadas a realizar atividades com acompanhamento de um especialista na área, no sentido de promover uma atividade segura e bem orientada[7].

Os principais benefícios relacionados com a fisioterapia na fase pré-natal são: reeducação postural; melhora do metabolismo, do sistema digestivo e das circulações venosa e linfática; diminuição dos transtornos respiratórios; aumento do tônus muscular; incentivo ao aleitamento materno; facilitação do trabalho de parto normal e recuperação mais rápida do parto normal ou cesariana.

2.3. Assistência fisioterapêutica na fase pré-natal

Atualmente, a prática de atividade física durante a gestação é recomendada pelo American College of Obstetrician[8,9]. Sua prática deve ser moderada, regular, controlada e devidamente orientada, desencadeando efeitos benéficos sobre a saúde do feto e da gestante[10].

Como contraindicações podem ser citados: ruptura de membrana, desordens hipertensivas, incompetência cervical, parto pré-termo, crescimento fetal restrito, placenta prévia após 28 semanas, diabetes tipo I não controlado, desordem dos sistemas cardiovascular e respiratório, além de doença infecciosa aguda[6,11].

2.3.1. Cinesioterapia na gravidez

O protocolo de tratamento fisioterapêutico durante a fase pré-natal pode ser utilizado no solo (cinesioterapia) ou na água (fisioterapia aquática), sendo dividido em três etapas:

• **Série metabólica ou aquecimento:** consiste em exercícios direcionados para alongamento das cadeias musculares, lubrificação das articulações, aumento da capacidade cardiopulmonar e ativação da circulação. É durante essa fase que se demonstra a coordenação entre movimento e respiração (Figuras 10.1 e 10.2).

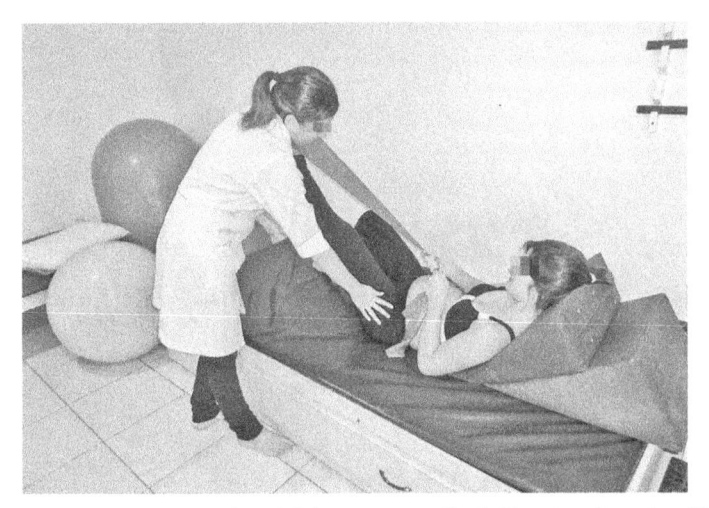

Figura 10.1 Alongamento dos membros inferiores com auxílio da *Theraband* passivo. (Fonte: acervo dos autores.)

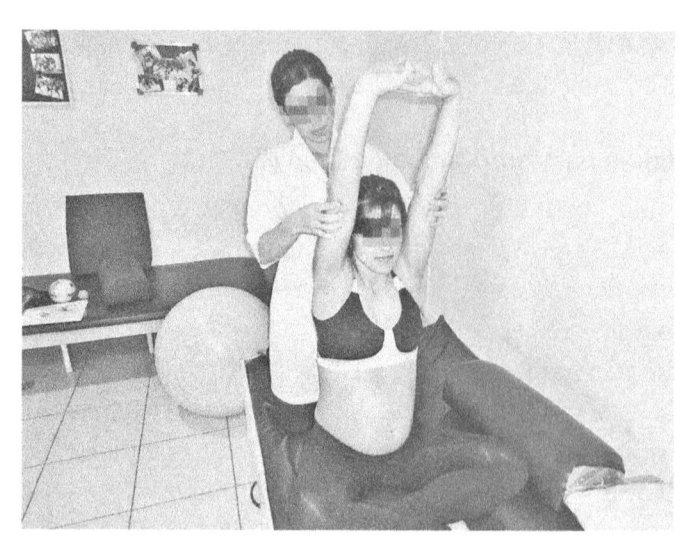

Figura 10.2 Alongamento passivo dos escalenos, esternocleidomastóideos, musculatura paraverte-bral superior e membros superiores (Fonte: acervo dos autores.)

- **Série principal:** é constituída por exercícios direcionados para manter a tonicidade dos grupos musculares, que tendem a hipotonia e hipertonia; promover alongamento da cadeia posterior da coluna, de modo a reduzir as tensões na musculatura paravertebral; exercícios relacionados com a ativação da circulação de retorno e conscientização da musculatura perineal, facilitando o período expulsivo do parto (Figuras 10.3 a 10.5).

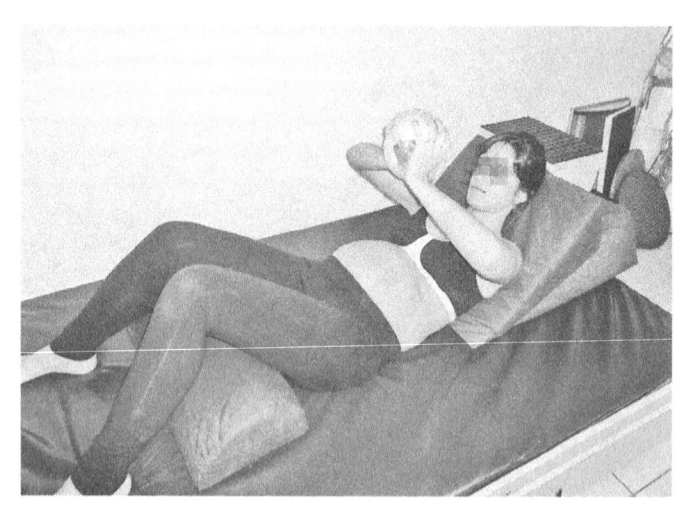

Figura 10.3 Exercícios ativo-assistidos para os membros superiores com auxílio de bola: cotovelos em flexão e apertando a bola com as mãos. (Fonte: acervo dos autores.)

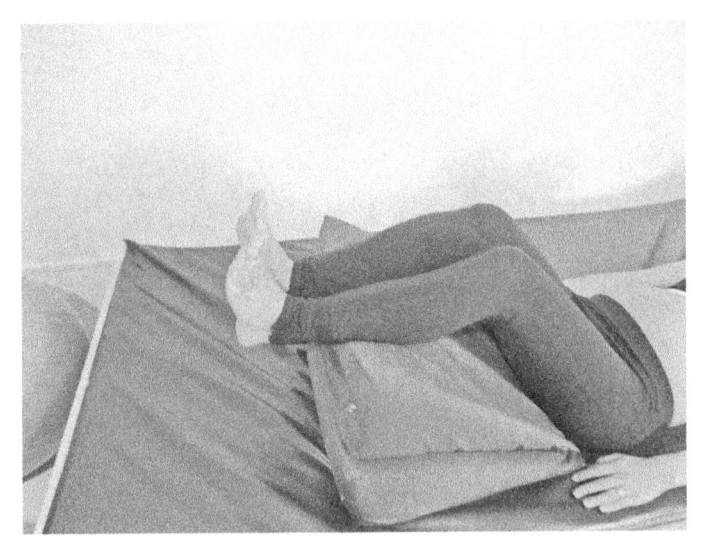

Figura 10.4 Exercícios de bombeamento tibiotársico apoiados no triângulo. (Fonte: acervo dos autores.)

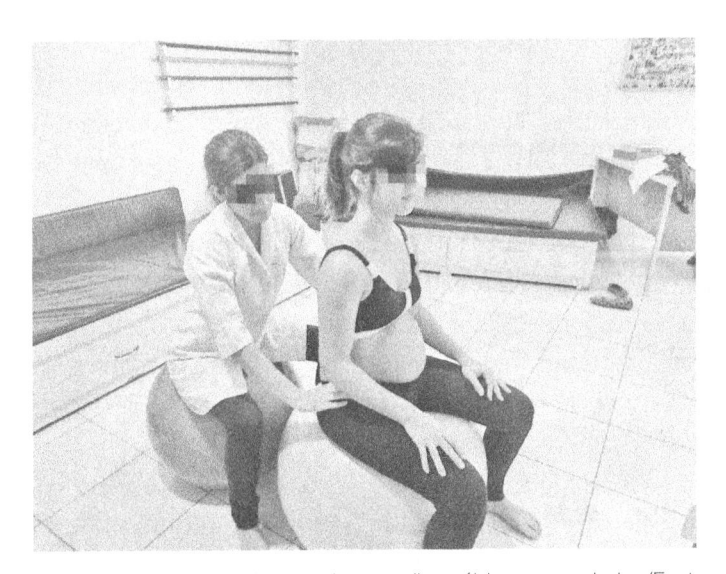

Figura 10.5 Exercícios de conscientização do assoalho pélvico com a bola. (Fonte: acervo dos autores.)

- **Série de relaxamento ou desaquecimento:** realizada no final dos exercícios para aliviar alguma tensão, bem como para conscientização corporal, regular a frequência cardíaca e respiratória e alongar musculaturas contraturadas, produzindo uma sensação de bem-estar físico e emocional (Figura 10.6).

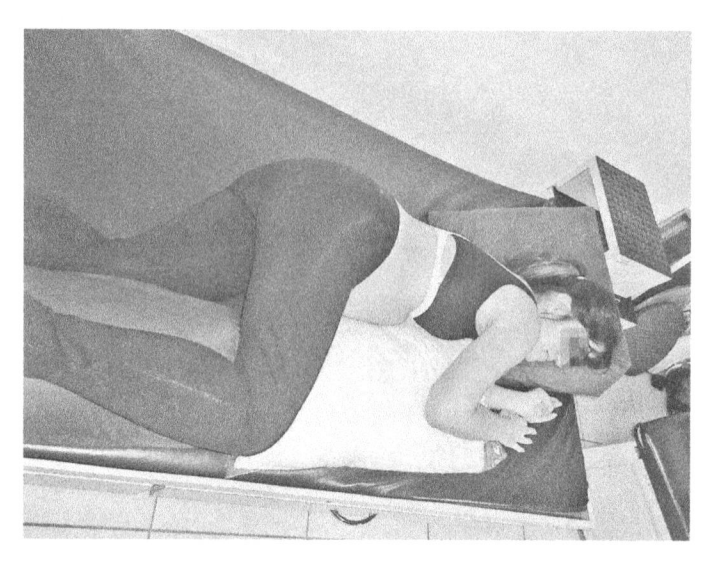

Figura 10.6 Técnica de relaxamento. (Fonte: acervo dos autores.)

2.3.2. Fisioterapia aquática

A fisioterapia aquática é um recurso que facilita a execução do movimento em todas as suas dimensões. Durante a gravidez, favorece uma adequada adaptação metabólica e cardiovascular e não determina prematuridade e baixo peso nos recém-nascidos[12].

A terapêutica é desenvolvida por meio de exercícios de alongamento, fortalecimento muscular e relaxamento, proporcionando às gestantes redução do estresse, atenuação das dores lombares, redução dos edemas e das câimbras nos membros inferiores, melhora na postura e condicionamento cardiorrespiratório. Um programa aquático para gestantes deve ser realizado, em média, na frequência de três vezes por semana, com duração de 45 a 60 minutos para cada sessão.

A melhora do estado físico e emocional das grávidas ocorre quando elas são submetidas à fisioterapia aquática, visto que a diminuição de dores lombares, a redução do peso corporal e a melhor capacidade funcional para realizar as atividades da vida diária influenciam diretamente a qualidade de vida[13] (Figura 10.7).

3. FISIOTERAPIA NO PARTO

O parto é uma experiência fundamental, profunda e marcante na vida da mulher e, às vezes, influencia indiretamente toda a família. Infelizmente, nem todas as mulheres têm o privilégio de vivenciar o lado positivo desse aconteci-

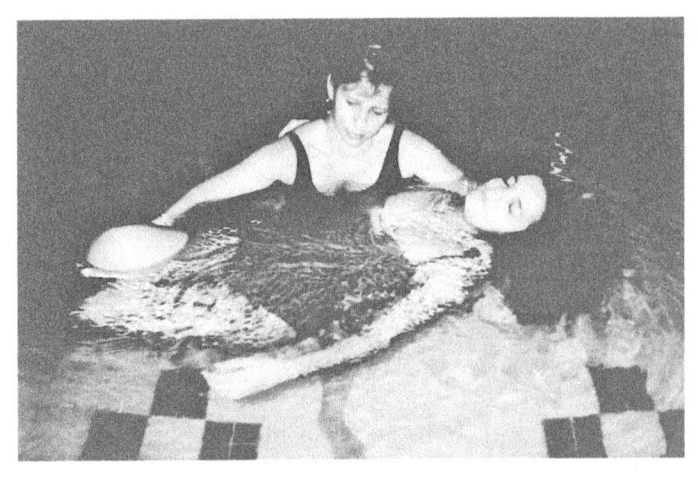

Figura 10.7 Fisioterapia aquática para gestante. (Fonte: acervo dos autores.)

mento e cabe aos profissionais de saúde e familiares, que estão em contato com elas, fazer o possível para amenizar as experiências dolorosas.

3.1. Humanização do parto

A partir do final da década de 1990, a expressão humanização do parto passou a ser usada pelo Ministério da Saúde (MS) para referir-se a uma série de políticas públicas no sentido de dar atenção humanizada ao parto. Envolve um conjunto de diretrizes, conhecimentos, práticas e atitudes que visam à promoção do parto e do nascimento saudáveis e à prevenção da morbimortalidade materna e perinatal. Esse programa tem como principais metas: diminuição das taxas de cesáreas, maior atenção ao parto normal e garantia do direito de analgesia de parto[14].

A assistência obstétrica humanizada deve garantir o acesso da parturiente a recursos adequados de alívio da dor no trabalho de parto, embora este continue a ser um desafio para os profissionais de saúde que prestam assistência à parturiente[15]. O trabalho de parto é um processo natural pelo qual o útero expele o feto e pode ser dividido em três estágios: período de dilatação, período de expulsão e período de dequitação.

O processo de humanização do trabalho de parto permite que a mulher escolha o tipo de parto que deseja ter, dentre os quais podem ser relatados:

• **Parto aquático:** criada na década de 1960, nessa técnica a mulher encontra-se dentro de uma banheira aquecida durante todo o trabalho de parto, em posição sentada, de joelhos ou de cócoras, promovendo alívio da dor e relaxamento[16,17].

- **Parto ativo:** nessa técnica, a mulher deve seguir seus próprios instintos e a lógica fisiológica de seu corpo, movimentando-se livremente durante o início do período de dilatação e escolhendo posições verticais confortáveis, como ficar em pé, caminhar, sentar-se, ajoelhar-se ou agachar. No período expulsivo, ela pode continuar a fazer uso das posições verticais mais confortáveis ou práticas[16].
- **Parto vertical:** o parto vertical é mais tranquilo e a mãe se sente mais segura em razão da própria liberdade e da participação do pai. Prioriza posições que facilitem o período expulsivo[16-18].
- **Parto de cócoras:** com o posicionamento de cócoras, observam-se diminuição do quadro álgico na região lombar, maior eficácia das contrações uterinas, redução do uso de medicamentos estimulantes do parto, como a ocitocina, e diminuição da laceração do períneo[16].
- **Parto cirúrgico:** a cesariana ou parto cesáreo é um procedimento que permite a extração do feto através da abertura cirúrgica da parede abdominal e uterina. O nome da intervenção tem sua origem na lei romana – Lex Cesarea. O século XIX marca o desenvolvimento definitivo da cesariana. Em 1876, o Dr. Eduardo Porro divulgou a operação, seguida da retirada do útero, a fim de evitar infecções. Desde então, a técnica vem sendo aperfeiçoada e é hoje considerada uma das operações mais seguras no campo da obstetrícia.No entanto, não deixa de ser uma intervenção que exige responsabilidade, devendo ser sempre plenamente justificada[17,18].

3.2. Assistência fisioterapêutica no trabalho de parto

A atuação do fisioterapeuta durante o trabalho de parto vem aumentando e contempla medidas de alívio da dor, instruções sobre posicionamentos e educação para facilitação do parto.

A assistência fisioterapêutica voltada ao trabalho de parto deve ser iniciada no último trimestre da gestação e tem como principais objetivos: conscientização perineal associada à respiração, alívio do quadro álgico e orientações quanto às posturas que facilitarão o trabalho de parto[17,19].

3.3. Técnicas fisioterapêuticas

3.3.1. Orientações posturais e relaxamento

As orientações posturais são realizadas nos períodos de dilatação e expulsão:

- **No período de dilatação:** orientações para deambular e permanecer na postura vertical; adotar postura ligeiramente inclinada para frente ou decúbito lateral esquerdo; continuar realizando atividades leves; mudar de posição para conservar energia e estimular o relaxamento; promover posições que previnam dores na região do quadril e na coluna.

- **No período de expulsão:** estimular a postura vertical, sentada ou agachada, de modo a promover alívio da dor na região lombar.

3.3.2. Conscientização perineal e técnicas de respiração

São técnicas que fazem a parturiente perceber conscientemente o períneo e compreender a função dos músculos perineais, além de acompanhar as mudanças nos esforços expulsivos. A conscientização é realizada mediante o trabalho perineal com a respiração. Utilizam-se posições que favoreçam a colocação passiva correta da bacia e da coluna. Nesse período, deve-se estimular a conscientização mediante a propriocepção com utensílios que favoreçam contração e relaxamento perineal (bola suíça, bolas de vários tamanhos, *theraband*), associados à respiração[17,20,21].

3.3.3. Eletroanalgesia

A eletroestimulação nervosa transcutânea (TENS), usada há anos para controle da dor, é um método não invasivo baseado na fisiologia da dor, utilizado no parto com o objetivo de aumentar o limiar da dor e, desse modo, reduzir o quadro álgico[22-24].

4. FISIOTERAPIA NO PUERPÉRIO/PÓS-PARTO

O período de puerpério se segue ao parto da placenta e se encerra cerca de 6 a 8 semanas após esse evento[18]. Trata-se de um momento crítico e de transição na vida das mulheres. Nesse período ocorrem os ajustes fisiológicos necessários às manifestações involutivas de recuperação e adaptação às alterações sofridas pelo organismo a seu estado pré-gravídico[25].

4.1. Períodos do pós-parto

- **Período imediato (1ª e 2ª semanas):** nessa fase, os processos de regressão estão relacionados com o útero e o restabelecimento da circulação e da tensão normal dos músculos do assoalho pélvico e do abdome.
- **Período tardio (da 3ª à 8ª semana):** tempo da regressão completa necessária para os órgãos genitais, circulação e retorno da menstruação, sendo o principal período da lactação.

- **Período mais afastado (9ª semana):** até que a mulher se restabeleça completamente, voltando ao estado pré-gravídico.

A experiência emocional do parto exerce um papel de extrema importância na saúde mental materna[26]. É importante conhecer os fatores que interferem na adaptação e integração dos papéis que a mulher passa a assumir quando se torna mãe para que as intervenções adotadas pelos profissionais de saúde possam contribuir de modo a melhorar sua qualidade de vida[27].

A complexidade do puerpério é constatada pelo entrelaçamento de aspectos biológicos, psicológicos, comportamentais, relacionais, socioculturais, econômicos e por questões de gênero. Além disso, é nesse período que se exacerbam as demandas da maternidade, o que acarreta importantes transformações no estilo de vida das mulheres e do casal, com implicações no relacionamento conjugal e na vida afetiva e sexual. Todos esses aspectos resultam em diferentes situações de vulnerabilidade para as mulheres[26].

A puérpera se vê envolta em uma série de mudanças impostas pela gravidez e o nascimento, necessitando adaptação e instrumentalização para desenvolver o papel da maternidade. Nesse sentido, a transição para o papel materno é explícita quando as mães têm de lidar com as principais dificuldades no puerpério imediato no cuidado ao recém-nascido: banho, cuidado com o coto umbilical, amamentação, identificação do choro, tipo de parto e fragilidade física[28].

A amamentação é a melhor forma de alimentar a criança pequena. Se a mãe para de amamentar precocemente, conserva as calorias que seriam usadas para fabricar leite materno. A puérpera, então, conservará o peso obtido na gestação e demorará mais tempo para voltar ao peso pré-gestacional. Menor risco de câncer de mama e proteção contra alguns tipos de câncer epitelial do ovário são importantes benefícios da amamentação para a saúde da mulher[29].

No pós-parto, o corpo deve se adaptar à perda repentina de peso, à alteração do centro de gravidade e aos ajustes posturais associados. O exercício no puerpério é importante para o retorno rápido e máximo da função muscular e a restauração da saúde da mãe. Um programa de exercícios pode evitar má postura, disfunção do assoalho pélvico, motilidade gastrointestinal reduzida, fadiga, desconforto nas costas e no pescoço, pouca força abdominal, dificuldade em amamentar e uma autoimagem negativa[18].

4.2. Assistência fisioterapêutica no puerpério/pós-parto

A abordagem fisioterapêutica no pós-natal visa restituir o funcionamento normal do mecanismo respiratório, favorecer a tonificação do assoalho pélvico e do abdome e restabelecer a circulação e o metabolismo, além de voltar-se para a profilaxia de hérnias na região lombossacra, o incentivo ao aleitamento materno, a reeducação postural e o apoio psicológico.

No pós-parto imediato, a fisioterapia tem como objetivos melhorar a tonicidade dos músculos abdominais e pélvicos, bem como reduzir mais precocemente a diástase dos músculos retos do abdome. É importante conscientizar as puérperas sobre a continuidade dos exercícios iniciados nesse período e o retorno para atendimento no pós-parto tardio[30].

4.2.1. Período de 0 a 6 semanas

São realizados exercícios para musculaturas específicas. Nessa fase, a mãe estará em casa e deverá ser orientada a iniciar exercícios de alongamento, exercício graduado, dependendo das condições do assoalho pélvico, e exercícios para membros inferiores, coluna e abdominais. Deve-se contar sempre com a orientação do fisioterapeuta, até que a mulher esteja apta a frequentar a terapia com outras mães com o objetivo de retomar suas atividades profissionais e/ou da vida diária sem maiores comprometimentos.

4.2.2. Período após 6 semanas

Nessa fase, os exercícios tornam-se mais intensos, com aumento no número de repetições e resistência gradual, até que a mãe esteja o mais próximo de seu estado pré-gravídico e se mostre apta a realizar atividades físicas mais intensas.

A fisioterapia no pós-parto é contraindicada na presença de cardiopatia materna, embolia pulmonar recente, doença infecciosa aguda, hemorragia uterina, doença hipertensiva grave (DHEG), sinais radiculares (braço ou perna), dor na articulação sacroilíaca e diástase acentuada do reto do abdome.

5. ATUAÇÃO DA FISIOTERAPIA EM UROLOGIA E GINECOLOGIA

O desenvolvimento constante do conhecimento humano levou ao aparecimento de áreas inovadoras de atuação da fisioterapia, como é o caso da urologia e da ginecologia.

5.1. Assistência fisioterapêutica em urologia e ginecologia

A atuação da fisioterapia em uroginecologia consiste em prevenir e tratar clinicamente, por meio de recursos e técnicas fisioterapêuticas, as disfunções miccionais, fecais, sexuais e algias pélvicas femininas[21]. Dentre as principais patologias que o fisioterapeuta pode tratar nessa área podem ser citadas: incontinência urinária de esforço, de urgência e mista, bexiga hiperativa, incontinência fecal, constipação por obstrução de saída, contração paradoxal do puborretal e algias pélvicas[31].

O tratamento fisioterapêutico nessa área tem como principais objetivos a conscientização e o fortalecimento dos músculos do assoalho pélvico, promovendo os mecanismos de continência.

A etapa principal no processo de planejamento do tratamento fisioterapêutico em uroginecologia consiste na avaliação do assoalho pélvico, mediante a realização de uma anamnese que inclua perguntas referentes ao histórico reprodutivo e pessoal das pacientes, bem como comorbidades associadas, funcionamento do intestino e exames complementares que forneçam informações importantes sobre os sistemas urinário e anorretal[6].

No exame físico, realizam-se inspeção, palpação, exames neurológicos específicos e avaliação funcional do assoalho pélvico, bem como testes de avaliação da qualidade de vida[6].

O programa terapêutico a ser adotado depende do diagnóstico clínico e cinético-funcional, cujas técnicas utilizadas incluem: eletroestimulação, treinamento dos músculos do assoalho pélvico (por meio da cinesioterapia), *biofeedback*, cones vaginais, ginástica hipopressiva e terapia manual[21,32].

5.2. Eletroestimulação

A eletroestimulação consiste no uso da corrente elétrica com frequência e largura de pulso que variam de acordo com o tipo de fibra que se pretende estimular e a intensidade de acordo com a tolerância do indivíduo. Essa estimulação é feita por via transcutânea ou intracavitária, com a finalidade de promover alguma forma de contração muscular, melhorar a circulação, aumentar a contração muscular secundária a atrofia ou disfunção neuromuscular, diminuir a dor e despertar a consciência muscular.

Praticamente não existem efeitos colaterais, a não ser algum desconforto local. São poucos os casos em que essa terapia deve ser contraindicada, como:

pacientes portadores de marca-passo de demanda, gravidez, menstruação, lesões cancerígenas, infecções e implantes metálicos expostos.

Em geral, a eletroestimulação é realizada em regime diário, três vezes por semana ou, no mínimo, em duas sessões semanais. O tempo de aplicação varia de 15 a 30 minutos, com duração do tratamento de 4 a 20 semanas[22]. A intensidade da corrente varia entre 2 e 80mA e deve ser o suficiente para produzir pelo menos 65% da contração voluntária máxima, a fim de que essa estimulação elétrica resulte em aumento de força muscular[32-34].

A escolha da frequência da corrente elétrica baseia-se no tipo de músculo. Os músculos do assoalho pélvico (MAP) são compostos de unidades motoras de contração lenta (70%) e contração rápida (30%), as quais costumam responder melhor às frequências de 10 a 20Hz e 30 a 60Hz, respectivamente. A largura do pulso também varia, geralmente, de 200µs a 1ms. Não existe, na literatura especializada, concordância quanto a esses parâmetros.Entretanto, a imensa maioria dos trabalhos científicos e publicações considera ideais os parâmetros supracitados.

5.3. Treinamento dos MAP (cinesioterapia)

Os exercícios do assoalho pélvico foram inicialmente criados pelo Dr. Arnold Kegel, ginecologista americano que observou enfraquecimento dos MAP em suas pacientes com incontinência urinária após a gestação. Ele correlacionou os dois fatos e criou uma série de exercícios para reabilitação desses músculos, chamados exercícios de Kegel. Além disso, inventou um aparelho, denominado perineômetro, que foi o precursor do *biofeedback*[32].

Os exercícios do assoalho pélvico são importantes por auxiliarem o fortalecimento muscular, o alívio da dor, a redução de edema e a estimulação da circulação. É importante que a respiração seja trabalhada durante esses exercícios, com a paciente procurando contrair os MAP durante a fase expiratória. Esse treinamento objetiva melhorar a coordenação, a força e a capacidade de resistência desses músculos[33] (Figuras 10.8 e 10.9).

5.4. *Biofeedback*

O *biofeedback* consiste em um tipo de terapia comportamental que serve para ensinar as pessoas a controlarem alguns dos eventos fisiológicos de seus corpos que não estão sob controle. Uma das grandes dificuldades no treino dos MAP é fazer com que o indivíduo tome consciência de que está contraindo a musculatura de maneira correta[31].

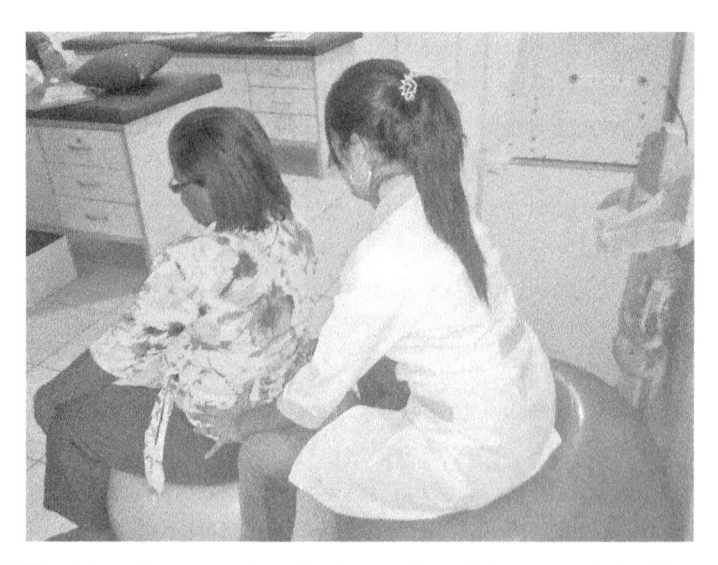

Figura 10.8 Cinesioterapia para reeducação do assoalho pélvico com a bola. (Fonte: acervo dos autores.)

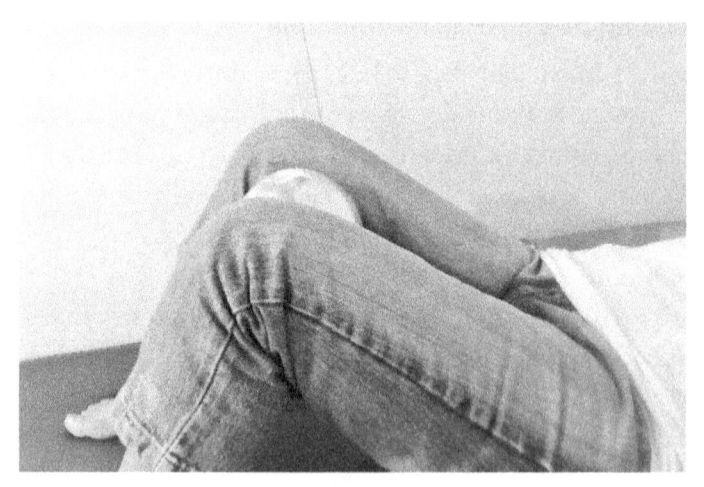

Figura 10.9 Cinesioterapia para reeducação do assoalho pélvico. (Fonte: acervo dos autores.)

Os equipamentos de *biofeedback* monitorizam, medem e mostram a atividade mioelétrica dos MAP na tela do computador, sendo emitido um sinal sonoro quando a força de contração atinge a meta estabelecida durante o treinamento. Sensores especiais (eletrodos) são colocados na região do períneo/perianal ou são intracavitários (vaginal ou anal). A atividade muscular do assoalho pélvico, ou seja, a captação dos sinais elétricos provenientes de sua atividade muscular, ao ser processada por um computador, é demonstrada por meio de um gráfico de recrutamento das unidades motoras, o qual pode ser correlacionado com a magnitude da força realizada e a duração da contração[20,31].

5.5. Cones vaginais

Nas mulheres, os cones vaginais servem como coadjuvantes no treinamento dos MAP. Esses cones são em número de 5, idênticos em forma e volume, porém com pesos que variam de 25 a 75g[21].

Como parte do programa terapêutico, a mulher insere o cone na vagina, com a porção cônica repousando na superfície superior do músculo perineal, e tenta segurá-lo mediante a contração dos MAP por 15 minutos. A manutenção da contração para reter o cone aumenta a força dos MAP, e o peso do cone fornece *feedback* proprioceptivo para a contração desses músculos[6,20].

5.6. Ginástica hipopressiva

Ginástica desenvolvida na Bélgica, pelo Dr. Marcel Caufriez, consiste em uma técnica sistêmica que, mediante o estímulo da musculatura acessória respiratória, relaxa o diafragma, diminui a pressão abdominal e tonifica reflexamente a musculatura abdominal e a musculatura do assoalho pélvico.

5.7. Terapia manual

O toque vaginal constitui um modo excelente de sentir e controlar a atividade dos MAP durante o processo de reeducação. Em geral, é utilizado na fase inicial do tratamento e em músculos com contração muscular muito fraca (grau 1), a qual só pode ser sentida pelos dedos do terapeuta. Uma vez terminada a fase de conscientização dessa musculatura, o toque vaginal é a única forma de desenvolver as propriedades musculares de modo fisiológico[20].

REFERÊNCIAS

1. Franceschini J, Andrea Scarlato A, Cisi CM. Fisioterapia nas principais disfunções sexuais pós-tratamento do câncer do colo do útero: revisão bibliográfica. Revista Brasileira de Cancerologia 2010; 56(4):501-6.

2. Hay-Smith J, Herbison P, Morkved S. Fisioterapia para la prevención de la incontinencia urinaria y fecal en adultos. Reproducción de uma revisión Cochrane, traduzida e publicada na Biblioteca Cochrane Plus, 2007. v. 4.

3. Gonçalves GC, Moreira MA, Normando VM. Atuação fisioterapêutica no climatério. Monografia (Graduação em Fisioterapia) – Universidade do Belém do Pará, Pará, 2008.

4. Associação Brasileira de Fisioterapia em Saúde da Mulher [homepage na internet]. Acesso 22 abr 2012. Disponível em: http://www.abrafism.org.br.

5. Senhorinho HC, Souza NPC, Sousa CH, Gabriel CCT. Alterações fisiopatológicas no período gestacional, relacionadas à ocupação das gestantes do "Lar Preservação da Vida" no município de Maringá no ano de 2002. CESUMAR 2003; 5(1):13-22.

6. Baracho ELLS. Fisioterapia aplicada à obstetrícia – aspectos de ginecologia e neonatologia. 3. ed. Rio de Janeiro: Guanabara Koogan, 2007.

7. Lima FR, Oliveira N. Gravidez e exercício. Rev Bras Reumatol 2005; 45(3):188-90.

8. Artal R, O'Toole M. Guidelines of the American College of Obstetricians and Gynecologists for exercise during pregnancy and the postpartum period. Br J Sports Med 2003; 37:6-12.

9. Tavares JS, Melo ASO, Amorim MMR et al. Associação entre o padrão de atividade física materna, ganho ponderal gestacional e peso ao nascer em uma coorte de 118 gestantes no município de Campina Grande, Nordeste do Brasil. Rev Assoc Med Bras 2009; 55(3):335-41.

10. Batista DC, Chiara VL, Gugelmin AS, Martins PD. Atividade física e gestação: saúde da gestante não atleta e crescimento fetal. Rev Bras Saúde Matern Infant 2003; 3(2):151-8.

11. Silva ET, Caetano JA, Silva ARV. Assistência pré-natal de um serviço de atendimento secundário. Rev Bras em Prom da Saúde 2006; 19(4):216-23.

12. Prevedel TTS, Calderon IMP, Conti MH, Consonni EB, Rudge MVC. Repercussões maternas e perinatais da hidroterapia na gravidez. RBGO 2003; 25(1):53-9.

13. Rosa FC, Chiumento LF. Análise da influência da fisioterapia aquática sobre a capacidade para a realização das atividades de vida diária em gestantes no último trimestre de gestação. [Periódicos na internet]. Acesso 12 jan 2012. Disponível em: http://www.lfa@unesc.net.

14. Serrruya SJ, Cecatti JG, Lago TG. O Programa de Humanização no Pré-natal e Nascimento do Ministério da Saúde no Brasil: resultados iniciais. Caderno Saúde Pública 2004; 20(5):1281-9.

15. Carvalho VCP, Araújo TVB. Adequação da assistência pré-natal em gestantes atendidas em dois hospitais de referência para gravidez de alto risco do Sistema Único de Saúde, na cidade de Recife, Estado de Pernambuco. Ver Bras Saúde Matern Infant 2007; 7(3):309-17.

16. Bezerra MGA, Cardoso MVLML. Fatores culturais que interferem nas experiências das mulheres durante o trabalho de parto. Rev Latino-Am Enfermagem 2006; 14(3):414-21.

17. Oliveira EA, Duarte MDB, Soares DA, Barufaldi F. A contribuição da fisioterapia no processo de humanização da gestação e do parto. Conceitos 2005: 118-22.

18. O'Connor LJ, Stephenson RG. Fisioterapia aplicada à ginecologia e obstetrícia. 2. ed. São Paulo: Manole, 2003.

19. Bio E, Bittar RE, Zugaib M. Influência da mobilidade materna na duração da fase ativa de trabalho de parto. RBGO 2006; 28(11):671-9.

20. Grosse D, Sengler J. Reeducação perineal. 2. ed. São Paulo: Manole, 2002.

21. Moreno LA. Fisioterapia em uroginecologia. São Paulo: Manole, 2004.

22. Lima PGC, Carvalho VCP. Técnicas fisioterapêuticas no alívio da dor no trabalho de parto. Monografia (Graduação em Fisioterapia) – Universidade Católica de Pernambuco, Recife, 2011.

23. Davim RMB, Torres GV, Dantas JC. Efetividade de estratégias não farmacológicas no alívio da dor de parturientes no trabalho de parto. Rev Esc Enferm USP 2009; 43(2):438-45.

24. Abreu EA, Santos JDM, Ventura PL. Efetividade da eletroestimulação nervosa transcutânea no alívio da dor durante o trabalho de parto: um ensaio clínico controlado. Rev Dor 2010; 11(4):313-8.

25. Cabral FB, Oliveira DLLC. Vulnerabilidade de puérperas na visão de Equipes de Saúde da Família: ênfase em aspectos geracionais e adolescência. Rev Esc Enferm USP 2010; 44(2):368-75.

26. Costa1 R, Pacheco A, Figueiredo B. Prevalência e preditores de sintomatologia depressiva após o parto. Rev Psiq Clín 2007; 34(4):157-65.

27. Merighi MAB. Vivenciando o período puerperal: uma abordagem compreensiva da Fenomenologia Social. REBE 2006; 59(6):775.

28. Strapasson MR, Nedel MNB. Puerpério imediato: desvendando o significado da maternidade. Rev Gaúcha Enferm 2010; 31(3):521-8.

29. Rea MF. Os benefícios da amamentação para a saúde da mulher. J Pediatr 2004; 80(5 Supl):S142--S146.

30. Mesquita LA, Machado AV, Andrade AV. Fisioterapia para redução da diástase dos músculos retos abdominais no pós-parto. RBGO 1999; 21(5):267-72.

31. Regadas FS, Regadas SMM. Distúrbios funcionais do assoalho pélvico. Rio de Janeiro: Revinter, 2007.

32. Palma P. Urofisioterapia: aplicações clínicas das técnicas fisioterapêuticas nas disfunções miccionais e do assoalho pélvico. 1. ed. São Paulo: Personal Link Comunicações, 2009.

33. Moreira ECH, Arruda PB . Força muscular do assoalho pélvico entre mulheres continentes jovens e climatéricas. Ciências Biológicas da Saúde 2010; 31(1):53-61.

34. Goode PS, Burgio KL, Jonhson TM et al. Behavioral therapy with or without biofeedback and pelvic floor electrical stimulation for persistent postprostatectomy incontinence. JAMA 2011; 305(2):151-9.

Capítulo 11

Fisioterapia Dermatofuncional

Cláudia Fonsêca de Lima
Érica Patrícia Borba Lira Uchôa
Teresa Cristina da Costa Vieira

1. INTRODUÇÃO

A fisioterapia dermatofuncional atua na prevenção e no tratamento das alterações dermatológicas, endocrinometabólicas, circulatórias e/ou musculoesqueléticas, promovendo melhora da qualidade de vida dos indivíduos. Foi reconhecida como especialidade da fisioterapia a partir da Resolução 362 do Conselho Federal de Fisioterapia e Terapia Ocupacional (COFFITO), datada de 20 de maio de 2009 (DOU 112, Seção 1, em 16 de junho de 2009, p.41-42)[1].

Por meio de diversos recursos terapêuticos, essa área da fisioterapia abrange tratamentos corporais e faciais, realizando intervenções na flacidez muscular e tissular, na gordura localizada, na estria, no fibroedema geloide, no pré e pós-operatório de cirurgias plásticas e de câncer de mama, em casos de queimadura, obesidade, rugas, acne e úlceras de decúbito, entre outros.

2. ESTRIAS

Estrias são lesões atróficas lineares que no início têm coloração avermelhada e depois se tornam esbranquiçadas e abrilhantadas. Dispõem-se paralelamente umas às outras e perpendicularmente às linhas de clivagem da pele, distribuindo-se simetricamente em ambos os lados do corpo[2,3]. As principais causas são: fatores hereditários, crescimento exagerado, gravidez, uso de medicamentos à base de corticoides, variação brusca de peso e exercício vigoroso[2-4] (Figura 11.1).

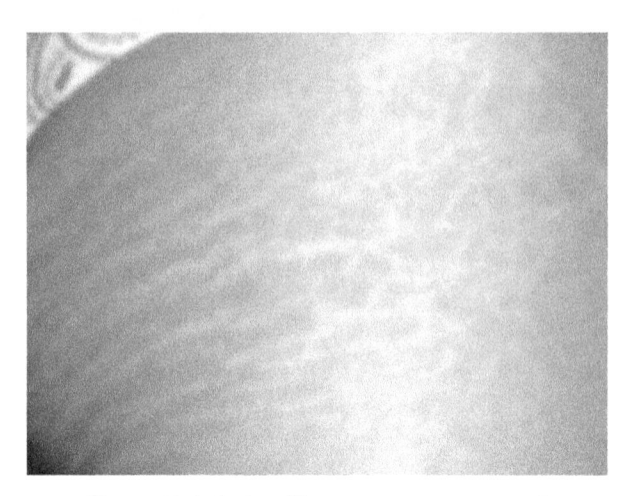

Figura 11.1 Estrias. (Fonte: acervo dos autores.)

2.1. Fisioterapia nas estrias

2.1.1. Eletrolifting *ou galvanopuntura*

Para esse procedimento é usado um aparelho que emite uma corrente contínua filtrada constante e contém dois eletrodos: um passivo, em formato de placa, que fica em contato com o paciente, e outro ativo, que consiste em uma agulha fina sustentada por uma caneta[2,3,5].

O objetivo do procedimento puntural associado aos efeitos galvânicos da microcorrente polarizada é provocar lesão tecidual. Consequentemente, é produzido um processo inflamatório local que será responsável pelo efeito de reparo das estrias[2-5] (Figura 11.2).

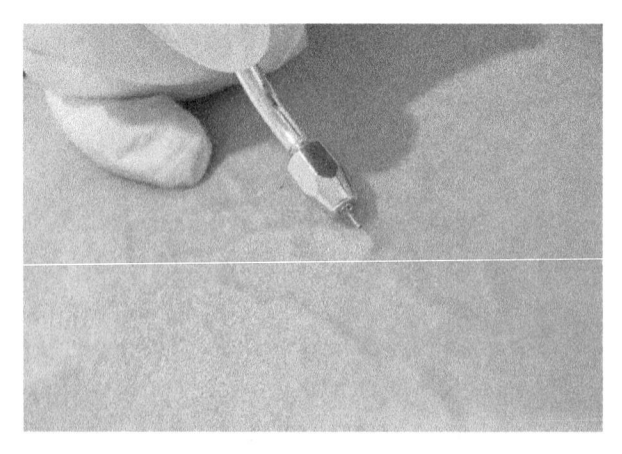

Figura 11.2 Galvanopuntura nas estrias. (Fonte: acervo dos autores.)

2.1.2. Dermoabrasão

Promove esfoliação da pele, geralmente por meio de um sistema que lança um fluxo de microcristais com vácuo. Desencadeia um processo inflamatório devido a uma lesão promovida por agente físico, apresentando, assim, caráter regenerativo[1,4]. Existem três níveis de abrasão, que atingem diferentes profundidades da pele. A atuação fisioterapêutica se restringe aos níveis 1 (superficial) e 2 (intermediário)[2].

2.1.3. Vacuoterapia

Consiste em uma terapia não invasiva que produz massagem mecânica, desencadeando uma mobilização profunda na pele e no tecido celular subcutâneo. Utiliza-se de rolos motorizados com pressão positiva, combinados com a pressão negativa do vácuo[6]. Nas estrias, esse recurso melhora a troficidade da cicatriz atrófica e estimula os fibroblastos, levando à reconstrução do colágeno e das fibras elásticas[3].

3. FIBROEDEMA GELOIDE (FEG)

O FEG, popular e erroneamente conhecido como celulite, é uma desordem localizada que afeta os tecidos dérmico e subcutâneo. Apresenta alterações vasculares e lipodistrofia com resposta esclerosante. Além de esteticamente desagradável, também ocasiona quadros álgicos nas zonas acometidas e diminuição das atividades funcionais. Acomete principalmente as mulheres, e preferencialmente a região pélvica, os membros inferiores e o abdome[2-4,6,7].

O tecido afetado pelo FEG é mal-oxigenado e malnutrido, em virtude da deficiência dos sistemas venoso e linfático. Trata-se de uma afecção multifatorial, cuja avaliação envolve a anamnese e o exame físico. Os tratamentos para essa condição clínica compreendem medidas higiênico-dietéticas, terapia física, terapia medicamentosa e tratamento cirúrgico[2,4,8].

3.1. Fisioterapia no FEG

3.1.1. Drenagem linfática manual (DLM)

A DLM respeita a anatomia e a fisiologia do sistema linfático e a integridade dos tecidos superficiais. Deve ser realizada de modo suave, lento e rítmico, sem causar danos e lesões aos tecidos ou dor no paciente[2,9]. Diante do quadro de estase sanguínea e linfática, a DLM é de suma importância para o tratamento do FEG[2,4,10].

3.1.2. Atividade física

Os estados lipodistróficos apresentam uma condição frequente de hipotonia muscular. Por este motivo, a atividade física está indicada no tratamento do FEG, promovendo melhora da função cardiorrespiratória, da circulação de retorno e do tônus muscular e aumentando o metabolismo. Nessa abordagem, a energia necessária para a atividade física deve provir do sistema aeróbico[2].

3.1.3. Ultrassom

O FEG é comumente tratado com fonoforese, que propicia a veiculação de substâncias específicas para essa patologia através do ultrassom[3,4]. Utiliza-se o ultrassom de 3MHz no modo contínuo, em virtude de uma maior ação tixotrópica[3].

3.1.4. Vacuoterapia

No FEG, a vacuoterapia melhora a maleabilidade do tecido. Atua também nas fases mais avançadas do distúrbio, atenuando o aspecto acolchoado da pele[2,3,6].

3.1.5. Radiofrequência

A radiofrequência produz efeitos térmicos e atérmicos. Os resultados térmicos são os de maior interesse para a fisioterapia dermatofuncional. No tratamento do FEG, esse recurso diminui a fibrose dos septos interlobulares e o tamanho dos adipócitos do FEG, melhorando a circulação sanguínea e a absorção do edema local desses tecidos[3].

4. RUGAS

Alterações decorrentes do envelhecimento da pele, as rugas são resultantes da desidratação da camada córnea da epiderme, da atrofia progressiva de pequenos músculos subcutâneos, da redução da atividade dos fibroblastos e de alteração tissular ligada à restrição vascular da microcirculação cutânea[2,3,5].

O envelhecimento precoce da pele e, consequentemente, o aparecimento das rugas podem ser retardados mediante a utilização de recursos que incrementem a circulação superficial local, com o objetivo de melhorar a nutrição e o metabolismo, assim como o aumento do tônus muscular, proporcionando melhora no aspecto geral da pele[2,5]. O rejuvenescimento facial resgata a autoestima e a qualidade de vida do paciente[3].

4.1. Fisioterapia nas rugas

4.1.1. Eletrolifting *ou galvanopuntura*

Esse procedimento provoca uma lesão que, após reação inflamatória aguda e localizada, ativa a síntese de colágeno e elastina, os quais vão preencher os sulcos que formam as rugas, atenuando parcial ou totalmente as linhas de expressão[2,3].

4.1.2. Estimulação elétrica

A estimulação elétrica dos músculos da face é uma terapia utilizada para o tratamento facial, uma vez que melhora a nutrição dos músculos, prevenindo sua hipotrofia fisiológica. Esse procedimento ocasiona maior oxigenação com maior liberação de resíduos metabólicos, aumento do metabolismo muscular e dilatação das arteríolas, promovendo aumento da irrigação sanguínea do músculo[2].

4.1.3. Vacuoterapia

A vacuoterapia é usada no tratamento das rugas com o objetivo de atenuar as linhas de expressão e promover o rejuvenescimento da pele[3,6]. Mediante o uso das ventosas, realiza-se a remoção dos líquidos intersticiais, de infiltrados subcutâneos e de nódulos da hipoderme, proporcionando aumento da irrigação sanguínea dos músculos e tecidos e melhorando, assim, as trocas metabólicas[3].

4.1.4. Cinesioterapia

O envelhecimento causa perda de tônus, tanto da pele como dos músculos faciais.Por isso, a realização de exercícios que fortaleçam os músculos faciais é de suma importância para a manutenção dos contornos da face. A utilização da resistência manual ou de aparelhos diminui a ptose facial, atenuando algumas linhas de expressão[2].

4.1.5. Radiofrequência

Esse recurso promove relaxamento da musculatura e diminui a densidade do tecido colágeno, quando realizado nas rugas faciais por repetição de movimentos[3].

5. CIRURGIAS PLÁSTICAS

A fisioterapia dermatofuncional atua tanto no pré como no pós-operatório das cirurgias plásticas de abdominoplastia, lipoaspiração, ritidoplastia, mamoplastia redutora e de aumento, braquioplastia e blefaroplastia, entre outras. Neste capítulo serão discutidos os procedimentos fisioterapêuticos antes e após a lipoaspiração e a abdominoplastia.

Em ambos os casos, no pré-operatório é importante enfatizar a preservação da musculatura envolvida na cirurgia e verificar as condições musculares e da pele, assim como as condições gerais do paciente[4]. Essa abordagem terapêutica visa a uma recuperação cirúrgica mais rápida, eficiente e funcional. No pós-operatório imediato, faz-se necessário prevenir a trombose venosa profunda e evitar a ocorrência de pneumonia[2].

5.1. Lipoaspiração

A lipoaspiração é uma técnica cirúrgica na qual se utilizam cânulas conectadas a aparelhos de sucção para efetuar a retirada de gordura subcutânea, visando diminuir ou modelar o contorno corporal alterado pela presença de tecido adiposo. Esse procedimento é comumente realizado em abdome, coxa e glúteos[3,11].

5.2. Abdominoplastia

As alterações estéticas no abdome estão entre as queixas mais frequentes das mulheres, podendo ser citadas, entre elas: acúmulo de gordura localizada e alterações pós-gestacionais, com excesso de pele e diástase do músculo reto do abdome. Fatores genéticos, sedentarismo e flutuações de peso também modificam a estética do abdome[12].

A abdominoplastia consiste na ressecção do excesso de pele e tecido subcutâneo[2,13]. Está indicada para indivíduos que apresentem gordura localizada, flacidez aponeurótica, diástase abdominal, flacidez decorrente de grande emagrecimento ou gravidez múltipla, abaulamentos e hérnias. Por outro lado, está contraindicada em indivíduos muito obesos, mulheres que desejam ter filhos ou em caso de problemas de saúde que impeçam uma abordagem cirúrgica[2,11] (Figura 11.3).

Entre as complicações da abdominoplastia, o surgimento de seroma é comum tanto nas cirurgias convencionais como nas associações da cirurgia com lipoaspiração. Também podem ocorrer cicatrizes hipertróficas e queloidianas e necrose cutaneogordurosa[2,11,13].

5.2.1. Pré-operatório

O pré-operatório consiste no período entre o momento da indicação de um procedimento cirúrgico e sua execução. Nessa fase, tanto nos casos de lipoaspiração como de abdominoplastia, a fisioterapia pode atuar por meio de ativi-

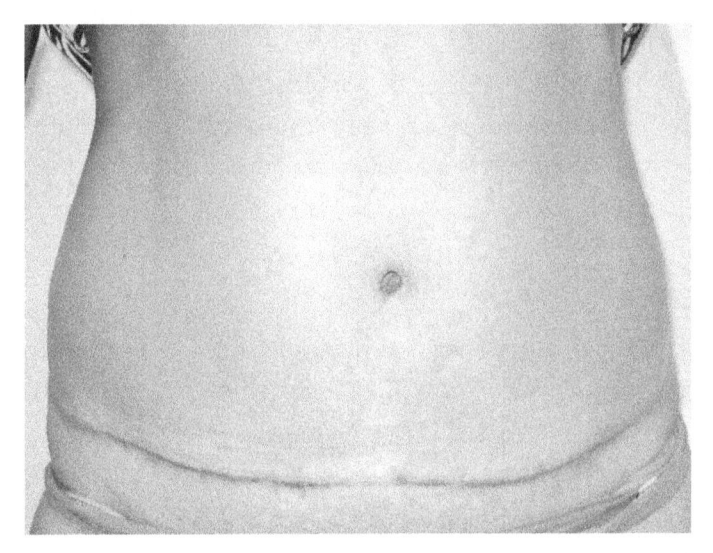

Figura 11.3 Cicatriz pós-abdominoplastia. (Fonte: acervo dos autores.)

dades físicas para redução de peso e tratamento da flacidez muscular, métodos de reeducação postural, massagens para incremento da circulação sanguínea e linfática, além do treinamento de padrões respiratórios a serem utilizados no pós--operatório[2,3].

5.2.2. Pós-operatório

No pós-operatório desses procedimentos, a fisioterapia visa potencializar a redução do edema pós-cirúrgico e das complicações que possam surgir[2,3,11]. Vários recursos terapêuticos podem ser utilizados nessa fase, como o ultrassom, a drenagem linfática manual e a radiofrequência.

5.2.3. Ultrassom de 3MHz

Está indicado para diminuição do edema e da dor, uma vez que promove drenagem e descongestionamento dos tecidos e, consequentemente, cicatrização mais rápida e de melhor qualidade[3,11]. Também está indicado no tratamento da fibrose pós-lipoaspiração e nos casos de aderência cicatricial de maneira geral[3,4].

5.2.4. Drenagem linfática manual (DLM)

Os movimentos rítmicos da DLM atuam de modo eficaz na drenagem do edema proveniente do ato cirúrgico, ajudando o indivíduo a retornar às atividades da vida diária após a cirurgia[2-4,9,11].

5.2.5. Radiofrequência

Esse procedimento, em virtude de seu efeito térmico, além de promover absorção das equimoses e hematomas, tem sido indicado para redução da fibrose após lipoaspiração e/ou cirurgia plástica, por diminuir a densidade do tecido colágeno[3].

6. CÂNCER DE MAMA

O câncer da mama é a neoplasia que mais acomete as mulheres em todo o mundo, estimando-se, no Brasil, 52.680 casos novos de câncer de mama em 2012, com risco aproximado de 52 casos a cada 100 mil mulheres[14].

As abordagens terapêuticas mais comuns para o tratamento do câncer de mama incluem cirurgia, quimioterapia, radioterapia e hormonioterapia. A mastectomia é uma prática comum, principalmente no Brasil, onde o câncer de mama é frequentemente diagnosticado em estágios mais avançados[2,3,15].

Várias complicações podem ocorrer no pós-operatório do câncer de mama, como dor, linfedema, seroma, tromboembolismo e complicações pulmonares, aderências na parede torácica, lesões nervosas, diminuição da mobilidade do ombro, desvio postural, fraqueza e alteração do controle funcional do membro superior envolvido, fadiga e problemas emocionais, além de sociais[2,3,16-18].

A reabilitação de pacientes mastectomizadas envolve aspectos físicos, emocionais e sociais. A intervenção fisioterapêutica visa prevenir complicações pulmonares pós-operatórias, controlar a dor no pós-operatório, prevenir ou tratar linfedema e alterações posturais, manter ou aumentar a amplitude de movimento e a força muscular do membro superior envolvido, promover o relaxamento muscular, reduzir a fadiga, melhorar a tolerância aos exercícios, melhorar o aspecto e a maleabilidade da cicatriz, prevenindo ou tratando as aderências, e promover a sensação de bem-estar[2,3,17,19].

A fisioterapia, por meio de várias abordagens terapêuticas, é de suma importância nessa nova fase da vida da mulher por prevenir complicações, reduzir o tempo de recuperação e promover retorno mais rápido às atividades cotidianas e ocupacionais, colaborando com a reintegração social[2,3,17,19].

6.1. Fisioterapia no pré-operatório

A avaliação fisioterapêutica inicial compreende a anamnese e o exame físico. Devem ser observados: estado geral, sinais vitais, função pulmonar, postura, amplitude de movimento, força muscular e funcionalidade dos membros superiores, incluindo a cintura escapular, além da perimetria e/ou volumetria dos membros superiores. Métodos de autotratamento devem ser ensinados, como respiração profunda e tosse, posicionamento do membro superior e exercícios de bombeamento de membros inferiores. Após a avaliação fisioterapêutica, é importante que sejam esclarecidas as dúvidas apresentadas pelas pacientes[3,16,20].

6.2. Fisioterapia no pós-operatório imediato

Após novo exame físico, a abordagem fisioterapêutica deve ser realizada por meio dos seguintes recursos: reeducação respiratória, controle da dor, deambulação precoce com orientação postural, exercícios para ativação da circulação sanguínea, mobilização ativo-assistida e ativa livre de membros superiores, posicionamento do membro superior homolateral à cirurgia, orientação quanto à realização de movimentos livres de ombro e região cervical, estímulo às atividades de vida diária, além de massagens para prevenção de aderências, fibroses e linfedemas[2,3,19,20].

6.3. Fisioterapia no pós-operatório tardio

Nessa fase, a intervenção da fisioterapia constará de exercícios para recuperação das amplitudes de movimento do membro superior homolateral à cirurgia, além de exercícios de alongamento da musculatura cervical, da cintura escapular e dos membros superiores, associados a padrões respiratórios. Orientam-se exercícios ativo-assistidos e ativos para o membro afetado, objetivando drenagem do edema e ganho de força muscular[2,3,20]. Segundo Baracho[20], a carga a ser utilizada na realização dos exercícios não deve ultrapassar 2kg, pois o excesso de peso pode levar à formação de edema linfático.

A DLM tem sido indicada nessa fase para prevenção de linfedemas, fibrose e aderências do tecido cicatricial. A reeducação postural e as atividades físicas com o objetivo de melhorar o condicionamento cardiovascular também são procedimentos indicados nessa fase do tratamento[2,3,20].

7. QUEIMADURAS

7.1. Queimadura e processo de cicatrização patológico: sequelas estéticas e funcionais

A queimadura é uma lesão que danifica a pele, podendo atingir várias de suas camadas. Estudos realizados nos centros de tratamento de queimados em cidades brasileiras apontam que, na faixa etária adulta, a presença dessas lesões é prevalente em pessoas do gênero masculino, sendo elevada em crianças[21-24].

De acordo com a profundidade da destruição tecidual, a lesão pode ser de espessura parcial total[25,26]. Nas lesões de espessura parcial superficial (1º e 2º graus superficiais), a reparação tecidual se dá mediante a regeneração e a nova pele apresenta as mesmas características funcionais do tecido não lesionado, enquanto nas lesões de espessura parcial profunda (2º grau profundo) ou de espessura total (3º/4º graus) essa reparação é provocada pelo mecanismo de cicatrização[27].

A cicatrização após uma queimadura profunda pode evoluir de maneira normal ou patológica, e estudos apontam que a maioria das lesões profundas evolui de modo patológico, podendo resultar em sequelas estéticas e/ou funcionais[28,29].

Dentre as sequelas estéticas, as mais comuns são as cicatrizes hiperplásicas (hipertróficas e queloidianas), que se caracterizam pela síntese exacerbada do colágeno no tecido cicatricial[30]. As cicatrizes hipertróficas são espessadas, mas não ultrapassam os limites da lesão original, são vascularizadas, apresentam coloração que varia do rosa ao vermelho e tendem a regredir com o passar do tempo. Os pacientes referem prurido e outras sensações desagradáveis, como queimação, ardor e dor. O tecido cicatricial apresenta-se pouco elástico e endurecido[28,31,32].

As cicatrizes queloidianas por sua vez, embora espessadas, ultrapassam os limites da lesão original, são mais intensamente vascularizadas, e a coloração varia do vermelho ao violeta; após excisão cirúrgica, essas cicatrizes tendem a recidivar. Os pacientes referem prurido mais intenso, assim como exacerbação das sensações desagradáveis, como queimação, ardor e dor. O tecido cicatricial é bastante fibroso e inelástico[28,31,32].

As sequelas funcionais estão relacionadas com as deformidades osteoarticulares, decorrentes da retração cicatricial no nível das articulações, uma vez que o paciente queimado adota posturas viciosas de flexão e adução desde o período de hospitalização, para evitar a dor provocada pelo estiramento da ferida (Figura 11.4).

A retração cicatricial é decorrente da síntese e deposição exacerbada do miofibroblasto, célula semelhante ao fibroblasto que tem propriedades contráteis e provoca o encurtamento do tecido cicatricial. As retrações cicatriciais, quando localizadas em áreas de articulação, diminuem ou bloqueiam a amplitude do movimento articular (ADM) e são responsáveis por limitação ou incapacidade funcional[26,33].

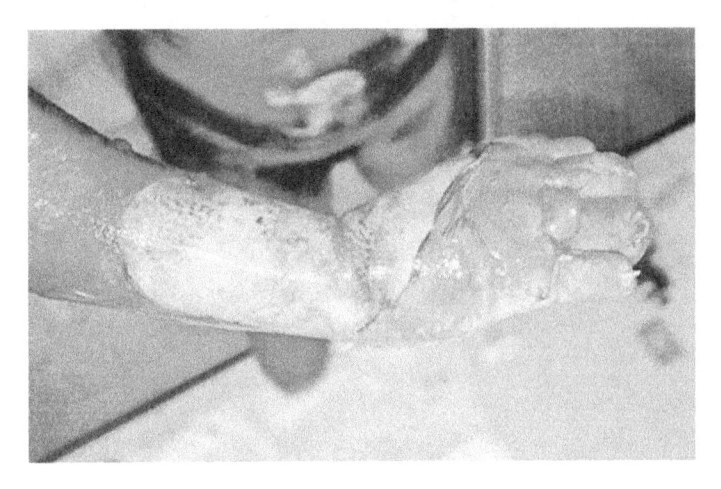

Figura 11.4 Queimadura. (Fonte: acervo dos autores.)

7.2. Fisioterapia motora durante a hospitalização do paciente queimado

A fisioterapia dispõe, atualmente, de vários recursos que podem ser usados no atendimento ao paciente queimado hospitalizado para prevenir e/ou tratar essas desordens do tecido conjuntivo neoformado. Após estabilização clínica do paciente, a fisioterapia motora deve ser iniciada por meio de avaliação fisioterapêutica, que consta de anamnese e exame físico.

Na anamnese, são coletados dados pessoais e sobre o agente etiológico e o mecanismo da lesão. No exame físico, são coletados dados como profundidade, extensão e localização da lesão, ADM das articulações envolvidas ou próximas das áreas lesionadas, por meio da goniometria, força muscular das áreas lesionadas ou próximas da lesão, por meio de teste de força muscular, nível de independência funcional nas transferências e nas atividades de autocuidado, presença de edema, posturas viciosas, alterações de sensibilidade e avaliação do nível de dor.

A partir dos problemas principais encontrados no exame físico, o fisioterapeuta vai elaborar um plano de tratamento, objetivando prevenção e/ou recuperação das funções musculoarticulares comprometidas e das alterações do nível de independência funcional, além de promover a diminuição do edema local e do quadro álgico.

Em se tratando do atendimento pediátrico, todos os procedimentos são realizados por meio de atividades lúdicas com brinquedos coloridos laváveis, de tamanhos, formatos e texturas variados, de modo a facilitar adesão ao tratamento.

As mães devem receber orientação do fisioterapeuta para manter as atividades propostas ao longo do dia[26,34,35].

Dentre os procedimentos fisioterapêuticos a serem utilizados na assistência ao paciente queimado hospitalizado, podem ser citados: lubrificação com óleos cicatrizantes das áreas regeneradas/cicatrizadas ressecadas, por meio de massagens suaves de deslizamento superficial; cinesioterapia, por meio da mobilização passiva, ativo-ajudada ou ativa livre contra a gravidade ou contra resistência mínima; além de alongamentos musculares, desde que seja respeitado o limite de dor do paciente[26,35,36].

Além disso, estão indicados treinamento das transferências no leito (rolar e sentar) e fora do leito (saída do leito, adoção do ortostatismo e marcha); treinamento da motricidade fina, que proporciona independência nas atividades da vida diária e profissionais; e orientações quanto ao posicionamento do paciente no leito e ao uso da órtese estática seriada, de modo a evitar posturas antálgicas, que provoquem encurtamento da ferida e retração do tecido cicatricial[26,35,36].

7.3. Fisioterapia durante a fase ambulatorial do paciente queimado

Após o fechamento da ferida, o paciente recebe alta hospitalar e deve dar continuidade ao tratamento fisioterapêutico ambulatorial, objetivando o acompanhamento do processo de cicatrização para prevenir, minimizar ou tratar as sequelas estéticas e funcionais decorrentes da cicatrização patológica. Realiza-se uma avaliação fisioterapêutica para verificar ADM, força muscular, alterações posturais, presença de posturas viciosas ou deformidades e localização, sensibilidade e aspecto da cicatriz. Além do exame físico tradicional, é usada a escala de Vancouver, que mensura a pigmentação, a vascularidade, a flexibilidade e a espessura da cicatriz[26].

Vários são os recursos fisioterapêuticos a serem utilizados na prevenção e no tratamento dessas sequelas, dentre os quais:

7.3.1. Lubrificação e massagem

A lubrificação das áreas cicatrizadas ressecadas é efetuada com óleos cicatrizantes e/ou hidratantes, inicialmente com massagens suaves de deslizamento superficial para dissensibilizar o tecido cicatricial neoformado e, posteriormente, massagens mais vigorosas, desde que não provoquem dor, para tratar as aderências e amaciar o tecido ciatricial[26,36,37].

7.3.2. Cinesioterapia

A cinesioterapia é realizada mediante mobilização passiva, exercícios ativos livres e resistidos, além de alongamentos suaves e passivos, ou alongamentos ativos nos grupos musculares das áreas comprometidas ou próximo a estas. Esses procedimentos têm por objetivo manter a ADM das articulações comprometidas, a flexibilidade, a força e o trofismo muscular, além de promover a drenagem do edema das extremidades por estase venosa. Podem ser usadas bolas de texturas, tamanhos e pesos variados, bastões de madeira e faixas elásticas de resistências variadas[26,36,37].

7.3.3. Veste de compressão elástica

A veste de compressão elástica consiste em uma roupa confeccionada sob medida em tecido de *lycra* industrial. Indicada para o tratamento da cicatriz hiperplásica desde a década de 1970, deve exercer uma pressão de 20 a 25mmHg na cicatriz. Promove redução da vascularização capilar do tecido cicatricial, diminuição da síntese do colágeno e, consequentemente, da coloração, do prurido e do volume da cicatriz, que se torna plana, macia, flexível e de cor semelhante à da pele não queimada. O tratamento compressivo deve ser iniciado após completa cicatrização das feridas, por um período diário de 20 a 22 horas, durante 12 a 36 meses[26,37-40] (Figura 11.5).

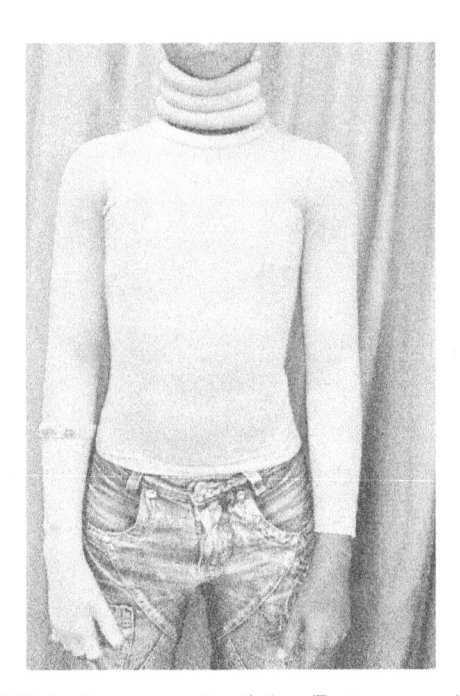

Figura 11.5 Veste de compressão elástica. (Fonte: acervo dos autores.)

7.3.4. Órtese estática seriada

A órtese estática seriada é confeccionada com material termoplástico de baixa temperatura, sendo indicada para ganho progressivo da ADM das articulações que apresentam retração cicatricial. Os pacientes com lesão recém-enxertada e que apresentem retração cicatricial devem ter o tecido cicatricial neoformado ocluído e bem protegido das pressões provocadas pelo material ortóptico rígido[26,37] (Figura 11.6).

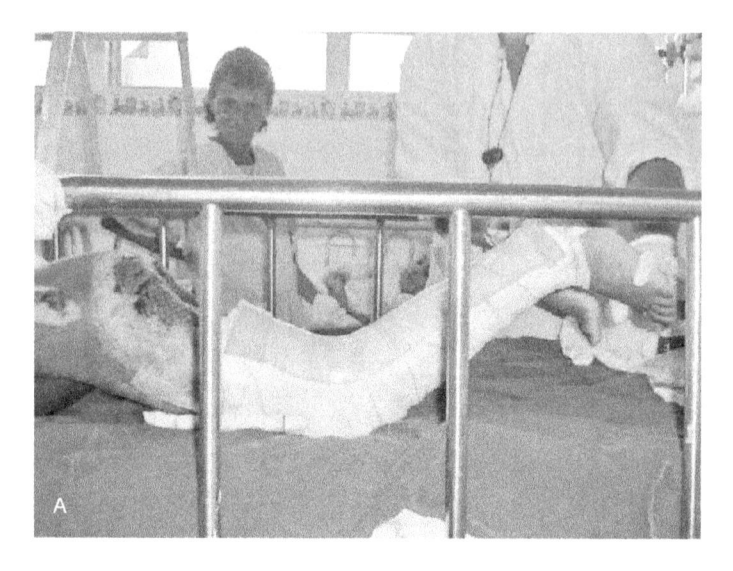

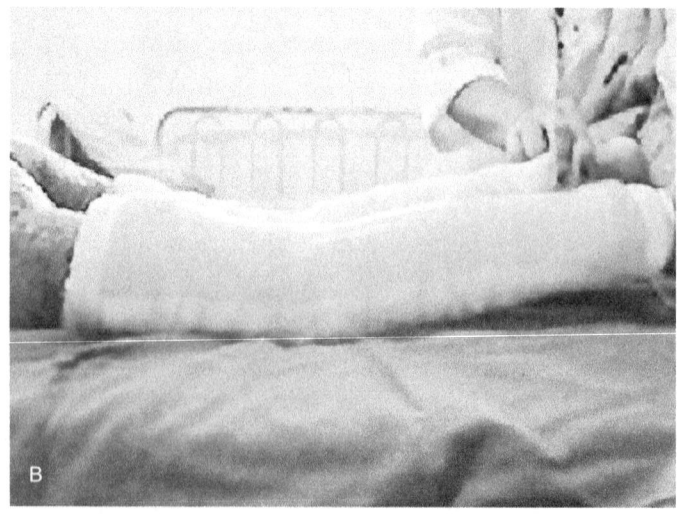

Figura 11.6A e **B** Órtese seriada estática. (Fonte: acervo dos autores.)

7.3.5. Silicone

O silicone em gel ou em placa tem sido usado para o tratamento da cicatriz hiperplásica desde a década de 1980. Parece promover aumento da temperatura no tecido cicatricial, gerando maior atividade das colagenases, enzima que degrada o colágeno em excesso presente na cicatriz volumosa. O tratamento deve ser iniciado após completo fechamento das feridas por um período diário variável de 6 a 12 horas, durante 3 a 6 meses. Pode ser utilizado sob a veste compressiva ou ser fixado com esparadrapo Micropore® ou por meio de enfaixamento. São necessários cuidados higiênicos para evitar reações alérgicas[26,37,39,40].

7.3.6. Ultrassom (US) de 3MHz

O US está indicado para tratamento das cicatrizes hiperplásicas e retraídas/aderidas. Em virtude de seu efeito mecânico, chamado micromassagem, aumenta a extensibilidade e modela as fibras colágenas do tecido cicatricial, facilitando a mobilidade da cicatriz. Pode ser usado no modo contínuo ou pulsado, método direto de aplicação, em uma dosagem de 0,5 a 1,0w/cm², utilizando o gel hidrossolúvel como agente de acoplamento entre o transdutor e a pele[2,3,37]. O tempo de aplicação do US, segundo Borges[3], é obtido dividindo-se a área a ser tratada (comprimento × largura) pela área de radiação efetiva (ERA) do transdutor que, normalmente, varia de 3 a 4cm².

7.3.7. Laser (Light Amplification by Stimulated Emission of Radiation) *de baixa potência*

O *laser* corresponde a uma emissão de luz coerente e monocromática de grande concentração de energia, que pode provocar alterações físicas e biológicas no organismo vivo. Utiliza-se o *laser* de baixa potência com o objetivo de acelerar o processo de cicatrização das pequenas lesões térmicas, estando a ferida limpa, e promover um tecido cicatricial de melhor qualidade, uma vez que atua na produção e orientação do colágeno, tornando o tecido cicatricial mais resistente. Indica-se uma intensidade que varia de 3 a 6j/cm², visando ao efeito cicatrizante[2,3,25,41].

7.3.8. Vacuoterapia

A vacuoterapia é um procedimento terapêutico não invasivo que, mediante sucção com pressão positiva e negativa, utilizando ampolas de vidro, promove massagem e mobilização profunda da pele e do tecido celular subcutâneo. Também denominada endermologia, dermotonia ou eletrossucção, pode ser indicada

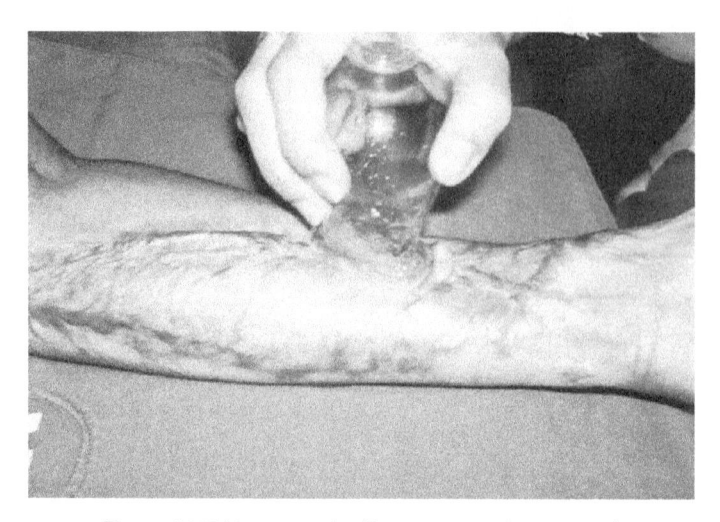

Figura 11.7 Vacuoterapia. (Fonte: acervo dos autores.)

para o tratamento das fibroses e aderências do tecido cicatricial. Está contraindicada se a cicatriz encontra-se vascularizada, sensível ou apresenta pontos de ferida aberta[2,3,6] (Figura 11.7).

REFERÊNCIAS

1. Conselho Federal de Fisioterapia e Terapia Ocupacional [homepage na internet]. Acesso 15 maio 2012. Disponível em: http://www.coffito.org.br/publicacoes/pub_view.asp?cod=1699&psecao=9
2. Guirro ECO, Guirro RRJ. Fisioterapia dermato-funcional: fundamentos, recursos, patologias. 3. ed. São Paulo: Manole, 2004.
3. Borges FS. Dermato-Funcional: modalidades terapêuticas nas disfunções estéticas. 2. ed. São Paulo: Phorte, 2010.
4. Milani GB, João SMA, Farah EA. Fundamentos da fisioterapia dermato-funcional: revisão de literatura. Fisioterapia e Pesquisa 2006; 13(1):37-43.
5. Braga ES, Frederico BR, Mendes EC, Borges FS. Efeitos biofísicos, fisiológicos e terapêuticos da microcorrente: uma revisão. Rev Bras de Fisioterapia Dermato-Funcional 2002; 3(1):30-6.
6. Bacelar VCF, Vieira MES. Importância da vacuoterapia no fibroedema gelóide. Fisioterapia Brasil 2006; 7(6):440-3.
7. Machado AFP, Tacani RE, Schwartz J, Liebano RE, Ramos JLA, Frare T. Incidência de fibroedema geloide em mulheres caucasianas jovens. Arq Bras Ciên Saúde 2009; 34(2):80-6.
8. Meyer PF, Lisboa FL, Alves MCR, Avelino MB. Desenvolvimento e aplicação de um protocolo de avaliação fisioterapêutica em pacientes com fibroedema gelóide. Fisioterapia em Movimento 2005; 18(1):75-83.
9. Tacani RE, Tacani PM, Liebano RE. Intervenção fisioterapêutica nas sequelas de drenagem linfática manual iatrogênica: relato de caso. Fisioterapia e Pesquisa 2011; 18(2):188-94.
10. Brandão DSM, Almeida AF, Silva JC, Oliveira RGCQ, Araújo RC, Pitangui ACR. Avaliação da técnica de drenagem linfática manual no tratamento do fibro edema gelóide em mulheres. ConScientiae Saúde 2010; 9(4):618-24.

11. Coutinho MM, Dantas RB, Borges FS, Silva IC. A importância da atenção fisioterapêutica na minimização do edema nos casos de pós-operatório de abdominoplastia associada à lipoaspiração de flancos. Revista Fisioterapia Ser 2006; 1(4):1-8.

12. Salles AG, Ferreira MC, Remigio AFN, Gemperli R. Escala para avaliação de resultados de cirurgia estética do abdome. Rev Bras Cir Plást 2011; 26(1):147-50.

13. Porchat CA, Santos EG, Neto GPB. Complicações pós-operatórias em pacientes submetidos à abdominoplastia isolada e combinada a outras cirurgias do abdome. Rev Col Bras Cir 2004; 31(6):368-72.

14. Brasil. Ministério da Saúde. Estimativa 2012: incidência de câncer no Brasil. Rio de Janeiro: Inca, 2011.

15. Silva TBC, Santos MCL, Almeida AM, Fernandes AFC. Percepção dos cônjuges de mulheres mastectomizadas com relação à convivência pós-cirurgia. Rev Esc Enferm USP 2010; 44(1):113-9.

16. Kisner C, Colby LA. Exercícios terapêuticos: fundamentos e técnicas. 4. ed. São Paulo: Manole, 2005.

17. Batiston AP, Santiago SM. Fisioterapia e complicações físico-funcionais após tratamento cirúrgico do câncer de mama. Fisioterapia e Pesquisa 2005; 12(3):30-5.

18. Lopes LS, Martinelli AR, Gomes PRL, Carmo EM, Fregonesi CEPT. Avaliação do complexo do ombro em mulheres submetidas à intervenção cirúrgica para tratamento de câncer de mama. Arq Ciênc Saúde UNIPAR 2009; 13(2):81-8.

19. Jammal MP, Machado ARM, Rodrigues LR. Fisioterapia na reabilitação de mulheres operadas por câncer de mama. O Mundo da Saúde 2008; 32(4):506-10.

20. Monteiro SE. Fisioterapia no pós-operatório de câncer de mama. In: Baracho E. Fisioterapia aplicada à obstetrícia, uroginecologia e aspectos de mastologia. Rio de Janeiro: Guanabara Koogan, 2007: 555-68.

21. Barreto M. Estudo epidemiológico de 4.907 casos de queimaduras internados no CTQ do Hospital da Restauração – Recife-PE – Campanha de Prevenção. Rev Bras Queimaduras 2003; 3(1):26-31.

22. Gimenes GA, Alferes FCBA, Dorsa PP, Barros ACP, Gonella HA. Estudo epidemiológico de pacientes internados no Centro de Tratamento de Queimados do Conjunto Hospitalar de Sorocaba. Rev Bras Queimaduras 2009; 8(1):14-7.

23. Souza AA, Mattar CA, Almeida PCC et al. Perfil epidemiológico dos pacientes internados na Unidade de Queimaduras do Hospital do Servidor Público Estadual de São Paulo. Rev Bras Queimaduras 2009; 8(3):87-90.

24. Coutinho BBA, Balbuena MB, Anbar RA, Anbar RA, Almeida KG, Almeida PYNG. Perfil epidemiológico de pacientes internados na enfermaria de queimados da Associação Beneficente de Campo Grande Santa Casa/MS. Rev Bras Queimaduras 2010; 9(2):50-3.

25. Andrade AG, Lima CF, Albuquerque AKB. Efeitos do laser terapêutico no processo de cicatrização das queimaduras: uma revisão bibliográfica. Rev Bras Queimaduras 2010; 9(1):21-30.

26. Linde LG. Reabilitação de crianças com queimaduras. In: Tecklin JS. Fisioterapia pediátrica. 3. ed. Porto Alegre: Artmed, 2002: 384-422.

27. Kumar V, Abbas AK, Fausto N. Tecido de renovação e reparação: regeneração, cicatrização e fibrose. In: ____. Robbins & Cotran: patologia – bases patológicas das doenças. 7. ed. Rio de Janeiro: Elsevier, 2005: 91-123.

28. Engrav LH, Garner WL, Tredget EE. Hypertrofic scar, wound contraction and hyper-hypopigmentation. Journal of Burn Care & Research 2007; 28(4):593-7.

29. Bombaro KM, Engrav LH, Carrougher GJ et al. What is the prevalence of hypertrophic scarring following burns? Burns 2003; 29:299-302.

30. Albuquerque MLL, Silva GPF, Diniz DMSM, Figueiredo AMF, Câmara TMS, Bastos VPD. Análise dos pacientes queimados com sequelas motoras em um hospital de referência na cidade de Fortaleza-CE. Rev Bras Queimaduras 2010; 9(3):89-94.

31. Pereira JRC. Tratamento de cicatrizes patológicas com a associação de cepalin, heparina e alantoína. Rev Bras Med 2003; 60(8):603-8.

32. Wolfram D, Tzankov A, Pülzl P, Piza-Katzer H. Hypertrophic scars and keloids – a review of their pathophysiology, risk factors, and therapeutic management. Dermatologic Surgery 2009; 35(2):171-81.

33. Schneider JC, Holavanahalli R, Helm P, Goldstein R, Kowalske K. Contractures in burn injury: defining the problem. Journal of Burn Care & Research 2006; 27(4):508-14.

34. Silva AKC, Azevedo Neta FC, Bessa MSH. O brincar como meio de intervenção terapêutica ocupacional na preparação de crianças para a balneoterapia. Rev Bras Queimaduras 2010; 9(4):146-54.

35. Afonso CL. Fisioterapia motora. In: Serra MCVF, Lima JREM. Tratamento de queimaduras. São Paulo: Atheneu, 2004: 341-6.

36. Roques C. Massage applied to scars. Wound Repair and Regeneration 2002; 10(2):126-8.

37. Afonso CL, Carneiro JA, Borges LB. Tratamento fisioterápico das cicatrizes. In: Serra MCVF, Lima JREM. Tratamento de queimaduras. São Paulo: Atheneu, 2004: 347-52.

38. Yildiz N. A novel technique to determine pressure in pressure garments for hypertrophic burn scars and comfort properties. Burns 2007; 33:59-64.

39. Mutalik S. Treatment of keloids and hypertrophic scars. Indian J Dermatol Venereol Leprol 2005; 71(1):3-8.

40. Ferreira CM, D'Assumpção EA. Cicatrizes hipertróficas e quelóides. Rev Soc Bras Cir Plás 2006; 21(1):40-8.

41. Agne JE. Eletrotermoterapia: teoria e prática. Santa Maria: Orium, 2006:336.

Capítulo 12

Fisioterapia em Saúde Coletiva

Cristiana Machado da Rosa e Silva Almeida
Eduardo Augusto Lins de Vasconcelos

1. INTRODUÇÃO

"A saúde é um direito de todos e um dever do estado", afirma a Constituição Federal Brasileira de 1988, que reconhece a todos os indivíduos brasileiros direitos iguais com relação ao acesso dos serviços de saúde[1-3]. O Sistema Único de Saúde (SUS) é uma política pública que completou 20 anos de existência e passou por muitos avanços ao longo de sua história, resultando em um conjunto de ações estruturadas por seus gestores, buscando atender à demanda populacional brasileira[4,5]. Representado por um conjunto de propostas relacionadas com o setor da saúde, o SUS obteve como resultado sua aprovação, reconhecendo a saúde como um direito de todos, pautado pelos princípios da universalidade, equidade, integralidade e organizado de maneira descentralizada, hierarquizada e com participação popular[6].

Em 1994 foi criado o Programa de Saúde da Família (PSF), cujas raízes se originaram da elaboração, pelo Ministério da Saúde, do Programa de Agentes Comunitários de Saúde (PACS). Desse modo, o sistema de saúde passou a enfocar a família e não mais apenas o indivíduo. A implantação do PSF teve como principal objetivo melhorar o estado de saúde da população, mediante a construção de um modelo assistencial baseado na promoção, proteção, diagnóstico precoce, tratamento e recuperação da saúde de acordo com os princípios do SUS, em vez de ter a saúde centrada apenas na intervenção médica[7-9].

Os profissionais da equipe do PSF precisam ser capazes de atuar com criatividade e senso crítico, por meio de práticas humanizadas e competentes que envolvam ações de promoção, prevenção e recuperação da saúde. Devem ser capazes de planejar, organizar, desenvolver e avaliar ações que respondam às necessidades da comunidade, articulando os diversos setores envolvidos na promoção da saúde.

O PSF como modelo dessa nova realidade desenvolve programas e ações de controle que atendem a toda a população[10]. Cada equipe do PSF é composta de pelo menos um médico, um enfermeiro, um auxiliar de enfermagem e de quatro a seis agentes comunitários de saúde (ACS)[11-13].

Com a implantação do PSF, a necessidade de inclusão de outros profissionais de saúde mostrou-se necessária, como o fisioterapeuta, por exemplo, visando à adoção de ações que possibilitassem uma melhora mais integral na qualidade de vida para a população[8,14]. Esse profissional pode desenvolver atividades efetivas em todos os níveis de atenção à saúde, porém, devido a aspectos de ordem político-econômica e organizacional, sua função na atenção básica à saúde ainda é pouco divulgada, fazendo com que esse profissional não seja integrante das equipes do PSF, mas sim do Núcleo de Apoio à Saúde da Família (NASF).

A função do fisioterapeuta na comunidade pode ser destacada de várias maneiras. No nível primário, o foco de atuação está na prevenção, por meio de palestras educativas para grupos específicos, rodas de diálogos e campanhas e incentivo a bons hábitos de saúde. O fisioterapeuta também pode compor as equipes multiprofissionais que planejam, implementam, controlam e executam programas e projetos de ações básicas de saúde[14,15].

No nível secundário, o fisioterapeuta participa do diagnóstico precoce e do tratamento imediato a fim de curar ou reduzir o processo evolutivo da doença, além de evitar sequelas e invalidez prolongada.

No nível terciário, a prevenção está ligada à incapacidade total, tendo como principal objetivo reabilitar o indivíduo, tornando-o independente em suas atividades de vida diária (AVD) e investindo na promoção da saúde[12].

2. PIONEIRISMO – EXPERIÊNCIAS DA FISIOTERAPIA NA ATENÇÃO BÁSICA

A realidade da sociedade na época da criação do PSF, na década de 1990, se caracterizava pelo envelhecimento populacional, o que mudou o panorama das doenças. As doenças crônicas e degenerativas estavam cada vez mais presentes no cenário nacional, o que possibilitou a valorização da fisioterapia na atenção básica, com alguns experimentos realizados em diversos municípios brasileiros.

Em Uberlândia (MG), a gestão da Secretaria de Saúde resolveu introduzir o fisioterapeuta no quadro de profissionais, prestando assistência às famílias na prevenção e na cura de doenças. Foram realizados: atividades em grupos, orientações quanto à postura, preparo para o parto em gestantes, programas de hanseníase, prevenção de incapacidades e grupos de lombalgia e hipertensão[16].

Em Santarém (AM), o fisioterapeuta, embora tivesse um regime de trabalho em hospitais, poderia ser acionado para trabalhar com as equipes quando algum PSF necessitasse. Além disso, alguns pacientes da zona rural, antes encaminhados para realizar fisioterapia na capital, passaram a ser atendidos em suas comunidades[17].

No município de Camaragibe (PE), o fisioterapeuta trabalhava em duas equipes do PSF, nas regiões mais populosas e no núcleo de reabilitação. O trabalho do fisioterapeuta se dividia entre ambulatórios e visitas domiciliares, atuando em grupos coletivos de prevenção no PSF, além do atendimento individual[18,19].

A Universidade Federal da Paraíba e a Faculdade de Fisioterapia de Caratinga ofereciam estágios a alunos da graduação em fisioterapia em comunidades rurais, usando a metodologia de trabalho do PSF[20].

Os fisioterapeutas do Instituto Fernandes Figueira (IFF), ligado à Fiocruz (RJ), participavam do Programa de Assistência Domiciliar Interdisciplinar (PADI), o qual era direcionado para a saúde das crianças, contendo uma equipe multiprofissional e fazendo visitas domiciliares na Baixada Fluminense, interagindo com a família e o paciente[21].

O início da atuação da fisioterapia na atenção básica em Sobral (CE) ocorreu a partir de experiências positivas de fisioterapeutas que prestavam serviço no PSF em uma época em que a fisioterapia se concentrava nas clínicas e hospitais. Isso ocorreu até meados do ano 2000, quando o fisioterapeuta foi incluído no PSF por decisão da gestão do município.

Os fisioterapeutas trabalhavam no PSF realizando a Escola de Posturas (prevenção e tratamento das algias da coluna), atuavam em grupos de gestantes, hipertensos, diabéticos e de hanseníase, além de prestarem atendimentos a pacientes com necessidades especiais, como portadores de sequelas de acidente vascular encefálico (AVE), traumatismo cranioencefálico (TCE), traumatismo raquimedular (TRM), amputados, dentre outros distúrbios neurológicos[22].

Em Campos dos Goytacazes (RJ), em 2000, o fisioterapeuta foi incorporado à Equipe de Saúde da Família, efetuando atendimentos a indivíduos portadores de distúrbios neurológicos e traumato-ortopédicos[23].

Outro município de destaque como pioneiro na inserção do fisioterapeuta no PSF foi Macaé, no Rio de Janeiro. O fisioterapeuta foi integrado à Equipe de Saúde da Família em 2001, executando atividades de educação em saúde na comunidade, atendimentos nas áreas da criança, da mulher, do adulto e do idoso, além de prestar atendimento a pacientes acamados. Esses procedimentos eram direcionados ao indivíduo ou realizados em grupos, na própria unidade ou em locais cedidos pela comunidade[24].

3. NASF – UMA PROPOSTA EM DESENVOLVIMENTO

A fim de ampliar o acesso da população brasileira à atenção básica, apoiando as ações da Estratégia de Saúde da Família, o Ministério da Saúde criou o NASF (Portaria GM 154/2008, republicada em 4 de março de 2008)[25].

Ao contrário das Equipes de Saúde da Família (ESF), o NASF não foi idealizado para ser a porta de entrada ao sistema, mas para atuar de maneira integrada com as ESF. Por isso, é considerado "retaguarda" das equipes da ESF, compartilhando saberes e práticas de saúde no cotidiano dos serviços de cada território. Um dos principais objetivos é instituir a plena integralidade do cuidado físico e mental aos usuários do SUS, qualificando e complementando o trabalho das ESF[26].

O NASF deve atuar dentro de algumas diretrizes relativas à atenção primária à saúde, como promoção e humanização, educação permanente dos profissionais e da população, além de intersetorialidade, controle social, territorialidade, participação social e educação popular[27].

Outra diretriz da atenção primária é contemplada na atuação do NASF: a interdisciplinaridade[28], em que há uma articulação cooperativa entre diversas categorias profissionais envolvidas no cuidado ao usuário. Cada núcleo deve ser constituído por equipes de profissionais de várias áreas de conhecimento, atuando em parceria com os profissionais das ESF. Divide-se em duas modalidades:

- **NASF 1:** composto de pelo menos cinco profissionais de nível superior: médico (ginecologista, homeopata, psiquiatra, pediatra), acupunturista, assistente social, educador físico, farmacêutico, fisioterapeuta, fonoaudiólogo, nutricionista, psicólogo ou terapeuta ocupacional.
- **NASF 2:** composto por no mínimo três profissionais: assistente social, educador físico, farmacêutico, fisioterapeuta, fonoaudiólogo, nutricionista, psicólogo ou terapeuta ocupacional.

A definição dos profissionais que irão compor cada NASF é de responsabilidade dos gestores municipais e da ESF, dependendo da necessidade local e da disponibilidade de profissionais de cada especialidade. Cada núcleo deverá apoiar e compartilhar as práticas em saúde nos territórios que estão sob responsabilidade das ESF[25,27].

As estratégias do NASF estão divididas em nove áreas: atividade física e práticas corporais; práticas integrativas e complementares; reabilitação; alimentação e nutrição; saúde mental; serviço social; saúde da criança, do adolescente e do jovem; saúde da mulher; e assistência farmacêutica. Trabalhos educativos e ações junto aos setores públicos, como escolas, creches e igrejas, são ferramentas que podem ser utilizadas[27].

Segundo Nascimento e Oliveira (2010)[26], é necessário que haja uma revolução no processo de formação profissional nas instituições de ensino superior, oferecendo não apenas conhecimento técnico especializado, mas, principalmente, habilidades e atitudes com a consciência da responsabilidade social envolvida na ação profissional.

4. FISIOTERAPIA NO NASF

O fisioterapeuta que atua no NASF deve ter uma formação acadêmica clínica generalista, com capacitação técnica, habilidade para abordar o paciente, no sentido de acolhê-lo e ouvi-lo, comunicar-se e trabalhar em equipe[29].

Atividades de educação em saúde podem ser realizadas por meio de visitas domiciliares ou em grupos específicos, como grupo de idosos, hipertensos, diabéticos, gestantes, mulheres, como também de cuidadores (de crianças, jovens ou adultos com deficiência).

No trabalho coletivo, as atividades desenvolvidas se dão mediante orientações, palestras, socialização e dinâmicas de grupos que estimulem a troca de experiência. O fisioterapeuta pode estabelecer encontros e abordar temas, como posturas, importância dos exercícios para uma vida saudável, cuidados com coluna, prevenção de quedas e lesões em idosos e diabéticos, prevenção de lesões na realização de exercícios, orientações às gestantes, amamentação, esclarecimentos sobre ciclos de desenvolvimento infantil e as mudanças fisiológicas nas diversas fases da vida.

As ações de educação em saúde nas visitas domiciliares preconizam o aprendizado de cuidadores ou familiares de pessoas com deficiência quanto à melhor maneira de manuseá-las, como também posicioná-las e instruir em relação às

AVD, além de orientações relativas à prática de alongamentos e relaxamento a fim de oferecer uma melhor qualidade de vida.

O profissional de fisioterapia pode ainda planejar, criar e executar políticas, programas, cursos, pesquisas ou eventos em saúde pública, contribuindo com o planejamento, a investigação e os estudos epidemiológicos. Avaliar os equipamentos de uso fisioterapêutico, segundo a qualidade, a eficácia e os riscos à saúde, também deve ser uma das funções exercidas. Outros deveres são descritos a seguir[29]:

- Fazer levantamento dos problemas de saúde da região e planejar ações de prevenção de doenças e agravos em saúde, além de necessidade de reabilitação.
- Realizar programas de promoção e proteção à saúde em conjunto com as ESF, enfatizando o autocuidado (por exemplo, nos cuidados com o corpo, na postura, na amamentação ou no condicionamento físico).
- Realizar atendimentos individuais e coletivos de prevenção primária, secundária e terciária nas diversas áreas: cardiorrespiratória, neurologia, ortopedia, pediatria e geriatria, dentre outras.
- Acolher as pessoas que necessitem cuidados de reabilitação, por meio de orientações, atendimento e acompanhamento.
- Ser parceiro de pesquisas e ações específicas de saúde mental junto à equipe multidisciplinar.

4.1. Fisioterapia e atenção à saúde da mulher

A saúde da mulher sempre esteve no foco das linhas de cuidado na saúde coletiva, principalmente em razão do período gestacional. Quando a fisioterapia começou a atuar na atenção básica, seu conhecimento técnico e científico foi usado em ações de prevenção e procedimentos terapêuticos na saúde da mulher, em situação de mastectomia, incontinência urinária, climatério e preparação para o parto[30].

Nos cuidados com gestantes, a fisioterapia exerce uma prática de terapia em grupo, em que são realizados alongamentos, relaxamentos, orientações e correções posturais, atividades respiratórias, preparação para o parto normal e exercícios de conscientização perineal[31,32].

4.2. Fisioterapia e atenção à saúde da criança

O fisioterapeuta realiza intervenções nas crianças que pertencem a creches, bem como formando grupos de orientação com os pais dessas crianças a respeito da estimulação precoce com vistas ao desenvolvimento motor normal (DMN). Nesses grupos também se ensina a manipular o bebê e a mudar a criança de postura corretamente como maneira de transmitir informações sensoriais que a beneficiarão. A importância do ato de brincar e a escolha dos brinquedos mais adequados, até mesmo como utilizar sucatas para fazer um brinquedo, são propostas que podem ser realizadas nesses grupos de pais na comunidade[32-35].

O método Shantala, em que se trabalha o toque no bebê por meio da massagem, também pode ser usado como estimulação que fortalecerá o vínculo entre os profissionais e as mães e entre elas e seus filhos. Em relação ao Programa de Aleitamento Materno, o fisioterapeuta também é responsável por estimular a amamentação e seus benefícios para o bebê. Deve promover a prevenção de problemas posturais oriundos da amamentação, desvios de coluna relacionados com as disfunções da articulação temporomandibular e doenças respiratórias. Cabe também ao fisioterapeuta conscientizar as mães sobre a vacinação de rotina e prevenir as infecções respiratórias agudas, procurando reduzir as hospitalizações provocadas por essas doenças[34,35].

Crianças com lesões neurológicas também serão beneficiadas, pois normalmente o afastamento dos bairros e as dificuldades de locomoção e de transporte prejudicam o tratamento[32,33].

4.3. Fisioterapia e atenção à saúde da pessoa idosa

Diante do envelhecimento populacional, políticas públicas específicas para esse segmento têm sido elaboradas no Brasil, como o Pacto pela Saúde, em que a saúde do idoso passou a ser uma das prioridades[36], e a Política Nacional de Saúde do Idoso[37,38]. Esta última estabeleceu algumas diretrizes, como promover o envelhecimento saudável, manter a capacidade funcional e assistir às necessidades de saúde, a fim de garantir a autonomia e a funcionalidade do idoso na sociedade.

A capacidade funcional é definida pelas habilidades físicas e mentais necessárias à execução das atividades básicas e instrumentais da vida diária. Sua perda no idoso representa o principal problema a ser considerado nessa fase da vida. Dessa maneira, a ação da fisioterapia no cuidado integral ao idoso, na prevenção de agravos, promoção ou recuperação da saúde, consiste em[39]:

- Identificar grupos vulneráveis na área de atuação e de fatores de risco para doenças crônicas, como hipertensão arterial sistêmica (HAS), diabetes e cardiopatias, dentre outras.

- Estimular um modo de vida saudável (alimentação saudável, práticas de atividades físicas, controle do tabagismo e do alcoolismo) com o objetivo de reduzir fatores de risco por meio de palestras e campanhas.
- Orientar familiares, cuidadores e os próprios idosos quanto à prevenção de quedas, incapacidades e deformidades e aos cuidados específicos aos idosos acamados (prevenção de úlceras de decúbito).
- Promover educação em saúde e práticas de atividade cinesioterapêuticas em grupos que estimulem: alongamento, fortalecimento muscular, treino de equilíbrio e caminhadas e reeducação postural (escolas de postura).
- Orientar modificações de ambientes e mobiliários de modo a favorecer a acessibilidade e evitar acidentes (quedas).
- A reabilitação pode ser realizada em grupos específicos ou individualmente, na unidade ou em regime domiciliar, especialmente em casos de idosos acamados. Deve-se ainda encaminhar para clínica de referência, quando necessário, e favorecer o acesso a próteses e órteses.

4.4. Fisioterapia e atenção à saúde da pessoa com deficiência

Considera-se pessoa com deficiência aquela que se enquadra nas categorias física, auditiva, visual, mental e múltipla, sendo a deficiência compreendida como parte ou expressão de uma condição de saúde, sem indicar necessariamente que o indivíduo deva ser considerado doente.

Com o objetivo de assegurar a reabilitação da pessoa com deficiência e prevenir agravos que determinem seu aparecimento, foi criada a Política Nacional de Saúde da Pessoa com Deficiência[40]. Nesta, estabeleceu-se o compromisso de promover a qualidade de vida e garantir assistência integral à saúde, prevenir deficiências, ampliar e fortalecer os mecanismos de informação, organizar os serviços de atenção à pessoa com deficiência e capacitar profissionais.

Apesar de ainda incipiente, a atuação da fisioterapia junto à ESF deve acontecer nos três níveis de atenção e objetivar[40,41]:

- Ações educativas, com ênfase na promoção em saúde, prevenção e educação na comunidade e discussão de casos de pessoas com deficiência junto às ESF.
- Ações básicas de reabilitação a fim de favorecer a inclusão social, como, por exemplo: orientações para a mobilidade de percepção corporal adequada para portadores de deficiência visual[42] e prevenção de deformidades por meio de posturas adequadas.

- Ações de caráter individual, familiar, grupal ou comunitário, executadas de maneira multiprofissional e interdisciplinar (fonoaudiólogos, terapeutas ocupacionais, psicólogos), utilizando tecnologia apropriada e encaminhando para serviços especializados, se necessário.

- Ações de avaliação funcional, indicação e fornecimento de órteses, próteses e equipamentos auxiliares, adaptações de mobiliário e espaços nos domicílios e escolas com os recursos disponíveis na comunidade.

- Ações para reduzir condições de risco e vulnerabilidade social (segregação e exclusão social das pessoas com deficiências).

- Ações de investigação das dificuldades encontradas na acessibilidade aos serviços de saúde, logradouros públicos, transportes adaptados e escolas inclusivas no estudo do território da Unidade Básica de Saúde[43].

REFERÊNCIAS

1. Costa RCR. Descentralização – Financiamento e regulação: a reforma do sistema público de saúde no Brasil durante a década de 1990. Rev Sociol Polit 2002; 18:49-71.

2. Sousa RA, Carvalho AM. Programa de Saúde da Família e qualidade de vida: Um olhar da psicologia. Estud Psicol 2003; 8:515-23.

3. Meireles EC, El-Aouar WA. O desafio das ONGs ante a minimização do papel do Estado no cenário global. Caderno de Pesquisas em Administração 2002; 9:1-12.

4. Vianna DLA, Machado VC. Proteção social em saúde: um balanço dos vinte anos do SUS. Rev de Saúde Coletiva 2009; 18(4):645-84.

5. Viana ALD, Dal Poz MR. A reforma do sistema de saúde no Brasil e o Programa de Saúde da Família. Physis 2005; 15(suppl):225-64.

6. Conha E, Elias PE. Saúde no Brasil: políticas e organização de serviços. São Paulo: Cortez, 2003.

7. Santos AM, Assis MMA, Rodrigues AAAO, Nascimento MAA, Jorge MSB. Linhas de tensões no processo de acolhimento das equipes de saúde bucal do Programa Saúde da Família: o caso de Alagoinhas, Bahia, Brasil. Cadernos de Saúde Pública 2007; 25(1):75-85.

8. Brasil ACO, Brandão JAM, Silva MON, Gondim Filho VC. O papel do fisioterapeuta do Programa de Saúde da Família do município de Sobral-Ceará. Revista Brasileira em Promoção da Saúde 2005; 18(1):3-6.

9. Teixeira MB, Lima ED. Grupos como estratégia do Programa de Saúde da Família e como dispositivo no campo da saúde mental. Revista Científica de Saúde 2005; 4(1):39-56.

10. Ferreira FN, Leão I, Saqueto MB, Fernandes MH. Intervenção fisioterapêutica na comunidade: relato de caso de uma paciente com AVE. Revista Saúde 2005; 1(1):35-43.

11. Chiaravalloti Neto FC, Barbosa AAC, Cesariano MB et al. Controle do dengue em uma área urbana do Brasil: avaliação do impacto do Programa Saúde da Família com relação ao programa tradicional de controle. Cadernos de Saúde Pública 2006; 22(5):977-87.

12. Albiero JFG, Biss P, Borges MF et al. A utilização frequente de ansiolíticos e antidepressivos no PSF Frei João Maria-Blumenau/SC: o combate pela fisioterapia preventiva. Revista de Fisioterapia da FURB 2005; 2(1):225-65.

13. Fortuna CM, Mishima SM, Matumoto S, Pereira JB. O trabalho de equipe no Programa de Saúde da Família: reflexões a partir de conceitos do processo grupal e de grupos operativos. Revista Latino--Americana de Enfermagem 2005; 13(2):262-8.

14. Ragasson CAP, Almeida DCS, Comparin K, Mischiati MF, Gomes JT. Atribuições do fisioterapeuta no Programa de Saúde da Família: reflexões a partir da prática profissional. Revista Crefito 2005; 3(5):8.

15. Ribeiro KSQ. A atuação da fisioterapia na atenção primária à saúde. Fisioterapia Brasil 2002; 3(5):311-8.

16. Coffito. Uberlândia: Saúde Pública na rotina das pessoas. Rev O Coffito 1999; 5:13-20.

17. Coffito. Santarém: em busca da saúde, na terra e na água. Rev O Coffito 2000; 7:10-5.

18. Coffito. Camaragibe: o milagre da simplicidade. Rev O Coffito 2001; 10:10-3.

19. Coffito. Camaragibe: modelo de atenção voltado à família. Rev O Coffito 2001; 10:14-7.

20. Coffito. Estágio rural: duas realidades, mesma filosofia. Rev O Coffito 2001; 10:20-8.

21. Coffito. Instituto Fernandes Figueira, assistência domiciliar: uma questão de respeito social. Rev O Coffito 2001; 12:4-9.

22. Coffito. Sobral. Escola de posturas: resolutividade do ato fisioterapêutico. Rev O Coffito 2003; 18:14-21.

23. Coffito. Campos de Goytacazes: gestão com responsabilidade social. Rev O Coffito 2003; 18:17-20.

24. Coffito. Programa de Saúde da Família em Macaé. Rev O Coffito 2003; 18:20-1.

25. Brasil. Ministério da Saúde. Portaria nº 154, de 24 de janeiro de 2008. Cria os Núcleos de Apoio à Saúde da Família – NASF [portaria na internet]. Acesso em 28 abril 2012. Disponível em: http://189.28.128.100/dab/docs/legislacao/portaria154_04_03_08_re.pdf.

26. Nascimento DDG, Oliveira MAC. Reflexões sobre as competências profissionais para o processo de trabalho nos Núcleos de Apoio à Saúde da Família. O Mundo da Saúde 2010; 34(1):92-6.

27. Ministério da Saúde (Brasil). Secretaria de Atenção à Saúde. Departamento de Atenção Básica. Diretrizes do NASF: núcleo de apoio à saúde da família. [Série A. Normas e Manuais Técnicos/Cadernos de Atenção Básica, n. 27]. Brasília: Ministério da Saúde, 2009: 157.

28. Barbosa EG, Ferreira DLS, Furbino SAR, Ribeiro EEN. Experiência da Fisioterapia no Núcleo de Apoio à Saúde da Família em Governador Valadares. Fisioter Mov 2010; 23(2):323-30.

29. Véras MMS, Pinto VPT, Oliveira EM. O fisioterapeuta na Estratégia Saúde da Família: primeiros passos na construção de um novo modelo de atenção. Sanare 2004; 5(1):169-73.

30. Coffito. PSF: Os exemplos de Sobral, Campos e Macaé. Revista O Coffito 2003; 18:14-21.

31. Véras MMS, Pinto VPT, Oliveira EM, Quinderé PHD. A fisioterapia no Programa Saúde da Família de Sobral-CE. Rev Fisioterapia Brasil 2005; 6(5):345-8.

32. Coffito. PSF. Os exemplos de Sobral, Campos e Macaé. Rev O Coffito 2003;(18):14-21.

33. Spitz RA. O primeiro ano de vida. 5. ed. São Paulo: Livraria Martins Fontes, 1988: 3-23.

34. Bobath B, Bobath K. Desenvolvimento motor nos diferentes tipos de paralisia cerebral. São Paulo: Manole, 1989.

35. Brasil. Ministério da Saúde. Portaria nº 399, de 22 de fevereiro de 2006. Divulga o Pacto pela Saúde 2006 – Consolidação do SUS e aprova as Diretrizes Operacionais do Referido Pacto [portaria na internet]. Acesso em 2 maio 2012. Disponível em: http://dtr2001.saude.gov.br/sas/PORTARIAS/Port2006/GM/GM-399.htm.

36. Brasil. Ministério da Saúde. Portaria nº 1.395, de 9 de dezembro de 1999. Aprova a Política Nacional de Saúde do Idoso e dá outras providências [portaria na internet]. Acesso em 2 maio 2012. Disponível em: http://dtr2004.saude.gov.br/susdeaz/legislacao/arquivo/Portaria_1395_de_10_12_1999.pdf.

37. Brasil. Ministério da Saúde. Portaria nº 2.528, de 19 de outubro de 2006. Aprova a Política Nacional de Saúde da Pessoa Idosa [portaria na internet]. Acesso em 2 maio 2012. Disponível em: http://

portal.saude.gov.br/portal/arquivos/pdf/2528%20aprova%20a%20politica%20nacional%20de%20
saude%20da%20pessoa%20idosa.pdf.

38. Aveiro MC, Aciole GG, Driusso P, Oishi J. Perspectivas da participação do fisioterapeuta no Programa Saúde da Família na atenção à saúde do idoso. Ciência e Saúde Coletiva 2011; 16(1):1467-78.

39. Ministério da Saúde (Brasil). Política Nacional de Saúde da Pessoa Portadora de Deficiência. Secretaria de Atenção à Saúde. [Série E. Legislação em Saúde]. Brasília (DF): Editora do Ministério da Saúde, 2008: 72.

40. Ministério da Saúde (Brasil). A pessoa com deficiência e o Sistema Único de Saúde. Secretaria de Atenção à Saúde, Departamento de Ações Programáticas Estratégicas. [Série F. Comunicação e Educação em Saúde]. Brasília (DF): Editora do Ministério da Saúde, 2006: 16.

41. Rocha EF, Kretzer MR. Ações de reabilitação de pessoas com deficiência na estratégia da saúde da família da Fundação Zerbini e Secretaria Municipal de Saúde de São Paulo – Região Sudeste – Sapopemba/Vila Prudente – período 2000/2006. Rev Ter Ocup Univ 2009; 20(1):59-67.

42. Carvalho MP, Santos FM, Nasser RL et al. Atuação da fisioterapia em deficientes visuais. Revista Brasileira de Geografia Médica e da Saúde 2009; 5(9):53-62.

43. Castro SS, Lefèvre F, Lefèvre AM, Cesar CLG. Acessibilidade aos serviços de saúde por pessoas com deficiência. Rev Saúde Pública 2011; 45(1):99-105.

Capítulo 13

Fisioterapia Preventiva

Maria Goretti Fernandes
Paulo Henrique Altran Veiga

1. HISTÓRICO

A profissão de fisioterapeuta foi regulamentada no Brasil no dia 13 de outubro de 1969, pelo Decreto-lei 938, que a definiu como profissão de nível superior[1]. Alguns autores ressaltam que, historicamente, a atuação do fisioterapeuta é entendida como assistência de atenção terciária, ou seja, reabilitadora[2]. No entanto, acredita-se que, quando inserido na atenção primária, esse profissional possa ser de grande valia para ações de promoção da saúde, prevenção de doenças e educação em saúde.

A atuação no nível terciário se reflete no perfil acadêmico do fisioterapeuta, uma vez que muitos estão voltados apenas para o processo de reabilitação. No nível primário, por sua vez, essa atuação não vem sendo contemplada, direcionando o trabalho desses profissionais para atividades predominantemente curativas e reabilitadoras. Entretanto, para que os alunos se aproximem da realidade, é necessária a capacitação dos professores[3], visto que a história da profissão do fisioterapeuta no país tem sido objeto de estudo de professores e pesquisadores vinculados a programas em áreas como saúde coletiva, educação e na própria fisioterapia[4].

Desde que a saúde no país foi instituída como um direito de todos e um dever do Estado, e operada por meio de um Sistema Único de Saúde (SUS)[5], criado na Constituição de 1988 e regulamentado pela Lei Orgânica de Saúde (Lei 8.080/90 e Lei 8.142/90)[6], os gestores vêm priorizando o nível de atenção básica[7], que teve seu marco em 1994 com a implantação do Programa de Saúde da Família (PSF)[8-16]. Hoje, o PSF é caracterizado como estratégia[17,18] por incorporar os princípios básicos do SUS – universalização, descentralização, integralidade e participação da comunidade, estruturando-se a partir da unidade básica de saúde da família[15].

Com base no princípio doutrinário do SUS – a integralidade[19] – cumpre-se o sentido de se estender para todos os cidadãos brasileiros o direito aos tratamentos fisioterapêuticos[20]. O fisioterapeuta contribui para promoção, prevenção, recuperação e reabilitação, obedecendo, assim, aos princípios do atual modelo de saúde e, consequentemente, promovendo a melhora da qualidade de vida da população[8]. Entretanto, sua inserção nesses serviços ainda é um processo em construção[21].

Na atenção primária, o fisioterapeuta apresenta-se como um profissional voltado para educação, prevenção e assistência coletiva e individual, inserido e trabalhando de maneira interdisciplinar. Contribui no planejamento e na investigação de estudos epidemiológicos; na participação de equipes multiprofissionais destinadas ao planejamento; na implementação, controle e execução de projetos e programas de ações básicas, mediante a promoção de ações terapêuticas preventivas; na prevenção de processos que levam a incapacidade funcional laborativa; assim como no desenvolvimento de programas coletivos que contribuem para a diminuição dos riscos de acidentes de trabalho[22].

Por outro lado, o profissional fisioterapeuta apresenta aptidões e competências inerentes a sua formação profissional, buscando um impacto positivo na relação do paciente com o meio, tanto físico como social[23]. Esse profissional pode realizar atendimentos domiciliares em pacientes portadores de enfermidades crônicas e/ou degenerativas, pacientes acamados ou impossibilitados; aplicar técnicas de relaxamento, analgesia e/ou prevenção da dor; atuar no pré-natal e puerpério, devido às modificações gravídicas locais e gerais; orientar a família quanto aos cuidados com o idoso ou paciente acamado; e atuar de modo integral com as famílias, visando à assistência e à inclusão social das pessoas portadoras de deficiências[20].

É nessa nova perspectiva de atuação profissional que se insere o fisioterapeuta preventivo, atuando em programas de promoção de saúde e proteção específica[19]. Atualmente, a fisioterapia preventiva atua na promoção e atenção à saúde da criança e do adolescente, saúde da mulher, saúde do trabalhador, saúde da família e saúde do idoso.

Desse modo, cada área da fisioterapia preventiva desenvolve conhecimentos e saberes com base na atenção primária. A área da fisioterapia preventiva que abrange todas as outras é a saúde da família. Assim, o fisioterapeuta tende a atuar na prevenção de doenças que atingem a saúde da família.

2. ATENÇÃO PRIMÁRIA À SAÚDE E ESTRATÉGIA SAÚDE DA FAMÍLIA

A Atenção Primária à Saúde (APS) é caracterizada por apresentar ações preventivas e de promoção da saúde tanto físicas como sociais e psicológicas. Portanto, a atenção à saúde deixa de ser vista como meramente curativa, individual e isolada do contexto social e passa a assumir proporções mais amplas, capazes de promover a integralidade das ações em saúde[24]. De acordo com Demeneck[25], para atuar na atenção primária os profissionais de saúde precisam conhecer suas particularidades e elementos constituintes para que possam realizar processos de trabalhos congruentes com a proposta da reforma sanitária.

O agente principal na atenção primária é o clínico, eventualmente assistido por uma equipe, e na Saúde da Família (SF) o principal agente é a equipe multidisciplinar[26]. No entanto, na atenção primária, as características dos serviços, o leque de suas atividades, suas realizações e barreiras ao acesso variam de um país para outro de acordo com o sistema estabelecido e o contexto socioeconômico, cultural e político vigente[27].

A Estratégia Saúde da Família (ESF) foi concebida para expandir o acesso à atenção primária e coordenar a integração com as redes de atenção à saúde[26]. Segundo Giovanella et al.[11], atualmente a ESF está presente em 94% dos municípios (29 mil equipes e cobertura populacional de 48%, o que corresponde a 92 milhões de pessoas), auxiliando as famílias e indivíduos em situações de risco, especialmente mediante a possibilidade de construção de vínculo de aproximação com os pacientes[17].

Mais recentemente foram implantados os Núcleos de Apoio à Saúde da Família (NASF), os quais se iniciaram em 2008 e em junho de 2009 já somavam 648 em funcionamento no país. Os NASF representam um marco importante na ampliação das possibilidades de alcançar melhores resultados em saúde, com enfoque na promoção da saúde e no cuidado à população. Eles trazem a possibilidade de ampliar a oferta das práticas integrativas e complementares, bem como a revisão dos tratamentos baseados somente na medicalização das doenças[28].

Entre suas inúmeras ações, os NASF devem desenvolver atividades físicas e práticas corporais; promover ações multiprofissionais de reabilitação para reduzir a incapacidade e as deficiências, promovendo a inclusão social; assim como apoiar as equipes de SF na abordagem e na atenção aos agravos graves ou persistentes na saúde de crianças e mulheres[29].

No que se refere à fisioterapia, evidencia-se a ausência de complementação da regulamentação da profissão após o surgimento do SUS, principalmente em relação ao ato profissional[5]. A Portaria GM 154, de 2008, que estabelece o NASF, cita a carga horária para a profissão e que o fisioterapeuta pode estar presente em suas duas formações, tanto no NASF 1 como no NASF 2[30].

3. ATUAÇÃO E IMPORTÂNCIA DA FISIOTERAPIA PREVENTIVA NA ATENÇÃO PRIMÁRIA À SAÚDE

Apesar de um longo caminho a percorrer até sua plena vinculação ao SUS, a fisioterapia já demonstra uma contribuição relevante na atenção básica e na fisioterapia preventiva com a formação de grupos, visitas domiciliares e participação em programas de saúde, não restringindo sua atuação apenas à assistência e à reabilitação. A fisioterapia pode evitar que danos temporários ou permanentes tenham desfechos que possam implicar grandes gastos monetários, danos psicológicos e diminuição da qualidade de vida[31].

Por outro lado, as atividades de reabilitação na fisioterapia estão bem estabelecidas. No entanto, estão relacionadas com ambientes hospitalares e clínicas, e não com serviços de fisioterapia da saúde pública. Além disso, observam-se dificuldades em seu desenvolvimento, devido à não participação dos usuários finais[32], visto que o público mal compreende o acesso direto e o papel desempenhado pelo fisioterapeuta[33].

O estudo de Brasil et al.[14] mostra que, em virtude de aspectos de ordem político-econômica e organizacional, da fraca regulamentação e do reconhecimento da fisioterapia, sua função é pouco divulgada e subutilizada, pois as portarias atuais não estabelecem de modo direto diretrizes para a atuação do fisioterapeuta. Este profissional pode desenvolver atividades efetivas, em um atendimento integral às pessoas, em todos os níveis de atenção à saúde, dentro da equipe interdisciplinar.

A educação em saúde é uma das estratégias de promoção de saúde mais utilizadas na prática da fisioterapia[34]. Segundo Brandão et al.[35], a fisioterapia pode ser importante na gestação, pois promove saúde e/ou atenua as consequências das modificações desse período. Em seu estudo, comprovaram que a atuação da fisioterapia reduziu a incidência de câimbras, dispneia, constipação intestinal, frequência de perdas urinárias, compensações posturais e algias, apesar de a dor ainda interferir nas atividades das mulheres estudadas. Alencar et al.[36] mostram em seu estudo que os resultados indicaram melhora nas transferências posturais e mobilidades ativas, mais especificamente em membros inferiores nas gestantes, ressaltando a importância da fisioterapia.

O estudo de Sampaio[37] revela que a atuação da fisioterapia em uma Unidade Básica de Saúde tem procurado se integrar aos programas já desenvolvidos pela Secretaria Municipal de Saúde e buscado novos modelos de assistência eficazes para a promoção da saúde, tratamento e redução de incapacidades, com consequente melhora da qualidade de vida da população.

Portanto, o profissional de fisioterapia tem o potencial de trabalhar com a tecnologia humana, aliada à criatividade para desenvolver ações eficientes e efetivas. Espera-se que em futuro muito próximo ele possa conquistar esse espaço com dignidade e competência[14].

4. INSERÇÃO DO FISIOTERAPEUTA NA EQUIPE DE ATENÇÃO BÁSICA

A ESF é considerada prioritária para transformação do modelo de atenção a partir da reorganização da atenção básica[7]. É inserido na ESF o profissional fisioterapeuta capaz de estudar e investigar o movimento humano e as funções corporais, cujas práticas se traduzem em um novo modelo de atenção que privilegia toda a comunidade. Oferece ações de baixo custo, criando vínculo com a comunidade, valorizando a profissão e garantindo o reconhecimento de sua profissão por todos que a assistem, o que possibilita a recuperação da harmonia do corpo e do convívio social[38].

De acordo com Almeida *et al.*[39], as tarefas direcionadas possibilitam que os atendimentos fisioterapêuticos sejam realizados no domicílio e nas Unidades de Saúde da Família com participação em grupos de gestantes, idosos, grupos de coluna e outras atividades educativas desenvolvidas de maneira pontual, vinculadas à comunidade, às equipes de saúde da família e a líderes comunitários. Mais do que inserir o fisioterapeuta na saúde da família, aproximando-o da atenção básica, sua integração às equipes compreende a ideia de criação de pontos de interseção, tanto nas ações realizadas como entre os profissionais, facilitando e incentivando a adoção de medidas que conformem com um olhar e uma prática integral da saúde[5].

Entretanto, a demanda espontânea, aquela que aparece naturalmente nos postos de saúde, além da demanda organizada, é um grande problema de desarranjo no PSF, segundo Friedrich e Pierantoni[40]. O estudo de Ribeiro[41] mostra que, como a demanda é muito grande para a quantidade de fisioterapeutas inseridos na atenção básica, os atendimentos poderiam ser realizados individualmente ou em grupos formados por pessoas com problemas semelhantes. O atendimento domiciliar é também uma atividade imprescindível na atenção primária, tendo em vista o número de pessoas que não podem se deslocar para receber o atendimento.

Almeida *et al.*[39] apontam o projeto Fisioterapia na Comunidade como um espaço de experimentação dessa construção, na medida em que, na interação com outros profissionais, com os moradores e a partir das reflexões que essa prática proporciona, podem despontar novos caminhos e novas possibilidades para que a fisioterapia contribua para o enfrentamento dos problemas de saúde das camadas populares.

As propostas do fisioterapeuta na atenção primária sempre se apresentam com o objetivo de desenvolver ações que, além de reabilitar, também estejam voltadas para a manutenção da saúde[41].

REFERÊNCIAS

1. Barros FBM. Poliomielite, filantropia e fisioterapia: o nascimento da profissão de fisioterapeuta no Rio de Janeiro dos anos 1950. Rev Ciência & Saúde Coletiva 2008; 13 (3): 941-954. Apud: Decreto-lei 938. Provê sobre as profissões de fisioterapeuta e terapeuta ocupacional, e dá outras providências. Diário Oficial da União, Brasil, 13 out 1969.

2. Trelha CS, Silva DW, Lida LM, Fortes MH, Mendes TS. O fisioterapeuta no Programa de Saúde da Família em Londrina (PR). Rev Espaço para a Saúde 2007; 8(2):20-5.

3. Silva DJ, Ros MA. Inserção de profissionais de fisioterapia na equipe de saúde da família e Sistema Único de Saúde: desafios na formação. Rev Ciência & Saúde Coletiva 2007; 12(6):1673-81.

4. Barros FBM. Poliomielite, filantropia e fisioterapia: o nascimento da profissão de fisioterapeuta no Rio de Janeiro dos anos 1950. Rev Ciência & Saúde Coletiva 2008; 13(3):941-54.

5. Rezende M, Moreira MR, Amâncio Filho A, Tavares MFL. A equipe multiprofissional da "Saúde da Família": uma reflexão sobre o papel do fisioterapeuta. Ciência & Saúde Coletiva 2009; 14(Supl 1):1403-10.

6. Canônico RP, Brêtas ACP. Significado do Programa Vivência e Estágios na Realidade do Sistema Único de Saúde para formação profissional na área de saúde. Acta Paul Enferm 2008; 21(2):256-61.

7. Shimizu HE, Rosales C. As práticas desenvolvidas no Programa Saúde da Família contribuem para transformar o modelo de atenção à saúde? Rev Bras Enferm 2009; 62(3):424-9.

8. Ferreira FN, Leão I, Saqueto MB, Fernandes MH. Intervenção fisioterapêutica na comunidade: relato de caso de uma paciente com AVE. Rev Saúde Com 2005; 1(1):35-43.

9. Santos FAS, Lima Neto JS, Ramos JCLR, Soares FO. Perfil epidemiológico dos atendidos pela fisioterapia no Programa de Saúde e Reabilitação na Família em Camaragibe, PE. Rev Fisioterapia e Pesquisa 2007; 14(3):50-4.

10. Rocha PM, Uchoa AC, Rocha NSPD, Souza ECFS, Rocha ML, Pinheiro TXA. Avaliação do Programa Saúde da Família em municípios do Nordeste brasileiro: velhos e novos desafios. Cad Saúde Pública 2008; 24(Supl 1):69-78.

11. Giovanella L, Mendonça MHM, Almeida PF et al. Saúde da família: limites e possibilidades para uma abordagem integral de atenção primária à saúde no Brasil. Ciência & Saúde Coletiva 2009; 14(3):783-94.

12. Ciampo LAD, Ricco RG, Daneluzzi JC et al. O Programa de Saúde da Família e a puericultura. Ciência & Saúde Coletiva 2006; 11(3):739-43.

13. Xavier AJ, Reis SS, Paulo EM, Orsi E. Tempo de adesão à Estratégia de Saúde da Família protege idosos de eventos cardiovasculares e cerebrovasculares em Florianópolis, 2003 a 2007. Ciência & Saúde Coletiva 2008; 13(5):1543-51.

14. Brasil ACO, Brandão JAM, Silva MON, Gondim Filho VC. O papel do fisioterapeuta do Programa Saúde da Família do município de Sobral-Ceará. Rev Bras Promoção Saúde 2005; 18(1):3-6.

15. Silva ACMA, Villar MAM, Wuillaume SM, Cardoso MHCA. Perspectivas de médicos do Programa Saúde da Família acerca das linhas de cuidado propostas pela Agenda de Compromissos para a Saúde Integral da Criança e Redução da Mortalidade Infantil. Cad Saúde Pública 2009; 25(2):349-58.

16. Facchini LA, Piccini RX, Tomasi E et al. Desempenho do PSF no Sul e no Nordeste do Brasil: avaliação institucional e epidemiológica da Atenção Básica à Saúde. Rev Ciência & Saúde Coletiva 2006; 11(3):669-81.

17. Noronha MGRCS, Cardoso PS, Moraes TNP, Centa ML. Resiliência: nova perspectiva na Promoção da Saúde da Família. Ciência & Saúde Coletiva 2009; 14(2):497-506.

18. Gil CRR. Atenção primária, atenção básica e saúde da família: sinergias e singularidades do contexto brasileiro. Cad Saúde Pública 2008; 22(6):1171-81.

19. Neuwald MF, Alvarenga LF. Fisioterapia e educação em saúde: investigando um serviço ambulatorial do SUS. Boletim da Saúde. Porto Alegre, 2005; 19(2):73-82.

20. Pedrosa JIS, Teles JBM. Consenso e diferenças em equipes do Programa de Saúde da Família. Rev Saúde Pública 2001; 35(3):303-11.

21. Silva DW, Trelha CS, Almeida MJ. Reflexões sobre a atuação do fisioterapeuta na saúde da família. Rev Olho Mágico 2005; 12(1):15-9.

22. Ragasson CAP, Almeida DCDS, Comparim K, Mischiati MF, Gomes JT. Atribuições do fisioterapeuta no programa de saúde da família: reflexões a partir da prática profissional. [Periódicos na internet]. Acesso 21 jun 2012. Disponível em: www.crefito5.com.br/web/downs/psf_ado_fisio.pdf.

23. Viana GS, Cicotoste CLA. A importância da inserção do profissional fisioterapeuta no Programa de Saúde da Família (PSF): Uma revisão bibliográfica. In: II Seminário de Fisioterapia da UNIAMÉRICA: Iniciação Científica; 2008 maio 5-6. Foz do Iguaçu: UNIAMÉRICA; 2008:144-9.

24. Ronzani TM, Silva CM. O Programa Saúde da Família segundo profissionais de saúde, gestores e usuários. Ciência & Saúde Coletiva 2008; 13(1):23-34.

25. Demeneck KA. Características da atenção primária à saúde. Arquivos Catarineses de Medicina 2008; 37(1):84-90.

26. Stralen CJV, Belisário SA, Stralen TBSV, Lima AMD, Massote AW, Oliveira CL. Percepção dos usuários e profissionais de saúde sobre atenção básica: comparação entre unidades com e sem saúde da família na Região Centro-Oeste do Brasil. Cad Saúde Pública 2008; 24(Supl 1):148-58.

27. Gofin J, Gofin R. Atención primaria orientada a la comunidad: un modelo de salud pública en la atención primaria. Rev Panam Salud Pública 2007; 21(2-3):177-85.

28. Mendonça CS. Saúde da Família, agora mais do que nunca. Ciência & Saúde Coletiva 2009; 14(Supl 1):1493-7.

29. Vieira CA, Silva RC, Cerveny G et al. A estratégia de saúde da família enquanto campo de práticas interdisciplinares: um diálogo necessário para a implantação dos Núcleos de Apoio à Saúde da Família (NASF) em Piracicaba-SP. In: 6ª Mostra acadêmica UNIMEP: 6º Simpósio de ensino de graduação; 30 out a 02 nov 2008; 2008:1-4.

30. Ministério da Saúde (Brasil). Portaria GM Nº 154, de 24 de janeiro de 2008. Núcleos de Apoio à Saúde da Família – NASF.

31. Araújo JCS. Inserção da Fisioterapia na atenção básica, um caminho necessário a percorrer em Saúde Pública. Monografia (Graduação em Fisioterapia) – Escola de Saúde Pública do Rio Grande do Sul, Porto Alegre, 2009.

32. Borges HL, Malucelli A, Paraiso EC, Moro CC. A physiotherapy EHR specification based on a user--centered approach in the context of public health. AMIA Annu Symp Proc 2007; 61-5.

33. Snow BL, Shamus E, Hill C. Physical therapy as primary health care: public perceptions. J Allied Health 2001; 30(1):35-8.

34. Perreault K. Linking health promotion with physiotherapy for low back pain: a review. J Rehabil Med 2008; 40(6):401-9.

35. Brandão ACS, Gasparetto A, Pivetta HMF. A fisioterapia na atenção básica: atuação com gestantes em caráter coletivo. Fisioter Bras 2008; 9(2):86-92.

36. Alencar MCB, Henemann L, Rothenbuhler R. A capacidade funcional de pacientes e a fisioterapia em um Programa de Assistência Domiciliar. Fisioter mov 2008; 21(1):11-20.

37. Sampaio SF. Promoção de saúde, prevenção de doenças e incapacidades: a experiência da fisioterapia/UFMG em uma unidade básica de saúde. Fisioter mov 2002; 15(1):19-23.

38. Baraúna MA, Testa CEA, Guimarães EA et al. A importância da inclusão do fisioterapeuta no Programa de Saúde da Família. Fisioter Bras 2008; 9(1):64-9.

39. Almeida AB, Oliveira AMB, Ribeiro KSQS. A fisioterapia na atenção básica a partir de uma experiência de educação popular. In: V Colóquio Internacional Paulo Freire, 2005, Recife. [Anais eletrônicos]. Acesso em 26 maio 2010. Disponível em: http://www.paulofreire.org.br/asp/template.asp?secao=coloquios&sub=5coloquio.

40. Friedrich DBC, Pierantoni CR. O trabalho das equipes da saúde família: um olhar sobre as dimensões organizativa do processo produtivo, político-ideológica e econômica em Juiz de Fora. Rev Saúde Coletiva 2006; 16(1):83-97.

41. Ribeiro KSQS. A atuação da fisioterapia na atenção primária à saúde – Reflexões a partir de uma experiência universitária. Fisioter Brasil 2002; 3(5):311-8.

Capítulo 14

Fisioterapia em Ergonomia

Érica Patrícia Borba Lira Uchôa
Maria Goretti Fernandes
Valéria Conceição Passos de Carvalho

1. SAÚDE DO TRABALHADOR

O trabalho pode ser definido como um conjunto de ações que levam à produção de bens individuais e coletivos, promovendo o desenvolvimento pessoal, familiar e da nação e sendo uma das condições básicas para a vida humana. Cerca de 45% da população mundial e 58% da população acima de 10 anos de idade fazem parte da força de trabalho[1].

A saúde do trabalhador e a saúde ocupacional são, portanto, pré-requisitos cruciais para a produtividade e o desenvolvimento socioeconômico e sustentável[2].

De acordo com a Organização Mundial da Saúde (OMS), os maiores desafios para a saúde do trabalhador, atualmente e no futuro, são os problemas de saúde ocupacional relacionados com as novas tecnologias de informação e automação, novas substâncias químicas e energias físicas, riscos de saúde associados a novas biotecnologias, transferência de tecnologias perigosas, envelhecimento da população trabalhadora, problemas especiais dos grupos vulneráveis (doenças crônicas e deficientes físicos) e ocorrência de novas doenças ocupacionais de várias origens[1,2].

A saúde ocupacional é uma importante estratégia não somente para garantir a saúde dos trabalhadores, mas também para contribuir positivamente para a produtividade, qualidade dos produtos, motivação e satisfação do trabalho e, portanto, para melhora geral na qualidade de vida dos indivíduos e da sociedade como um todo.

O Ministério da Saúde (MS) criou uma área técnica para formulação e implementação das políticas de proteção à saúde dos trabalhadores, visando à redução e à eliminação de adoecimentos e mortes resultantes das condições, processos e ambientes de trabalho, bem como ao aprimoramento da assistência integral à saúde.

Nesse contexto, as atividades vêm sendo desenvolvidas nas principais linhas de atuação:

- Promoção de ambientes e processos de trabalho saudáveis.
- Fortalecimento da vigilância de ambientes, processos e agravos relacionados com o trabalho.
- Assistência integral à saúde dos trabalhadores.
- Estruturação de rede de informações em saúde do trabalhador.
- Apoio ao desenvolvimento de estudos e pesquisas.
- Desenvolvimento e capacitação de recursos humanos.
- Articulação institucional para definição de políticas integradas.

2. ERGONOMIA

O termo ergonomia, derivado das palavras gregas *ergon* (trabalho) e *nomos* (regras, normas), foi adotado na Europa, onde se encontra a Associação Internacional de Ergonomia, a qual é representada no Brasil pela Associação Brasileira de Ergonomia (ABERGO)[1].

A ergonomia consiste em um conjunto de ciências e tecnologias que buscam a adaptação entre o ser humano e seu trabalho, procurando o ajustamento entre pessoas, objetos que usam e seu ambiente de trabalho. Sua ação tem caráter multidisciplinar e seu objetivo básico é adaptar as condições de trabalho às características do ser humano, ou seja, projetar trabalhos, locais de trabalho, máquinas e ferramentas adaptadas às pessoas[2].

No século XX, Frederick Winslow Taylor elaborou instrumentos de adaptação ao ambiente de trabalho, sendo por isso considerado um dos pioneiros no trabalho ergonômico, que visa à eficiência e ao aumento da produtividade dos trabalhadores[2].

Após a Segunda Guerra Mundial, a ergonomia foi reconhecida como um modo de proporcionar maiores segurança, satisfação e bem-estar aos trabalhadores. Ao contrário do preconizado por Taylor, a ergonomia visa em primeiro lugar à saúde do trabalhador, ajustando as necessidades, as capacidades e as limitações do ser humano[2].

O processo de modernização do trabalho produziu uma mudança no desempenho das atividades laborais, as quais passaram de atividades físicas a atividades de maior carga mental, caracterizadas por tarefas repetitivas, com alta exigência de atenção e concentração do trabalhador, promovendo pouco controle sobre as atividades realizadas[3].

O profissional de ergonomia aplica teorias, princípios, dados e métodos para a concepção de produtos e sistemas de trabalho, visando, de maneira integrada, à saúde, à segurança e ao bem-estar do indivíduo, bem como à eficácia dos sistemas. Os ergonomistas contribuem para o planejamento, o projeto e a avaliação de tarefas, postos de trabalho, produtos, ambientes e sistemas, de modo a torná-los compatíveis com as necessidades, habilidades e limitações das pessoas[4].

De maneira geral, os domínios de especialização da ergonomia são:

- **Ergonomia física:** relacionada com as características da anatomia humana, antropometria, fisiologia e biomecânica. Os tópicos relevantes incluem estudo da postura no trabalho, manuseio de materiais, movimentos repetitivos, distúrbios musculoesqueléticos relacionados com o trabalho e projetos de postos de trabalho (segurança e saúde).
- **Ergonomia cognitiva:** refere-se aos processos mentais, como percepção, memória, raciocínio e resposta motora, conforme afetem as interações entre seres humanos e outros elementos de um sistema. Os tópicos relevantes incluem estudo da carga mental de trabalho, tomada de decisão, desempenho especializado, interação ser humano-computador, estresse e treinamento.
- **Ergonomia organizacional:** relacionada com a otimização dos sistemas sociotécnicos, incluindo suas estruturas organizacionais, políticas e de processos. Os tópicos relevantes incluem comunicações, projeto de trabalho, organização temporal do trabalho, trabalho em grupo, projeto participativo, novos paradigmas do trabalho, trabalho cooperativo, cultura organizacional, organizações em rede e gestão da qualidade.

O fisioterapeuta necessita conhecer as barreiras e os fatores facilitadores sobre os vários aspectos do ambiente laboral, elaborando intervenções e implementando atividades que contribuam para a melhora da qualidade de vida profissional[4].

3. AMBIENTE LABORAL E SUAS IMPLICAÇÕES NA SAÚDE DO TRABALHADOR

O ambiente laboral não está restrito apenas ao local de trabalho, abrangendo também instrumentos, métodos e organização do trabalho. Para isso, é de extrema importância a implantação de aspectos ergonômicos e de segurança de trabalho para estabelecer uma relação crítica no que se refere aos efeitos do ambiente laboral e à saúde desse trabalhador[5].

Muitas vezes, as condições do ambiente de trabalho irão facilitar ou dificultar a execução de atividades, o que ocasionará desgaste físico e psicológico, promovendo impacto na realização das atividades[6]. O ambiente de trabalho mal projetado é responsável pelo maior esforço na realização de tarefas, promovendo uma carga insalubre e resultando em insatisfação e queda na produtividade, o que compromete o desempenho e a segurança do trabalhador[7,8].

4. LESÕES POR ESFORÇOS REPETITIVOS (LER)/DISTÚRBIOS OSTEOMUSCULARES RELACIONADOS COM O TRABALHO (DORT)

Caracterizam-se como um conjunto de enfermidades dos músculos e ligamentos do corpo provocadas pelo esforço intenso dessas estruturas, o que desencadeia dores e incapacidade funcional em razão da postura inadequada e do excesso de repetição[8,9].

No Brasil, na década de 1980, começaram a ser descritos os primeiros casos de LER/DORT em digitadores. No entanto, o que antes parecia uma doença isolada, causada pela suscetibilidade do trabalhador que é exposto aos riscos, passou a ser identificado como uma epidemia. Esse quadro foi reconhecido como doença ocupacional em 1987, com o nome de LER. Em 1998, a nomenclatura e a norma do Instituto Nacional de Seguridade e Saúde (INSS) foram alteradas para DORT[9].

4.1. Dados epidemiológicos

A globalização contribuiu para que as LER ou DORT se tornassem as doenças de maior prevalência entre as enfermidades relacionadas com o trabalho no Brasil. De acordo com o Instituto Nacional de Seguridade Social (INSS), constituem a segunda causa de afastamento do trabalho e, individualmente, causam muito sofrimento, incapacidades e longos períodos de afastamento, com benefícios e indenizações[10].

As LER/DORT atingem o trabalhador no auge de sua produtividade e experiência profissional, apresentando maior incidência na faixa etária de 30 a 40 anos e sendo o sexo feminino o mais acometido, o que se justifica por questões hormonais, dupla jornada de trabalho, falta de preparo muscular para determinadas tarefas e aumento do número de mulheres no mercado de trabalho[10,11].

As categorias profissionais que encabeçam as estatísticas de lesionados são as de bancários, metalúrgicos, digitadores, operadores de linha de montagem, operadores de *telemarketing*, secretárias e jornalistas, entre outras.

As empresas, em sua maioria, não têm conhecimento dos níveis dessa doença em seus quadros funcionais. É grande a subnotificação de casos, e uma das razões é a falta de informação sobre o problema.

4.2. Fisiopatologia

É fundamental perceber que as LER/DORT não são uma doença ou entidade nosológica, pois representam um conjunto heterogêneo de afecções musculoesqueléticas relacionadas com o ambiente de trabalho[11-13].

Caracterizam-se por atingir tendões (tendinite), bainhas (tenossinovite) e nervos periféricos, em virtude do esforço contínuo ou repetitivo realizado no trabalho, cujo diagnóstico diferencial deve excluir as tendinites e tenossinovites secundárias e outras doenças, como reumatismo, esclerose sistêmica, gota, infecções gonocócicas traumáticas e osteoartrite, entre outras[11-13].

Esse processo se deve ao esforço contínuo, repetitivo e intenso durante a contração, em que a perfusão fica diminuída ou ausente, causando déficit no aporte do oxigênio e nutrientes, com consequente acúmulo de metabólicos, uso da via anaeróbia, acúmulo de ácido lático e outros catabólitos, o que causa um processo inflamatório reacional local e dor[11,13,14].

4.3. Fatores de risco

Os diversos fatores de risco são:

* **Na organização do trabalho:** tarefas repetitivas e monótonas, obrigação de manter ritmo acelerado de trabalho, excesso de horas trabalhadas e ausência de pausas.
* **No ambiente de trabalho:** mobiliário e equipamentos que obrigam a adoção de posturas incorretas durante a jornada.
* **Em condições ambientais impróprias:** má iluminação, temperatura inadequada, ruídos e vibrações.
* **Fatores biopsicossociais:** dificuldade de relacionamentos interpessoais, pressão das chefias, cumprimento de metas para maior produtividade, "fantasma do desemprego".

Enfim, são múltiplos os fatores que alteram os níveis de estresse no ambiente de trabalho.

4.4. Quadro clínico

Embora se trate de uma síndrome, a linguagem empregada quando se aborda o tema LER/DORT ainda é bastante confusa e de terminologia variada. Os conceitos são controversos entre os profissionais, podendo ser classificados de 12 até mais de 20 quadros clínicos. No entanto, todos apresentam alguns pontos em comum, em que a presença de apenas um fator não é sinônimo de LER/DORT[14,15].

- **Sinais e sintomas:** início insidioso; queixas subjetivas (dor e desconforto); diminuição de força muscular; agravamento em determinados movimentos; unilateralidade; dor irradiada e difusa; ansiedade geralmente causada pela duração ou intensidade dos sintomas[11,13,15].

    Estatisticamente, os tendões mais acometidos são os das mãos, punho, cabeça longa dos bíceps e supraespinhoso.
- **Doenças que podem ser desencadeadas por esforço repetitivo:** tenossinovite; síndrome de Quervain; bursite; síndrome do túnel do carpo; mialgia tensional; síndrome do impacto ou do arco doloroso[9,10].

4.5. Diagnóstico

Além da anamnese (não se deve esquecer de perguntar sobre a rigidez matinal que piora com clima frio e melhora com repouso, além do acometimento de outras articulações) e do exame clínico completo para o segmento afetado, inclusive com testes específicos[11,15], também podem ser solicitados:

- Exames laboratoriais.
- Radiografia do segmento afetado.
- Ultrassonografia.
- Eletroneuromiografia.
- Tomografia computadorizada.
- Ressonância magnética.
- Avaliação ergonômica do local de trabalho.

4.6. Tratamento

Para a maioria dos casos de LER/DORT, principalmente quando o diagnóstico é precoce e o tratamento é iniciado de imediato, são estabelecidos os seguintes critérios de tratamento:

1. Afastamento do trabalho até o término da sintomatologia, com retorno gradual ao serviço, a princípio em trabalho compatível com o estado do paciente, somente retornando à função original quando totalmente recuperado da lesão[9-12].
2. Imobilização: quando o quadro álgico é intenso, usam-se órteses – talas que são feitas de material leve e de fácil colocação[9-12].
3. Infiltração: são formalmente contraindicadas, pois causam degeneração distrófica de tecido sinovial, tendinoso e muscular.
4. Cirurgia: geralmente está contraindicada, exceto para síndrome do túnel do carpo e do dedo em gatilho.
5. Fisioterapia é indispensável na recuperação.

5. FISIOTERAPIA EM ERGONOMIA

A fisioterapia em ergonomia se utiliza, principalmente, da ginástica laboral, que atua como forma de prevenção, promoção e tratamento da saúde no local de trabalho[10,12,13].

5.1. Ginástica laboral

A ginástica laboral, também conhecida como ginástica do trabalho, ginástica de pausa, ginástica compensatória ou atividade física no trabalho, consiste em um conjunto de exercícios físicos específicos direcionados ao ambiente de trabalho e que atuam de maneira preventiva e terapêutica nos casos de LER/DORT, sem levar o trabalhador ao cansaço, por ser de curta duração e trabalhar mais o alongamento e a compensação das estruturas musculares e articulares envolvidas nas tarefas operacionais diárias[11-15].

A partir do Projeto de Lei (PL) 6.213/05, em conjunto com o PL 4.347/98, que aborda a questão, foi determinado que os profissionais habilitados a ministrar a ginástica laboral sejam educadores físicos, fisioterapeutas e terapeutas ocupacionais, promovendo uma abordagem multiprofissional e interdisciplinar.

Os exercícios usados nos programas de ginástica laboral dependem das exigências laborais e das estruturas osteomusculares exigidas no ambiente do trabalho, podendo ser realizados antes, durante e após o trabalho[11-15].

As modalidades da ginástica laboral enfocam seis tipos e dependem dos objetivos, do horário e do momento da jornada:

• **Preparatória:** com duração de 5 a 10 minutos, é realizada antes do início do trabalho e tem como objetivo preparar o trabalhador para a atividade laboral.

Os exercícios mais utilizados são os de aquecimento e flexibilidade dos grupos musculares que serão solicitados durante o trabalho. Seus benefícios são aumentar a disposição e a concentração, atuando de modo preventivo e reduzindo o risco de erro no trabalho.

- **Compensatória:** com duração de cerca de 10 minutos, é realizada no período de trabalho e tem o intuito de interromper a monotonia, utilizando pausas e exercícios específicos de compensação aos esforços repetitivos. Seus principais benefícios são: evitar posturas inadequadas, trabalhar músculos inativos na realização da jornada e relaxar os músculos em contração.
- **Relaxamento:** realizado durante 10 minutos, após o expediente, consiste em relaxar o corpo e diminuir a tensão muscular, utilizando técnicas de alongamento suaves, automassagem e técnicas de relaxamento. Benefícios: proporciona bem-estar físico e mental aos trabalhadores.
- **Manutenção/conservação:** realizada por um período de 30 a 60 minutos, antes da jornada, durante o intervalo do almoço ou após o expediente, tem o objetivo de promover e proteger a saúde do trabalhador e estimular a prática regular de atividade física na empresa. São utilizados exercícios aeróbicos e de ação muscular localizada, com o benefício de manutenção da saúde do trabalhador e prevenção de LER/DORT e doenças cronicodegenerativas: hipertensão arterial sistêmica, diabetes melito e obesidade.
- **Ginástica de descontração ou de desconcentração:** realizada durante 3 a 5 minutos, em qualquer horário, tem como objetivos quebrar a monotonia por meio de atividades lúdicas, dinâmicas de grupo, jogos e brincadeiras, e promover descontração, integração, socialização e motivação para o trabalho.
- **Ginástica corretiva:** realizada durante 5 a 8 minutos, antes da jornada, com grupo restrito de indivíduos que apresentem doenças ou alteração postural em comum. Os exercícios são aeróbicos e de ação muscular localizada específicos para a recuperação de lesões e limitações funcionais adquiridas. Benefício: evita que pacientes portadores de lesões executem atividades contraindicadas.

De modo geral, o tratamento clínico para as LER/DORT segue as mesmas formas de avaliação e terapêutica empregadas nas doenças ortopédicas e reumatológicas.

REFERÊNCIAS

1. Batiz EC, Santos AF, Licea OEA. A postura no trabalho dos operadores de checkout de supermercados: uma necessidade constante de análises. Produção 2009; 19(1):190-201.

2. Pequini PC. Intervenção ergonômica e suas implicações na produtividade e satisfação dos funcionários: Estudo de caso de lavandeira industrial. Salvador. Monografia – [Bacharel em Engenharia de Produção com Ênfase em Gestão Empresarial] – Faculdade Área 1, 2007.

3. Muñoz ELG, Martinez REG. La carga de trabajo mental como fator de riesgo de estrés em trabajadores de la indústria electrónica. Rev Latino-Am Psicologia 2006; 38(2):259-70.

4. Driessen MT, Graenewoud K, Proper KI et al. What are possible barriers and facilitators to implementation of a participatory ergonomics programme? Implementation Science 2010; 5(64).

5. Alexandre NMC. Aspectos ergonômicos relacionados com o ambiente e equipamentos hospitalares. Rev Latino-Am Enfermagem 1998; 6(4):103-9.

6. Villarouco V, Andreto LFM. Avaliando desempenho de espaços de trabalho sob o enfoque da ergonomia do ambiente construído. Produção 2008; 18(3):523-39.

7. Fiedler NC, Venturole F, Minetti LJ. Análise de fatores ambientais em mercenárias no Distrito Federal. Rev Bras Eng Agric Ambiental 2006; 10(3):679-85.

8. Fonseca JF, Rheingantz PA. O ambiente está adequado? Prosseguindo com a discussão. Produção 2009; 19(3):502-13.

9. Lima MAG, Andrade AGM, Bulcão CMA et al. Programa de reabilitação de trabalhadores com LER/DORT do Cesat/Bahia: ativador de mudanças na Saúde do Trabalhador. Rev Bras Saúde Ocup 2010; 35(121):112-21.

10. Takahashi MABC, Simonelli AP, Sousa HP et al. Programa de reabilitação profissional para trabalhadores com incapacidades por LER/DORT: relato de experiência do Cerest-Piracicaba, SP. Rev Bras Saúde Ocup 2010; 35(121):100-11.

11. Takahashi MABC, Kato M, Leite RAO. Incapacidade, reabilitação profissional e Saúde do Trabalhador: velhas questões, novas abordagens. Rev Bras Saúde Ocup 2010; 35(121):7-9.

12. Maeno M, Wünsch filho, V. Reinserção no mercado de trabalho de ex-trabalhadores com LER/DORT de uma empresa eletrônica na região metropolitana de São Paulo. Rev Bras Saúde Ocup 2010; 35(121):53-63.

13. Mendes LF, Lancman S. Reabilitação de pacientes com LER/DORT: contribuições da fisioterapia em grupo. Rev Bras Saúde Ocup 2010; 35(121):23-32.

14. Alencar JF, Coury HJCG, Oishi J. Aspectos relevantes no diagnóstico de DORT e fibromialgia. Rev Bras Fisioter 2009; 13(1):52-8.

15. Pinto PR, Moraes GC, Minghini BV. Confiabilidade de um modelo de avaliação para portadores de LER/DORT: a experiência de um serviço público de saúde. Rev Bras Fisioter 2005; 9(1):85-91.

Capítulo 15

Fisioterapia em Geriatria

Ana Karolina Pontes de Lima
Cristiana Machado da Rosa e Silva Almeida

1. INTRODUÇÃO

Segundo a Organização Mundial da Saúde (OMS), a população com mais de 60 anos de idade vem aumentando em ritmo acelerado, em razão de fatores como aumento da expectativa de vida e diminuição das taxas de natalidade[1]. No Brasil, o último censo, realizado em 2010, revelou, a partir da pirâmide etária, que aproximadamente 10% da população encontra-se na faixa etária com mais de 60 anos[2].

O processo de envelhecimento se dá de maneira natural, caracterizado como uma fase da vida do indivíduo em que ocorrem mudanças psicológicas, físicas e sociais. Trata-se de uma etapa em que o idoso apresenta conhecimentos e características próprias e peculiares, resultantes da trajetória de vida[3]. Ele conclui que alcançou muitos objetivos, mas, ao mesmo tempo, sofreu danos no âmbito social, econômico e familiar, além da saúde, considerado um dos aspectos mais afetados[4].

Dessa maneira, aumenta a importância de ações preventivas, assistenciais e de reabilitação por intermédio de uma equipe multidisciplinar que envolve médicos, fisioterapeutas, psicólogos, enfermeiros, terapeutas ocupacionais e assistentes sociais[5]. Uma das principais características que acompanham os idosos é a perda da capacidade funcional, o que muitas vezes os impede de realizar suas atividades cotidianas. Por isso, a fisioterapia na atenção à saúde do idoso é essencial na tentativa de ajudá-lo a superar os obstáculos que surgiram com o avançar da idade, tornando sua vida mais autônoma e independente[6-8].

2. AVALIAÇÃO MULTIDIMENSIONAL DO IDOSO

A avaliação geriátrica ampla (AGA), também denominada avaliação multidimensional do idoso, aborda os aspectos médicos, funcionais, psicológicos e sociais do paciente. De maneira geral, tem por objetivos determinar as deficiências, incapacidades e desvantagens, estabelecer as necessidades e metas do cuidado e planejar o acompanhamento a longo prazo[9].

Atualmente, a AGA é composta por escalas e testes que, aliados aos exames clínicos do idoso, irão auxiliar a elaboração de um planejamento interdisciplinar eficaz de tratamento. Deve-se ter em mente que a avaliação de um idoso exige uma equipe multiprofissional qualificada, direcionada para o atendimento das reais necessidades dessa população.

Sua importância é evidente na avaliação de aspectos-chave que são alterados durante o envelhecimento, como equilíbrio e mobilidade, função cognitiva, deficiências sensoriais, condições emocionais, condições ambientais e estado nutricional, entre outros[9].

As principais escalas padronizadas usadas na avaliação multidimensional do idoso serão abordadas a seguir.

2.1. Escala de Barthel

A avaliação da capacidade funcional do idoso na realização de atividades de vida diária (AVD) deve ser realizada dentro do contexto em que ele vive. A escala de Barthel, criada por Mahoney e Barthel em 1965, avalia o nível de independência do indivíduo em 10 tarefas de autocuidado: comer, higiene pessoal, uso dos sanitários, tomar banho, vestir-se e despir-se, controle de esfíncteres, deambulação, transferência da cadeira para a cama, subir e descer escadas [10-13].

Dos instrumentos que avaliam as AVD, o Barthel é o que apresenta resultados de confiabilidade e validade mais consistentes[11,14]. Uma pontuação de 100 demonstra que o indivíduo executa todas as atividades sem auxílio; escores superiores ou iguais a 60 indicam grande probabilidade de o indivíduo viver em comunidade; valores inferiores a 40 denotam grande dependência; e valores menores ou iguais a 20 estão relacionados com aumento nos índices de mortalidade[13,15].

2.2. Escala de Lawton e Brody

A escala de Lawton e Brody, elaborada em 1969, avalia o desempenho funcional da pessoa idosa nas atividades instrumentais de vida diária (AIVD). O idoso pode ser classificado como independente ou dependente no desempenho de suas funções. As atividades instrumentais avaliadas incluem uso do telefone, fazer compras, preparo de refeição, tarefas domésticas, usar meio de transporte e manejo das medicações e do dinheiro[9,15].

A escala é composta por nove questões e atinge a pontuação máxima de 27 pontos, demonstrando total independência e apresentando significado apenas individualmente, como caráter comparativo para evolução do quadro geral do paciente. Baseia-se no que o idoso realiza realmente em seu dia a dia, e não na habilidade que teria para fazê-lo[9,15].

2.3. *Performance-Oriented Mobility Assessment* (POMA)

Para avaliação do risco de quedas em idosos institucionalizados ou da comunidade e acompanhamento em tratamento fisioterapêutico para ganho de mobilidade, existe uma escala denominada *Performance-Oriented Mobility Assessment* (POMA). Trata-se de um instrumento criado por Tinetti, Williams e Mayewski em 1986 e adaptado culturalmente para o Brasil por Gomes, em 2003. É indicado para uma população com maior comprometimento motor, com risco de queda, porém com controle de tronco suficiente para deambular. É composto por 22 manobras, 13 das quais refletem movimentos rotineiros que exigem equilíbrio e nove dizem respeito à avaliação funcional da marcha, sendo o escore total de 57 pontos. Pessoas com escores inferiores a 18 apresentam probabilidade maior para risco de quedas[16-18].

2.4. Escala de eficácia de quedas – Internacional – Brasil (FES-I-Brasil)

O medo de quedas deve ser avaliado pelo fisioterapeuta, pois pode comprometer o equilíbrio, a marcha e a mobilidade do idoso. Validada no Brasil por Camargos (2010), a escala de eficácia de quedas – Internacional – Brasil (FES-I--Brasil) tem sido muito usada e dispõe de 16 perguntas relacionadas com atividades essenciais do dia a dia, como limpar a casa, vestir-se, subir e descer escadas e apanhar objetos no chão, entre outras. O idoso é questionado acerca de o quanto está preocupado em realizar cada atividade, com escore total variando de 16 (ausência de preocupação) a 64 (preocupação extrema)[15,19,20].

2.5. Escala de depressão geriátrica (EDG)

A escala de depressão geriátrica (EDG) constitui um instrumento amplamente empregado que facilita a identificação dos sintomas da depressão nas populações geriátricas. Desenvolvida por Yesavage e cols. em 1983, foi validada no Brasil por Stoppe Júnior e cols. em 1994[21].

Sua versão completa é composta por 30 perguntas, com a soma de 1 ponto para cada resposta afirmativa, levando em consideração como a pessoa idosa tem se sentido durante a última semana. Escores elevados sugerem um encaminhamento para avaliação neuropsicológica específica devido a um provável risco para depressão[21].

3. PRINCIPAIS DESAFIOS NO ATENDIMENTO AO IDOSO

3.1. Quedas

Com o envelhecimento populacional no Brasil, aumenta a discussão a respeito das causas de doenças e mortes entre indivíduos com mais de 65 anos de idade. Eventos incapacitantes nessa faixa etária, como as quedas, são muito comuns e temidos por grande parte dos idosos devido às suas inúmeras consequências, sendo considerados um dos maiores problemas de saúde pública, com aumento nos custos para a família e a sociedade.

A queda é definida como o deslocamento não intencional do corpo para um nível inferior à posição inicial com incapacidade de correção em tempo hábil, determinado por circunstâncias multifatoriais que comprometem a estabilidade[22].

A grande preocupação reside nas consequências causadas por uma queda, desde lesões graves, como fraturas de fêmur e quadril, que muitas vezes levam o idoso à morte, até mudanças no comportamento, com restrição de suas atividades e deambulação por medo, dor ou pela incapacidade funcional. Como resultado, é comum observar aumento da dependência funcional, isolamento social e depressão, o que pode resultar na institucionalização do idoso, prejudicando seriamente a qualidade de vida[12,23,24].

Segundo a Associação Médica Brasileira e o Conselho Federal de Medicina, a cada ano 51% de idosos com mais de 85 anos de idade apresentam pelo menos um evento de queda, 32% entre os 65 e os 74 anos e 35% entre os 75 e os 84 anos de idade. No Brasil, 30% dos idosos caem ao menos uma vez ao ano[22].

As quedas decorrem de um somatório de fatores de risco intrínsecos e extrínsecos. Os fatores intrínsecos estão relacionados com alterações fisiológicas e patológicas. Dentre os fatores extrínsecos, estão os riscos ambientais e comportamentos de risco[25,26].

Como os problemas relacionados com as quedas tendem a aumentar na população idosa, medidas de prevenção devem ser direcionadas para o prolongamento dos anos de vida com saúde. O trabalho da fisioterapia vem se destacando no sentido de manter o idoso ativo, funcional e independente, promovendo a saúde e a qualidade de vida, além de diminuir os fatores de risco que levam ao evento de queda[20].

Os objetivos da fisioterapia são prevenir a queda e oferecer reabilitação após sua ocorrência. Inclui, dentre outros aspectos, educação sobre quedas, modificação do ambiente domiciliar, exercícios de força e equilíbrio e treino com auxiliares da locomoção (andadores ou bengalas)[27].

A cinesioterapia, realizada individualmente ou em grupo de idosos, utilizando-se de exercícios sob a forma de treino funcional (Figura 15.1), está entre as estratégias mais promissoras na redução do risco de quedas. Deve envolver o trabalho de estratégias sensoriais e motoras do equilíbrio corporal, treino de marcha, fortalecimento muscular, melhora da flexibilidade e estimulação cognitiva[22,26].

Dentre os diversos recursos existentes, merece destaque a fisioterapia aquática. Os movimentos realizados na água elevam o tempo de reação de equilíbrio do corpo (efeito da viscosidade) e proporcionam suporte ao indivíduo, reduzindo a sensação do peso do corpo (efeito da flutuação). Desse modo, há a possibilidade de desafiar o indivíduo além de seus limites de estabilidade, sem temer as consequências de queda que podem ocorrer no solo[28] (Figura 15.2).

Ainda uma área pouco explorada, a reabilitação virtual também tem proporcionado efeitos positivos para o ganho de equilíbrio de idosos. Esse recurso tem promovido a interação do paciente com personagens do jogo, estimulando reações de equilíbrio, correção da postura, flexibilização articular e força muscular, além de trabalhar a motivação do idoso em seu processo de reabilitação[29] (Figura 15.3).

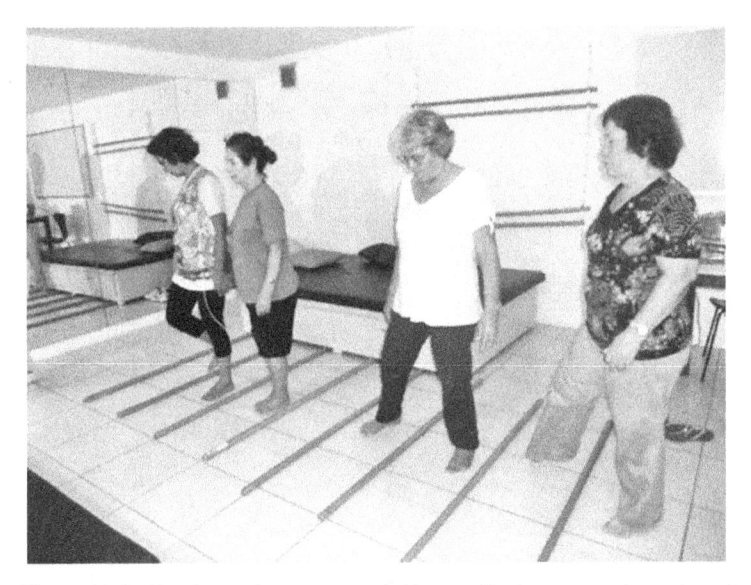

Figura 15.1 Cinesioterapia em grupo de idosos. (Fonte: acervo dos autores.)

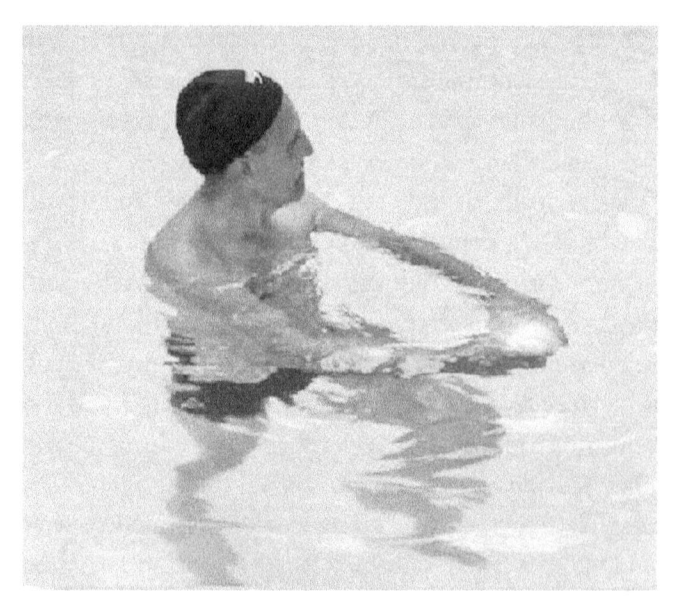

Figura 15.2 Fisioterapia aquática no atendimento ao idoso. (Fonte: acervo dos autores.)

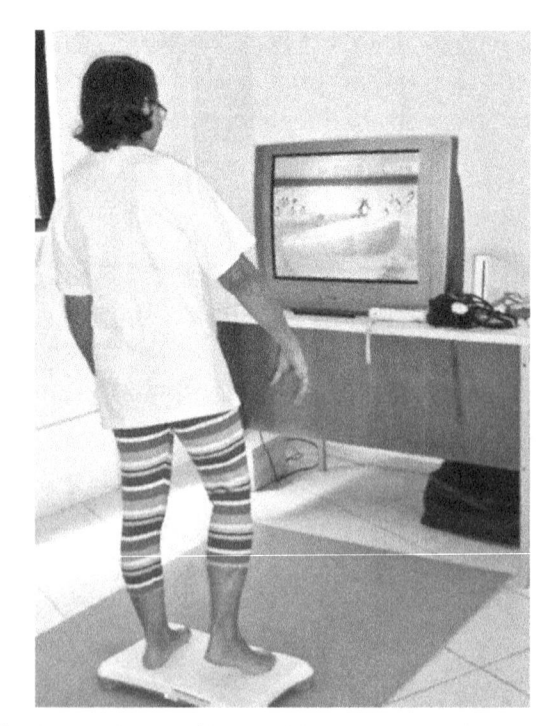

Figura 15.3 Reabilitação virtual com o Nitendo Wii no atendimento ao idoso. (Fonte: acervo dos autores.)

São indiscutíveis os benefícios provocados pelo exercício físico na população idosa. Aqueles que atuam na melhora da capacidade funcional, equilíbrio, força, coordenação, velocidade de movimento e cognição têm contribuído para uma maior segurança e a prevenção de quedas entre as pessoas idosas. Em contrapartida, o sedentarismo tem sido relatado em alguns estudos como um fator de risco importante para o evento de quedas[25,30].

3.2. Imobilismo

As modificações ocorridas no processo de envelhecimento podem levar à diminuição da mobilidade, ocasionando a chamada síndrome do imobilismo (SI). Essa condição pode ser provocada por doenças osteoarticulares, musculares, cardiorrespiratórias, vasculares, neurológicas, psíquicas, iatrogenia medicamentosa e déficits neurossensoriais, que podem provocar a redução da capacidade funcional e o comprometimento da qualidade de vida.

A expressão síndrome do imobilismo é pouco conhecida pela população em geral, apesar de ser bastante utilizada entre os geriatras e gerontólogos. Sabe-se que a SI é resultado de um conjunto de complicações decorrentes do repouso prolongado, mas sua definição exige o conhecimento de alguns critérios que orientem o diagnóstico[31].

Os critérios maiores são: déficit cognitivo de médio a grave e múltiplas contraturas, e os critérios menores são: presença de sinais de sofrimento cutâneo ou úlceras de decúbito, disfagia de leve a grave, dupla incontinência e afasia. Para identificação da presença da SI no indivíduo é necessário que ele apresente os dois critérios maiores e pelo menos dois critérios menores[32].

A SI pode ser causada por fatores psicológicos (depressão ou medo de quedas), sociais (isolamento social ou restrição física) e físicos (osteoporose ou fraqueza muscular). Muitas vezes, os idosos vivenciam determinadas condições provocadas por traumas ou morbidades diversas que causam limitações físicas do movimento, ou seja, acabam por ser obrigados a ficar acamados por longo período de tempo.

Os problemas principais que resultam dessa situação são: déficit de equilíbrio, quedas, dificuldade na marcha e perda da independência. Como consequência, quanto maior o tempo de imobilização no leito, maiores os efeitos negativos sob a capacidade funcional dos diversos sistemas orgânicos no indivíduo, os quais podem ser irreversíveis.

É comum a família demonstrar dificuldade em efetuar os cuidados necessários, por limitações financeiras, físicas ou emocionais, pois na maioria das vezes o idoso com a SI necessita de cuidador em tempo integral[31]. Por isso, apesar da inexistência de dados estatísticos na literatura, acredita-se que seja alta a prevalência de SI em idosos institucionalizados.

É importante considerar o papel do fisioterapeuta geriátrico que irá atuar no sentido de impedir que o idoso chegue à situação de SI, mantendo-o ativo e funcional.

Em primeiro lugar, é necessário desmistificar o conceito de "repouso" devido a uma enfermidade ou procedimento cirúrgico após fratura provocada por quedas, por exemplo. A mobilização precoce deve ser incentivada, de modo que o idoso permaneça no leito apenas o tempo necessário.

Outros cuidados que o fisioterapeuta deve ter no trato com o idoso acamado são: diminuir a dor e o desconforto, a fim de impedir que a dor articular origine uma deformidade decorrente de posição viciosa antálgica; realizar trocas posturais constantemente; posicionar corretamente; manter cuidados com a pele para prevenir úlceras de decúbito; orientar a família no cuidado com a higiene do idoso a fim de evitar infecções no trato urinário; e orientar os familiares e cuidadores na realização das transferências, para que sejam feitas com cuidado e, assim, evitar fricções e lesões na pele[27,31].

3.3. Institucionalização

O aumento do número de idosos em âmbito nacional produz um incremento de serviços prestados aos indivíduos dessa faixa etária. O nível de independência e sua relação com a família e a sociedade funcionam como fatores determinantes dos cuidados dispensados ao idoso[33,34].

As instituições de longa permanência para os idosos (ILPI), que na Europa do século XVI recebiam o nome de "asilos", surgiram com o objetivo de abrigar e oferecer condições básicas que envolvessem cuidados com a saúde física e mental. Sendo assim, uma equipe composta por diversos profissionais atuaria no sentido de prestar serviços a essa demanda[34].

Um dos principais motivos para a instucionalização do idoso é a falta de respaldo familiar, associado a distúrbios de comportamento e dificuldades financeiras. Com isso, as pessoas que se tornam membros de uma ILPI constituem uma nova comunidade, com a formação de novos vínculos afetivos.

As ILPI também devem oferecer um ambiente que as torne mais próximas de um "lar", onde o convívio familiar é estimulado a fim de evitar que o idoso perca sua autonomia e se torne dependente de cuidados integrais[35].

A avaliação nesses locais exige uma abordagem minuciosa do paciente, de seus cuidados e, principalmente, das condições de higiene e moradia oferecidas pelo estabelecimento.

O fisioterapeuta integra essa equipe com a principal função de orientar, prevenir e atender os comprometimentos motores ocasionados por doenças crônicas ou, até mesmo, pelo processo fisiológico do envelhecimento.

Esse profissional atua, nessas instituições, coordenando atividades que evitem as consequências da inatividade física e, junto aos demais profissionais, oferece orientações quanto a possíveis adaptações que tornariam a ILPI acessível e evitariam a ocorrência de acidentes, como as quedas.

REFERÊNCIAS

1. World Health Organization (WHO). [homepage na internet]. Acesso 26 abr 2012. Disponível em: http://www.who.int/ageing/en.
2. Instituto Brasileiro de Geografia e Estatística (IBGE). [homepage na internet]. Acesso 26 abr 2012. Disponível em: http://www.censo2010.ibge.gov.br/resultados_do_censo2010.php.
3. Meireles AE, Pereira LMDS, Oliveira TGD, Christofoletti G, Fonseca AL. Alterações neurológicas fisiológicas ao envelhecimento afetam o sistema mantenedor de equilíbrio. Rev Neuroc 2010; 18(1): 103-8.
4. Silva MG, Boemer MR. The experience of aging: phenomemenological perspective. Rev Lat-Am Enfer 2009; 17(3):380-6.
5. Rosa TEC. Fatores determinantes para capacidade funcional entre idosos. Rev Saúd Públ 2003; 37(1):40-8.
6. Almeida LGD, Leão IO, Oliveira JB, Santos MMO. Promover a vida: uma modalidade da fisioterapia no cuidado à saúde de idosos na família e na comunidade. Rev Saúd 2006; 2(1):50-8.
7. Aires M, Paskulin LMG, Moraes EP. Functional capacity of elder elderly: comparative study in three regions of Rio Grande do Sul. Rev Lat-Am Enfer 2010; 18(1):11-7.
8. Danilow MZ. Perfil epidemiológico, sociodemográfico e psicossocial de idosos institucionalizados do Distrito Federal. Rev Ciênc e Saúd 2007; 18(3):9-16.
9. Brasil, Ministério da Saúde. Cadernos de atenção básica: Envelhecimento e saúde da pessoa idosa. Brasília, 2010.
10. Mahoney FI, Barthel DW. Functional evaluation: The Barthel Index. Md State Med J 1965; 14:61-5.
11. Araújo F, Ribeiro JLP, Oliveira A, Pinto C. Validação do Índice de Barthel numa amostra de idosos não institucionalizados. Rev Portug de S Púb 2007; 25(2):59-60.
12. Siqueira FV, Facchini LA, Piccini RX et al. Prevalência de quedas em idosos e fatores associados. Rev Saúd Públ 2007; 41(5):749-56.
13. Apóstolo JLA. Instrumentos para avaliação em geriatria. Escola Superior de Enfermagem de Coimbra – ESENFC 2011, 117p.
14. Paixão Jr. CM, Reichenheim ME. Uma revisão sobre instrumentos de avaliação do estado funcional do idoso. Cad Saúd Públ 2005; 21(1):7-19.
15. Perracini MR, Gazzola JM. Balance em idosos. In: Carvalho CRF, Tanaka C (eds.) Funcionalidade e envelhecimento. Rio de Janeiro: Guanabara Koogan, 2009: 115-51.

16. Gomes GC. Translation, transcultural adaptation and analysis of the psychometric properties of the "performance-oriented mobility assessment" (POMA) for a sample of Brazillian institucionalized eldery. Dissertação (Mestrado em Gerontologia) – Faculdade e Educação da Unicamp, SP, 2003.

17. Soares KVS, Figueiredo KMOB, Caldas VVA, Guerra RO. Avaliação quanto à utilização e confiabilidade de instrumentos de medida do equilíbrio corporal em idosos. Públ I 2005; 1(2):78-85.

18. Karuka AH, Silva JAMG, Navega MT. Análise da concordância entre instrumentos de avaliação do equilíbrio corporal em idosos. Rev Bras Fisioter 2011; 15(6):460-6.

19. Camargos FFO, Dias RCD, Dias JMD, Freire MTF. Adaptação transcultural e avaliação das propriedades psicométricas da Falls Efficacy Scale – International em idosos brasileiros (FES-I-BRASIL). Rev Bras Fisioter 2010; 14(3):237-43.

20. Cunha MF, Lazzareschi L, Gantus MC et al. A influência da fisioterapia na prevenção de quedas em idosos na comunidade: estudo comparativo. Motriz 2009; 15(3):527-36.

21. Sousa RL, Medeiros JGM, Moura ACL, Souza CLM, Moreira IF. Validade e fidedignidade da Escala de Depressão Geriátrica na identificação de idosos deprimidos em um hospital geral. J Bras Psiquiatr 2007; 56(2):102-7.

22. Projeto Diretrizes: quedas em idosos. Sociedade Brasileira de Geriatria e Gerontologia 2001. [homepage na internet]. Acesso 26 abr 2012. Disponível em: http://www.projetodiretrizes.org.br/projeto_diretrizes/082.pdf

23. Perracini MR, Ramos LR. Fatores associados a quedas em uma coorte de idosos residentes na comunidade. Rev Saúd Públ 2002; 36(6):709-16.

24. Álvares LM, Lima RC, Silva RA. Ocorrência de quedas em idosos residentes em instituições de longa permanência em Pelotas, Rio Grande do Sul, Brasil. Cad Saúd Públ 2010; 26(1):31-40.

25. Guimarães JMN, Farinatti PTV. Análise descritiva de variáveis teoricamente associadas ao risco de quedas em mulheres idosas. Rev Bras Med Esporte 2005; 11(5):299-305.

26. Louvison MCP, Rosa TEC (eds.) Vigilância e prevenção de quedas em idosos. Secretaria da Saúde de São Paulo, 2010.

27. Almeida CI, Saad M, Vieira MSR. Reabilitação em reumatologia geriátrica. Einstein 2008; 6(1):183-9.

28. Resende SM, Rassi CM, Viana FP. Effects of hydrotherapy in balance and prevention of falls among elderly women. Rev Bras Fisioter 2008; 12(1):57-63.

29. Merians AS, Jack D, Boyany et al. Virtualreality – augmented rehabilitation for patients following stroke. Phys Ther 2002; 82(9):898-915.

30. Streit IA, Giovana ZM, Janeisa FV, Enaiane CM, Elizandra G. Aptidão física e ocorrência de quedas em idosos praticantes de exercícios físicos. Rev Bras de Ativ Fis & Saúd 2011; 16(4):346-52.

31. Moraes EM, Marino MC, Santos RR. Principais síndromes geriátricas. Rev Med de Minas Gerais 2010; 20(1):54-66.

32. Leduc MM. Imobilidade e síndrome da imobilização. In: Freitas EV, Py L, Neri AL, Cançado FA, Gorzoni ML, Rocha SM. Tratado de geriatria e gerontologia. Rio de Janeiro: Guanabara Koogan, 2002: 645-53.

33. Del Duca GF, Silva SG, Thumé E, Santos IS, Hallal PC. Indicadores da institucionalização de idosos: estudo de casos e controles. Rev Saúd Públ 2012; 46(1):147-53.

34. Watanabe HAW, Di Giovanni VM. Instituições de Longa Permanência para Idosos (ILPI). Bol Inst Saúde 2009; 47:69-71.

35. Depolito C, Leocadio PLLF, Cordeiro RC. Declínio funcional de idosa institucionalizada: aplicabilidade do modelo da Classificação Internacional de Funcionalidade, Incapacidade e Saúde. Fisioter Pesq 2009; 16(2):183-9.

Capítulo 16

Fisioterapia Aquática

Rogério Azevedo Antunes Pereira
Wellington Pinheiro de Oliveira

1. INTRODUÇÃO

Atualmente, o tratamento em piscinas terapêuticas vem sendo cada vez mais conhecido e respeitado pela sociedade em geral, especialmente por profissionais das outras áreas da saúde, tendo em vista o crescimento da implantação de setores de fisioterapia aquática nas clínicas de fisioterapia, hospitais e academias.

2. PRINCÍPIOS FÍSICOS E TERAPÊUTICOS DA IMERSÃO

2.1. Flutuação

O conhecimento da flutuação pelos profissionais que atuam no ambiente aquático é de suma importância e pode fornecer o embasamento adequado para utilização dos recursos terapêuticos, equipamentos e técnicas. O Princípio de Arquimedes afirma que um corpo completa ou parcialmente imerso em um fluido é sustentado por uma força e sofre um empuxo para cima igual ao peso da quantidade líquida deslocada. A flutuabilidade, portanto, é definida como um impulso ascendente que age no objeto imerso no sentido oposto ao da gravidade[1,2].

Aplicabilidade prática: a redução do peso corpóreo favorece os trabalhos com o paciente em flutuação como nas técnicas de relaxamento e reduz a descarga de peso sobre as articulações ou segmento comprometido, possibilitando uma melhor movimentação. Além disso, exerce uma função importante nos exercícios, agindo como assistência aos movimentos no sentido da superfície da água como resistor nos movimentos contrários ao empuxo, ou mesmo como suporte para realização de exercícios na superfície da água, ou seja, perpendiculares ao empuxo.

2.2. Densidade relativa ou gravidade específica

A densidade relativa ou gravidade específica de uma substância é a razão da densidade de uma dada substância para a densidade da água, que é aproximadamente 1. O corpo humano tem densidade relativa um pouco menor (aproximadamente 0,974). Um corpo com densidade relativa < 1,0 flutuará. Se a densidade relativa for > 1,0, o corpo afundará, e se for = 1,0, o corpo flutuará logo abaixo da superfície da água[3].

Aplicabilidade prática: cinco fatores influenciam a densidade relativa do corpo humano, sendo necessário levá-los em consideração durante a avaliação do paciente e a prescrição do tratamento, especialmente para definição do tamanho e da quantidade de flutuadores que serão utilizados no paciente quando em flutuação, bem como para definição da profundidade em que ele irá trabalhar na piscina quando estiver em bipedestação.

O primeiro fator é a idade, a partir do qual se observa que o adulto jovem tende a afundar, enquanto o idoso e a criança tendem a flutuar, uma vez que já estão em processo de perda da massa óssea e muscular ou não as desenvolveram plenamente.

O segundo é o sexo, demonstrando que o homem tende a afundar, pois possui ossos mais largos e densos do que a mulher, principalmente nos membros inferiores. A mulher tende a flutuar mais do que o homem, pois acumula mais tecido adiposo, principalmente na região do quadril, para proteção do feto.

O terceiro é o biótipo, com o obeso brevelíneo flutuando mais do que o magro longelíneo.

O quarto fator é a raça, com a negra apresentando densidade óssea e muscular maior do que as outras raças e, portanto, com maior tendência a afundar.

O quinto e último fator é a relação das doenças ou de suas sequelas com a densidade do corpo ou membros, como observado nas contrações musculares, que tendem a diminuir o volume muscular e aumentar sua densidade; portanto, doenças que levam à hipertonia fazem esses pacientes afundar, ao contrário das que causam hipotonia, promovendo, assim, maior flutuabilidade. A hipotrofia muscular em membros ou hemicorpos pode reduzir sua densidade, assim como a amputação ou agenesia.

2.3. Pressão hidrostática

A pressão hidrostática pode ser entendida quando se estuda a Lei de Pascal, a qual estabelece que a pressão do fluido é exercida igualmente sobre todas as áreas de um corpo imerso, sendo diretamente proporcional à profundidade e à densidade do fluido[4].

Aplicabilidade prática: a ação da pressão sobre as extremidades inferiores promove compressão sobre a rede vascular periférica, proporcionando, portanto, uma atenuação de edemas nessa região, além de causar uma sensação de ausência de peso quando somados aos efeitos da flutuação, favorecendo uma postura mais ereta em pacientes com fraqueza muscular acentuada[5].

2.4. Viscosidade

A água permite, em razão de sua viscosidade, uma resistência ao movimento, enfrentando uma resistência frontal, proporcional à área superficial de contato e dependente da velocidade aplicada.[6] Quando a velocidade do objeto é baixa, o fluxo do fluido adjacente é denominado fluxo laminar, em que as camadas uniformes de moléculas fluidas seguem paralelamente umas às outras, produzindo menor resistência. No entanto, se a velocidade aplicada for suficientemente alta (velocidade crítica) em relação ao fluido circundante, as camadas se misturam e o fluxo passa a ser chamado de turbulento, provocando maior resistência, a qual será proporcional ao quadrado da velocidade implantada[7].

Aplicabilidade prática: o fisioterapeuta pode utilizar a viscosidade e a turbulência como resistência ao movimento, possibilitando um trabalho efetivo de força e *endurance* na água. A resistência produzida pela viscosidade no meio aquático pode ser alterada por meio de duas variáveis: a velocidade do movimento e a área de superfície do objeto, que pode ser de um equipamento terapêutico, do corpo do paciente ou de parte dele.

2.5. Termodinâmica

Todas as substâncias contêm energia estocada como calor, a qual pode ser liberada na troca para uma temperatura mais baixa, ou receber energia adicional em caso de elevação da temperatura, como observado em um corpo imerso em água. No ambiente aquático, a troca de energia na forma de calor ocorre por condução e convecção. A condução é caracterizada pela transferência de calor por meio de colisões moleculares individuais. A convecção transfere calor por meio do movimento em massa de um grande número de moléculas ao longo de uma certa distância[8].

Aplicabilidade prática: a adição de calor aos tecidos superficiais age diretamente nos termoceptores, que levarão os estímulos ao sistema nervoso central, concorrendo com os estímulos de dor (sistema de comportas) e promovendo diminuição da sensação dolorosa. Além disso, ocorrerá diminuição do espasmo muscular em virtude da vasodilatação periférica, com eliminação de catabólitos e menor ativação do fuso muscular, reduzindo a tensão.

3. CUIDADOS ESPECIAIS

O fisioterapeuta deve estar ciente das diferenças entre realizar os exercícios na água e na terra. A mais notória dessas diferenças é o aumento do potencial para esforço ou mobilidade dentro da piscina[6]. O fisioterapeuta deve orientar o paciente a não realizar amplitudes articulares ou esforço muscular excessivos, pois como a água permite fazê-los com maior liberdade e menor nível de dor, poderá ampliar ou causar lesões, as quais só serão percebidas posteriormente, ao sair da piscina. Portanto, devem ser evitados movimentos no nível da dor ao realizar exercícios de amplitude de movimento (ADM) na piscina, e os pacientes não devem estar doloridos após a sessão.

Quanto ao medo excessivo do ambiente aquático, quase sempre é possível fazer com que o paciente adquira confiança após o período de adaptação ao meio líquido, o que varia de paciente para paciente. O terapeuta deverá estar sempre atento e bem próximo para qualquer eventualidade, pois uma submersão inesperada poderá abalar a confiança adquirida desde o início do trabalho na água[9].

O acesso à piscina terapêutica também consta da lista de cuidados, em razão da diversidade de estruturas de acesso, como escadas, rampas e elevadores. Por este motivo, o paciente deve ser sempre auxiliado ao transitar no deque e nos vestiários e, principalmente, ao entrar na piscina para evitar possíveis quedas.

É sempre bom lembrar a necessidade constante de cloração e limpeza da piscina, evitando com isso os riscos de contaminação por bactérias. Sugere-se, assim, uma análise bacteriológica periódica da água.

A capacidade de a água transferir calor 25 vezes mais rapidamente do que o ar eleva a taxa de transferência da água muito aquecida para o corpo, bem como a perda rápida de calor durante a imersão em água muito fria. Em função disso, o fisioterapeuta deve dar maior atenção aos pacientes que apresentam declínio na função de termorregulação, como idosos e nefropatas, especialmente durante o exercício, que por sua vez também aumenta a temperatura corporal[9].

3.1. Contraindicações

Algumas considerações devem ser feitas pelo fisioterapeuta ao trabalhar em piscinas, sabendo que a água, principalmente aquecida, constitui um bom meio para a proliferação de bactérias. Partindo desse princípio, qualquer infecção deve ser tida como contraindicação.

Não se podem estabelecer regras rígidas na determinação das contraindicações, uma vez que cada instituição ou espaço terapêutico apresenta uma clientela específica. Algumas dessas contraindicações podem ser consideradas temporárias, impedindo o paciente de fazer o tratamento enquanto resolve o problema em questão, cabendo ao fisioterapeuta e à equipe de saúde que o acompanham determinar o início ou o retorno à terapia aquática[1].

Dentre os exemplos de contraindicações para tratamento em piscina, podem ser identificados os mais frequentes na literatura especializada: estados febris, feridas abertas, doenças infecciosas não tratadas, disfunções cardíacas, renais e circulatórias graves, distúrbio convulsivo não controlado, capacidade vital abaixo de 1 litro, traqueostomia, colostomia e cicatrizes cirúrgicas com abertura parcial, hipertensão e hipotensão não controladas, descontrole esfincteriano e tímpanos perfurados[1,3,6,8-13].

4. EFEITOS DA FISIOTERAPIA AQUÁTICA SOBRE O SISTEMA OSTEOMIOARTICULAR

4.1. Mobilidade articular e flexibilidade muscular

O apoio realizado pela flutuação e pressão hidrostática possibilita uma melhor e maior ADM, assim como exercícios de mobilização e alongamentos mais eficientes na água. Isso se deve, principalmente, à redução da ação da gravidade sobre o corpo imerso, promovida pelo empuxo, diminuindo a ação do fuso muscular na manutenção do tônus muscular antigravitacional e permitindo ao sistema musculoesquelético maior movimentação sem grandes tensões musculotendíneas[14].

Um posicionamento adequado do paciente ou a utilização de equipamentos flutuadores pode permitir que o empuxo ajude a realizar uma ADM que não seria possível em virtude da fraqueza muscular[14].

A flutuabilidade é a propriedade física mais frequentemente utilizada para facilitar a ADM. Em alongamentos de extensores e adutores de quadril com o paciente imerso em bipedestação (Figuras 16.1A e B), os flutuadores são colocados nas extremidades, sendo seu posicionamento regulado pelo comprimento do braço de alavanca, de acordo com a necessidade de assistência à flutuação para aquele exercício[6].

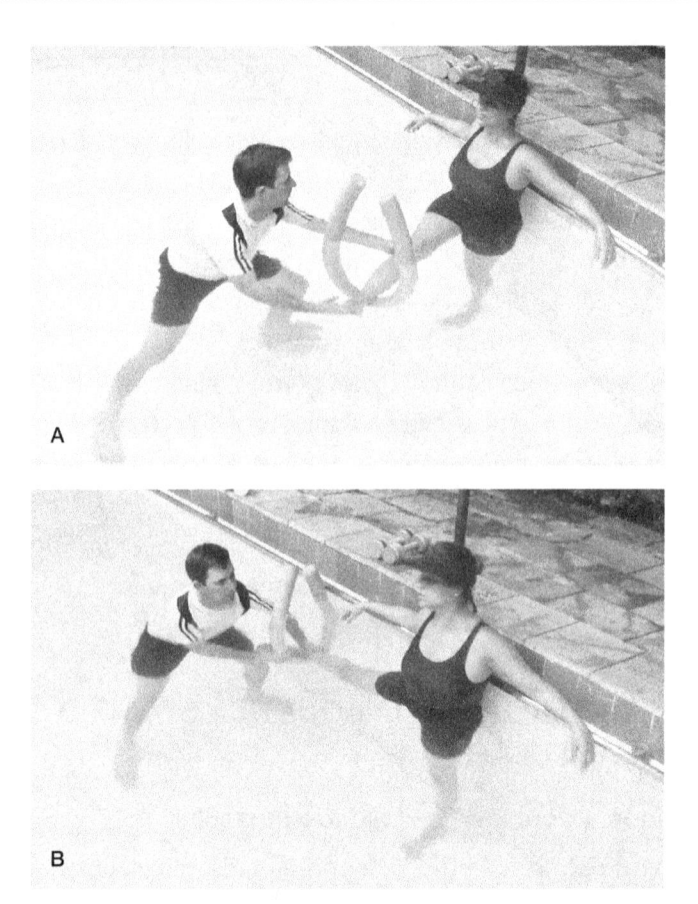

Figura 16.1 Alongamento de músculos extensores (**A**) e adutores do quadril (**B**). (Fonte: acervo dos autores.)

Os alongamentos realizados em imersão podem ser mais bem tolerados pelos pacientes do que em solo, em virtude dos efeitos de relaxamento, do aquecimento dos tecidos moles contráteis e não contráteis, assim como da facilidade em posicionar o paciente[9].

O volume ou tamanho do equipamento flutuador também determina a intensidade da força gerada na alavanca, devendo estar sempre em mente a necessidade e as restrições de cada condição patológica para determinar o equipamento e o posicionamento para cada paciente[3].

4.2. Fortalecimento e resistência

A viscosidade e as propriedades hidrodinâmicas constituem-se no maior desafio para força e *endurance*. Os princípios do treinamento de força e as progressões utilizadas nas atividades baseadas na água seguem os mesmos princípios utilizados em solo[7].

No entanto, para se conseguir o mesmo nível de resistência obtido pelo uso de cargas fixas com pesos, faz-se necessário o uso de altas velocidades, o que pode causar mais atrito articular. Nesse caso, seria recomendável iniciar com menores velocidades, ou com áreas de resistência frontal menores, ou mesmo utilizar exercícios em que haja predominância da flutuação, nos quais o paciente movimenta um equipamento flutuador no sentido contrário ao da gravidade. Esse exercício contra a flutuação é realizado com maior controle pelo paciente, porém devem ser observados, da mesma maneira, o tamanho e o volume do equipamento no momento de determinar a carga adequada a cada exercício[7].

Observa-se, ainda, que a flutuação é um fator que aumenta a segurança no processo de recuperação, uma vez que possibilita que atividades de fortalecimento, *endurance* ou mesmo de treinamentos funcionais específicos, como o de marcha, sejam realizadas com menores forças compressivas e ausência de impacto articular, garantindo uma cicatrização adequada nos diferentes estágios das lesões osteomioarticulares[14].

A *endurance* cardiovascular, ou condicionamento aeróbico, pode ser obtida por meio de exercícios com grandes grupos musculares, respeitando o baixo nível de intensidade que caracteriza esse tipo de exercício, o que pode ser conseguido com caminhadas, corridas ou pedalagem na água, desde que seja realizado como atividade regular entre três e cinco vezes por semana[7].

4.3. Relaxamento e analgesia

As atividades realizadas em água aquecida a 33°C podem ser benéficas para pacientes com lesões musculoesqueléticas agudas dolorosas graças aos efeitos de relaxamento, ao aumento do limiar de dor e à diminuição dos espasmos musculares[15].

Temperaturas mais elevadas da água, sensação da água se movendo ao longo da pele e flutuação do corpo na água são fatores que ajudam a promover o relaxamento[15].

O relaxamento global baseia-se na liberação consciente e sistemática de tensão muscular em todo o corpo (Figuras 16.2A e B).

Quanto ao alívio da dor, a água aquecida opera em três aspectos importantes. O primeiro aspecto refere-se à diminuição de descarga de peso corpóreo na articulação ou segmento comprometido. Os outros aspectos são inerentes à

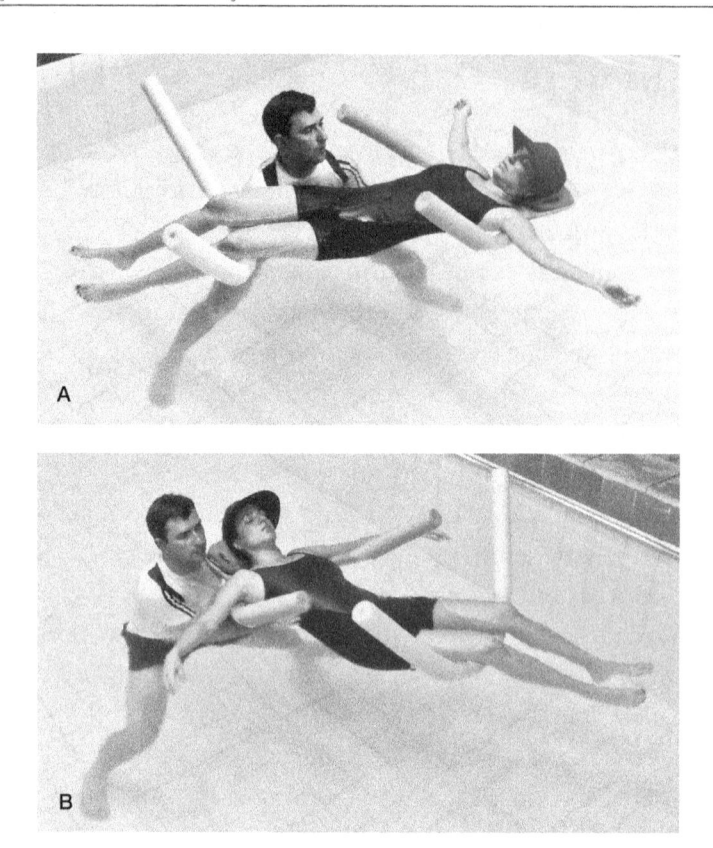

Figura 16.2 Postura para aplicação de hidromassagem (**A**) e alongamento passivo da região lombar (**B**). (Fonte: acervo dos autores.)

termodinâmica, que age diretamente nas terminações nervosas (sistema de comportas), produzindo diminuição da sensação dolorosa, e por fim a diminuição do espasmo muscular causada pela vasodilatação periférica.

5. ÁREAS DE ATUAÇÃO DA FISIOTERAPIA AQUÁTICA

5.1. Reumatologia

Pacientes que sofrem de doenças reumáticas são extremamente beneficiados com a fisioterapia aquática, pois geralmente são acometidos de doenças sistêmicas que afetam mais de uma articulação, dificultando o procedimento na fisioterapia ambulatorial.

Na água, o paciente reumático é tratado de maneira global, pois todas as articulações estão imersas e sendo beneficiadas pelas propriedades físicas e efeitos fisiológicos e terapêuticos já citados (Figura 16.3).

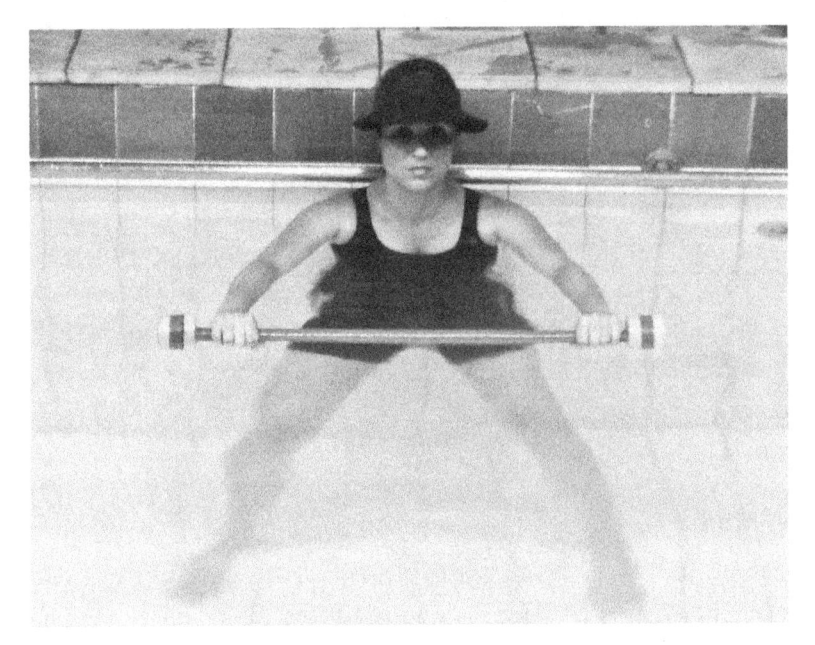

Figura 16.3 Atuação da fisioterapia aquática em reumatologia. (Fonte: acervo dos autores.)

5.2. Traumato-ortopedia

A área de traumatologia e ortopedia é amplamente beneficiada pela fisioterapia aquática, em razão de todos os efeitos fisiológicos e terapêuticos anteriormente explicitados, uma vez que todas as lesões, como entorses, fraturas e tendinites, entre outras, são aliviadas pela diminuição da descarga de peso corpóreo e pela ação da água aquecida no indivíduo imerso na piscina terapêutica. Tanto em lesões ou disfunções de extremidades como nas algias da coluna vertebral, os efeitos do tratamento na água são rápidos e prazerosos.

O treinamento da marcha e a estimulação proprioceptiva podem ser trabalhados de maneira precoce, acelerando bastante a alta do paciente.

5.3. Neurologia

Pacientes que sofrem de alguma doença ou sequela neurológica são muito beneficiados com o tratamento aquático, visto que nesse ambiente eles assumem uma postura mais ereta com a possibilidade de executar movimentos funcionais facilitados pela ação do empuxo (flutuação), os quais são difíceis ou impossíveis perante a ação da gravidade. Na água aquecida, os alongamentos são mais efetivos, promovendo a redução da espasticidade.

5.4. Esportiva

O atleta em pós-operatório imediato ou com lesões traumato-ortopédicas agudas pode usar a água como ferramenta de condicionamento precoce, uma vez que pode passar de 30 minutos a 1 hora fazendo exercício de bicicleta ou simulando a corrida sem tocar no chão da piscina (*deep runner*), garantindo, assim, a manutenção do condicionamento cardiorrespiratório, o que possibilita a recuperação funcional sem aumento da lesão ou interferências no processo cicatricial imediato. Pode beneficiar atletas de diferentes esportes e modalidades com lesões de membros superiores e inferiores e na coluna vertebral, promovendo a aceleração do programa de tratamento e o retorno mais rápido à atividade esportiva (Figura 16.4).

5.5. Pediatria

O aspecto lúdico da água a torna um grande e valioso recurso para o tratamento das mais variadas doenças que acometem as crianças, pois o brincar regressivo, que é característico do meio aquático, promove avanços significativos simplesmente por se sentirem felizes na água (Figura 16.5).

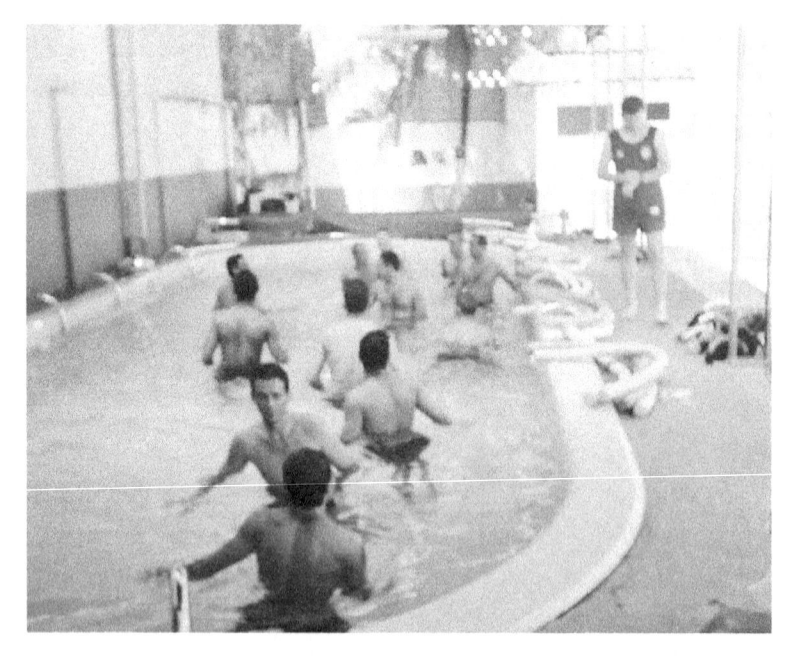

Figura 16.4 Atuação da fisioterapia aquática em área de fisioterapia esportiva. (Fonte: acervo dos autores.)

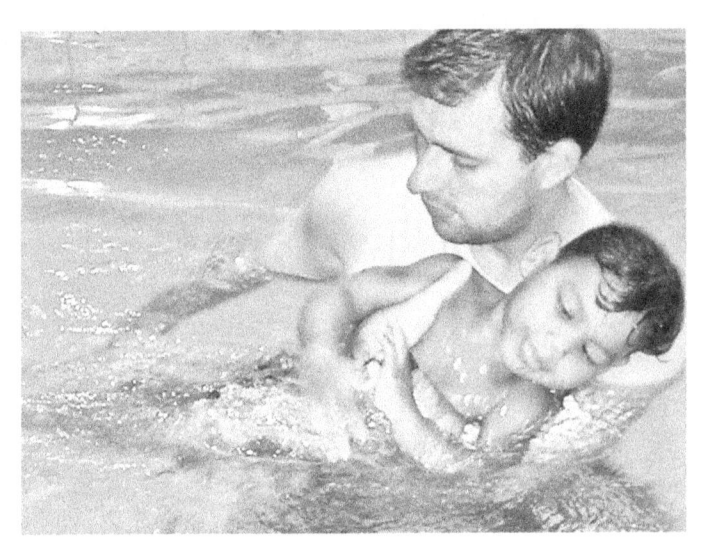

Figura 16.5 Atuação da fisioterapia aquática em pediatria. (Fonte: acervo dos autores.)

5.6. Gineco-obstetrícia

A fisioterapia aquática pode beneficiar tanto as mães recentes, por meio de um trabalho de fortalecimento global e inclusive perineal, como as gestantes, por controlar as alterações causadas durante a gestação. Por sofrerem com as mudanças no peso, na biomecânica corpórea e no humor (estresse), as grávidas apresentarão melhora na qualidade de sono e diminuição no edema de extremidades e nas dores na coluna lombar.

5.7. Geriatria

É grande a frequência de pacientes idosos nas piscinas terapêuticas, pois, além de se tratar de um ambiente seguro para essa população que sofre com o desgaste osteomioarticular, eles ainda são beneficiados no aspecto psicoemocional, bem como na socialização, que ocorre de modo espontâneo e natural, principalmente quando a terapia é realizada em grupos maiores.

6. MÉTODOS AQUÁTICOS

6.1. Conceito Halliwick

O Conceito Halliwick é uma abordagem para ensinar todas as pessoas, em particular aquelas com deficiência física e/ou intelectual, a participarem de atividades aquáticas, se moverem com independência na água e nadar. Esse conceito reconhece os benefícios que podem ser extraídos das atividades na água e estabelece os fundamentos necessários para ensino e aprendizagem nesse ambiente. Esses benefícios são holísticos e incluem aspectos físicos, pessoais, recreacionais, sociais e terapêuticos. Portanto, podem ter um importante impacto na vida das pessoas.

Esse conceito, criado na Inglaterra por James Mc Millan, em 1949, é baseado no Programa dos Dez Pontos, que consiste em um processo de aprendizagem estruturado por meio do qual a pessoa sem experiência prévia pode progredir para a independência na água. Isso acontece a partir de domínio e do controle de movimentos no ambiente aquático, por meio dos quais o "nadador" gradativamente melhora a respiração, o equilíbrio e o controle de movimentos, torna-se mais confiante na água e experimenta maior liberdade em imersão.

Os dez pontos seguem esta ordem de progressão: adaptação mental, desligamento, controle da rotação transversal, controle da rotação sagital, controle da rotação longitudinal, controle da rotação combinada, empuxo, equilíbrio em imobilidade, deslize em turbulência, progressões simples e movimentos básicos de natação[8].

Terapeutas que trabalham no ambiente aquático podem usar o Programa dos Dez Pontos do Conceito Halliwick e sua filosofia como abordagem terapêutica, promovendo o bem-estar de estruturas físicas e da função corporal, o que leva à melhora do aprendizado motor e da independência funcional (Figura 16.6).

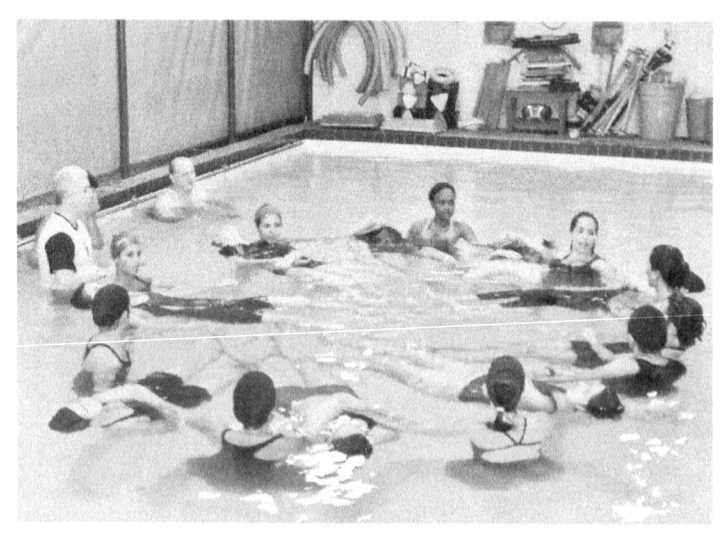

Figura 16.6 Aplicação do método aquático Halliwick. (Fonte: acervo dos autores.)

6.2. Conceito Bad Ragaz

Desde a década de 1930, pacientes têm usado as águas do SPA de Bad Ragaz, na Suíça, para realizar terapias ativas. A princípio, os pacientes com paralisia e limitação de movimento nas articulações eram tratados sobre pranchas fixas e correias, para mantê-los firmes. Corrimões eram colocados na lateral da piscina para fornecer um ponto de fixação de mão aos pacientes.

Em 1957, o Dr. Knupfer aperfeiçoou o método, introduzindo exercícios na horizontal. O paciente era sustentado por flutuadores circulares (boias), os únicos disponíveis na época, e por esta razão o método passou a ser conhecido como Método dos Anéis de Bad Ragaz. Os exercícios desenvolvidos pelo Dr. Knupfer eram realizados em simples cadeias de movimento, passando de articulação por articulação, principalmente em um único plano de movimento. Posteriormente, o Dr. Zinn, diretor médico em Bad Ragaz, adicionou movimentos tridimensionais na diagonal[8].

Por fim, em 1967, os fisioterapeutas Bridget Davis e Verena Laggatt associaram os padrões da Facilitação Neuromuscular Proprioceptiva.

Embora conste em alguns livros que o Método dos Anéis de Bad Ragaz tem como objetivo de tratamento também o relaxamento e a inibição de tônus, hoje em dia, com o surgimento do Watsu e de outras técnicas de relaxamento no meio aquático, o referido método não é mais usado com esse fim, e sim objetivando, principalmente, a reeducação muscular, o fortalecimento, o aumento da ADM, a preparação das extremidades inferiores para sustentação de peso, a melhora da resistência geral e o treinamento da capacidade funcional como um todo.

O método consiste em exercícios que podem ser divididos em padrões para tronco e membros inferiores e superiores (Figura 16.7). Além disso, podem ser classificados como unilaterais e bilaterais, sendo estes últimos ainda subdivididos em simétricos e assimétricos.

6.3. Conceito Watsu

Criado em 1980 por Harold Dull, o método Watsu, ou *water shiatsu*, consiste no uso de massagem, alongamentos, movimentos passivos e mobilizações articulares para promover, em adição ao extravasamento sensorial provocado pela imersão do corpo em água a 35°C, um profundo estado de relaxamento físico e mental[10].

O paciente deve ser posicionado em supino nos braços do terapeuta (Figura 16.8) e permanecer assim durante toda a sessão, para que o terapeuta possa con-

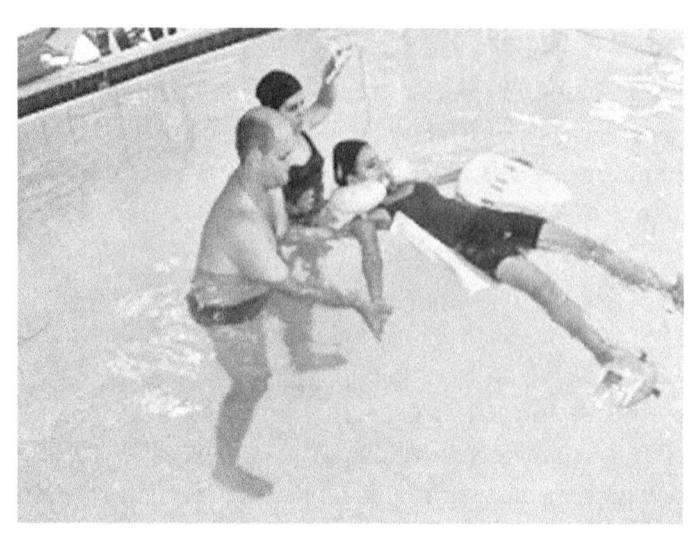

Figura 16.7 Aplicação do método aquático Bad Ragaz. (Fonte: acervo dos autores.)

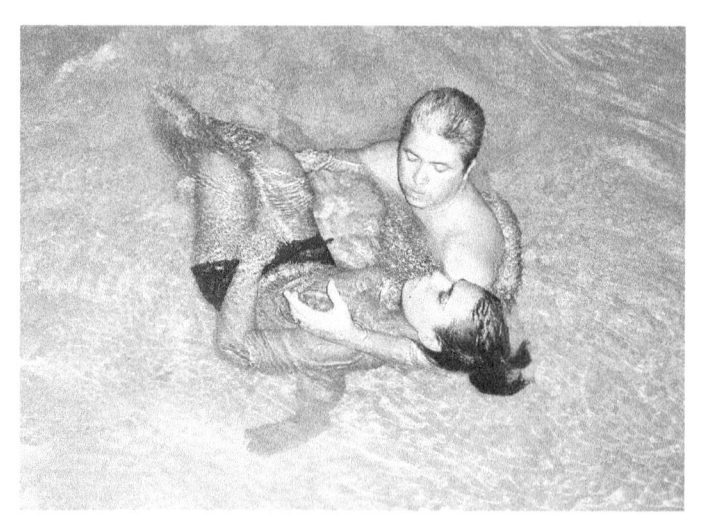

Figura 16.8 Aplicação do método aquático Watsu. (Fonte: acervo dos autores.)

duzi-lo de maneira passiva a diferentes posicionamentos e rotações, promovendo uma desprogramação das cadeias fisiológicas, descompressão articular e reequilíbrio de todo o sistema musculoesquelético e dos meridianos de energia nas diferentes posturas adotadas no Watsu.

A princípio, o Watsu não se destinava a ser usado com pacientes; no entanto, demonstrou resultados bastante eficientes no que se refere ao aumento de flexibilidade e da ADM, se comparado aos métodos tradicionais, bem como melhora do sono e redução de dores crônicas e hipertonias[16].

O método Watsu vem sendo utilizado no mundo inteiro, representando uma ferramenta revolucionária no tratamento pela fisioterapia aquática, com profissionais devidamente formados no método, e aplicado aos pacientes para melhora de suas disfunções em inúmeras doenças, como fibromialgia, insônia, lombalgias, distúrbios psicossomáticos, transtorno de atenção e hiperatividade, disfunções neurológicas espásticas, entre outras.

REFERÊNCIAS

1. Bandy WD, Sanders B. Exercício terapêutico: técnicas para intervenção. Rio de Janeiro: Guanabara Koogan, 2003.
2. Porter S. Fisioterapia de TIDY. 13. ed. Rio de Janeiro: Elsevier, 2005.
3. Bates A, Hanson N. Exercícios aquáticos terapêuticos. São Paulo: Manole, 1998.
4. Génot C, Neiger H, Leroy A, Dufour M, Péniou G. Cinesioterapia: avaliações técnicas passivas e ativas do aparelho locomotor – princípios. São Paulo: Panamericana, 1989.
5. Campion MR. Hidroterapia: princípios e prática. São Paulo: Manole, 2000.
6. Hall CM, Brody LT. Exercício terapêutico: na busca da função. Rio de Janeiro: Guanabara Koogan, 2007.
7. Hall SJ. Biomecânica básica. 5. ed. São Paulo: Manole, 2009.
8. Ruoti RG, Morris DM, Cole AJ. Reabilitação aquática. São Paulo: Manole, 2000.
9. Kisner C, Colby LA. Exercícios terapêuticos: fundamentos e técnicas. 4. ed. São Paulo: Manole, 2005.
10. Koury JM. Programa de fisioterapia aquática: um guia para a reabilitação ortopédica. São Paulo: Manole, 2000.
11. Sacchelli T, Accacio LMP, Radl ALM. Fisioterapia aquática – Série Manual de Fisioterapia. São Paulo: Manole, 2007.
12. Martin G. Hidroterapia em reabilitação. In: Prentice WE, Voight ML. Técnicas em reabilitação musculoesquelética. Porto Alegre: ArtMed, 2003: 265-72.
13. Becker BE, Cole AJ. Reabilitação aquática. In: Delisa JA. Tratado de medicina de reabilitação: princípios e prática. 3. ed. São Paulo: Manole, 2001.
14. Andrews JR, Harrelson GL, Wilk KE. Reabilitação física das lesões desportivas. 2. ed. Rio de Janeiro: Guanabara Koogan, 2000.
15. Oliveira WP, Pereira RA. Fisioterapia aquática nas disfunções osteomioarticulares. In: Guedes AS, Gonçalves RW (orgs.) Textos em fisioterapia. Belém: ESAMAZ, 2011: 161-201.
16. Cecin HA. Aspectos consensuais no diagnóstico e tratamento das lombalgias e lombociatalgias. Revista Brasileira de Reumatologia 2003; 4(4):103-18.

Capítulo 17

Fisioterapia Esportiva

Bruno Gilberto de Melo e Silva
Érica Patrícia Borba Lira Uchôa
Paulo Henrique Altran Veiga

1. INTRODUÇÃO

A fisioterapia esportiva tem como finalidade a prevenção, o diagnóstico e a reabilitação do atleta. Trata-se de uma das áreas de atuação, em que o fisioterapeuta inevitavelmente está sujeito a inúmeras e constantes pressões e cobranças quanto aos resultados de seu tratamento, para um retorno funcional e no menor tempo possível do atleta a sua prática esportiva. As situações esportivas expõem, ao mesmo tempo, sobrecargas posturais, forças excessivas e repetitividade[1-3].

Em sua prática, métodos são aplicados com o propósito de recuperar, sanar e prevenir as lesões. O trabalho do fisioterapeuta esportivo difere bastante dos outros, visto que o resultado deve ser muito rápido e funcionalmente mais efetivo, uma vez que o atleta, mais do que qualquer outro indivíduo, precisará executar todas as funções e valências de seu corpo, músculos, ossos e articulações, no máximo de plenitude para execução perfeita de todos os movimentos. Na fisioterapia do esporte, é também importante a integração do trabalho estático com o treinamento do indivíduo, mediante a reeducação dos atos motores específicos da modalidade[1-3].

O fisioterapeuta, por meio de avaliação clínica e funcional individualizada do atleta, pode colaborar com o treinamento, orientando os indivíduos e respectivos treinadores quanto aos possíveis desequilíbrios musculares presentes e ao desempenho biomecânico do esporte em questão. O aspecto preventivo no tratamento das lesões esportivas, quer se discuta atividade física de alto desempenho, quer como mero coadjuvante de tratamentos médicos, é importante. Com a finalidade de atuar preventivamente, a fisioterapia precisa redirecionar seu foco de atenção, usualmente centrado nas lesões já instaladas, para situações que apresentem possível risco para o aparelho musculoesquelético[3].

2. BIOMECÂNICA APLICADA AO ESPORTE

A investigação aplicada ao contexto esportivo, quando comparada à de outras atividades humanas, é relativamente recente. Somente após o fim da Segunda Guerra Mundial verifica-se um aumento exponencial da investigação no domínio do desporto, da educação física e da atividade física. Existem várias definições de biomecânica. Diversos autores propõem diferentes definições para essa ciência, relatando diversas perspectivas quanto a seu papel no domínio da investigação na área da atividade física. Em uma análise morfológica da palavra biomecânica, pode-se decompor o termo em duas partes, no prefixo "bio", de biológico, ou seja, relativo aos seres vivos, e mecânica[4-7]. Logo, a biomecânica consistirá na aplicação dos princípios da mecânica aos seres vivos.

A biomecânica interna preocupa-se com a determinação das forças internas, o estudo dos biomateriais, do sistema esquelético, do sistema nervoso e do sistema muscular e as consequências resultantes dessas forças[4-7]. Por outro lado, a biomecânica externa representa os parâmetros de determinação quantitativa ou qualitativa referentes às mudanças de lugar e de posição do corpo, ou seja, refere-se às características observáveis exteriormente na estrutura do movimento, o estudo da cinética linear e angular, da cinemática linear e angular, do equilíbrio e da mecânica dos fluidos[4-6,8].

A postura do corpo é resultante de inúmeras forças musculares que atuam equilibrando forças impostas sobre o corpo, e todos os movimentos do corpo são causados por forças que agem dentro e sobre o corpo[9,10]. Consequentemente, os profissionais que trabalham com lesões musculoesqueléticas necessitam compreender como as forças afetam as estruturas do corpo e como essas forças controlam o movimento. Os músculos produzem forças que agem através do sistema de alavancas ósseas de primeira, segunda e terceira ordem[4-8].

O sistema ósseo ou se move ou age estaticamente contra uma resistência[4-6]. O arranjo de fibras de cada músculo determina a quantidade de força que o músculo pode produzir e o comprimento em que os músculos podem se contrair. Dentro do corpo, os músculos são as principais estruturas controladoras da postura e do movimento. Contudo, ligamentos, cartilagens e outros tecidos moles também ajudam no controle articular ou são afetados pela posição ou pelo movimento[4,8,9,11].

2.1. Leis do movimento

2.1.1. Lei da inércia: primeira lei de Newton

A lei da inércia afirma que um objeto permanece em seu estado existente de movimento, a menos que sofra a ação de uma força externa. Assim, um objeto estacionário não começará a se mover, a menos que uma força externa aja sobre ele, e um objeto em movimento permanecerá em movimento nas mesmas velocidade e direção[4-6,8].

2.1.2. Lei da aceleração: segunda lei de Newton

A segunda lei de Newton é a lei da aceleração, segundo a qual, quando uma força externa age sobre um objeto, este muda sua velocidade ou acelera em proporção direta à força aplicada. O objeto irá também acelerar em proporção inversa a sua massa. Assim, a massa tende a resistir à aceleração. A fórmula conhecida como $F = m \times a$ é válida para objetos que se movem em translação ou linearmente[4,-6,8].

2.1.3. Lei de ação e reação: terceira lei de Newton

A gravidade é uma força externa que sempre age em um objeto sobre a Terra. Para equilibrar essa força crescente, uma segunda força externa precisa ser introduzida. Um objeto apoiado sobre uma mesa recebe ação de pelo menos duas forças: a da gravidade e a força exercida pela mesa. Assim, na medida em que o objeto sobre a mesa sofre ação da tração da gravidade, a mesa reage à força da gravidade com uma força igual e oposta[4-6,8].

3. ASPECTOS IMPORTANTES DO TREINAMENTO ESPORTIVO

3.1. Avaliação no esporte

A avaliação físico-funcional é um processo pelo qual é possível, subjetiva e objetivamente, por meio de medidas, exprimir e comparar critérios. É uma forma utilizada para traçar o perfil físico do atleta, a fim de preparar o programa adequado a suas condições e limitações[1-3,7,11,12]. Serve ainda para avaliação do nível de condicionamento físico atual do atleta, determinação de objetivos para o indivíduo avaliado, coleta de dados para a elaboração do programa e identificação de possíveis limitações, entre outros. A avaliação julga o quanto foi eficiente o sistema de trabalho usado com um indivíduo[1-3,7,11,12]. Serve como fator de motivação para o testado que irá realizar o programa de treinamento. Deve ser avaliada cada qualidade física, a qual será posteriormente desenvolvida no planejamento de treinamento. A avaliação físico-funcional é composta pelos seguintes parâmetros[1-3,7,11,12]:

• Peso, altura e medidas antropométricas.
• Anamnese/inspeção estática e dinâmica.

- Teste de flexibilidade e teste de resistência muscular.
- Medida da pressão arterial e da frequência cardíaca (FCR) em repouso.
- Determinação do VO_2máx e da frequência cardíaca máxima (FCM).
- Medida do percentual de gordura e do índice de massa corporal.

3.1.1. Avaliação ergoespirométrica

O teste de esforço, ou teste ergoespirométrico, consiste no registro da atividade elétrica do coração, durante o esforço físico. Os valores são expressos em volume máximo de oxigênio que um indivíduo consome em determinado período – VO_2 máximo[11,12] (Figuras 17.1 a 17.3).

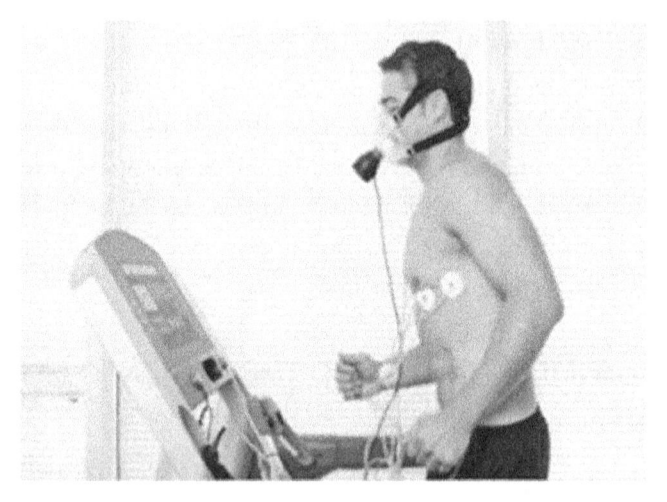

Figura 17.1 Avaliação ergoespirométrica. (Fonte: acervo dos autores.)

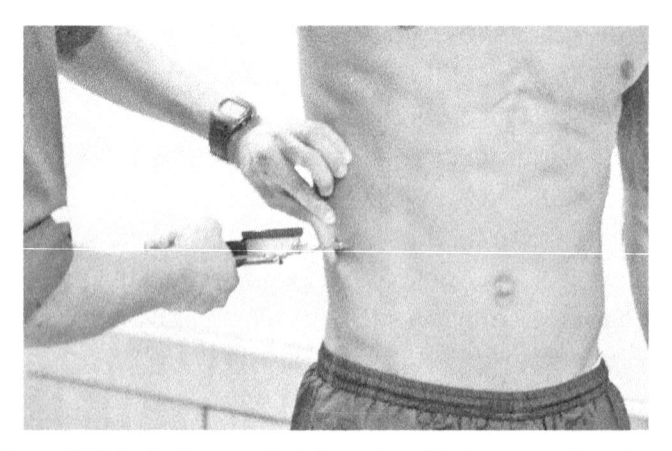

Figura 17.2 Avaliação percentual de gordura. (Fonte: acervo dos autores.)

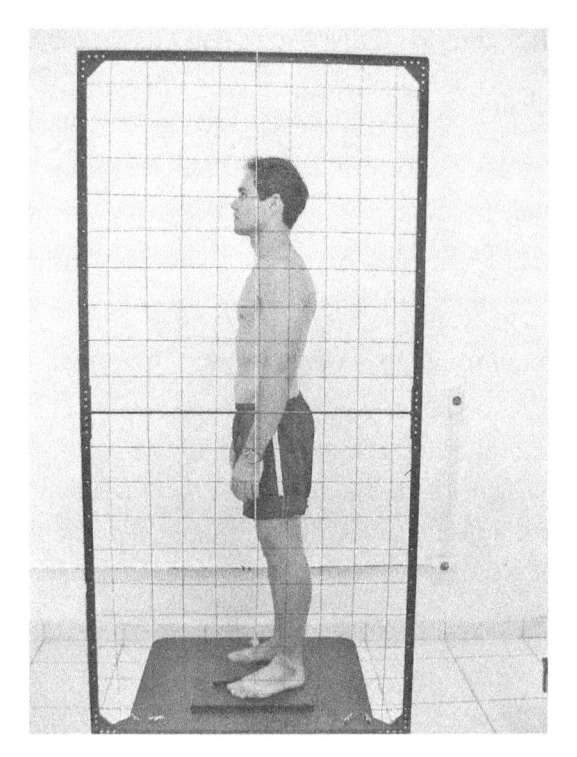

Figura 17.3 Avaliação postural. (Fonte: acervo dos autores.)

3.2. Periodização do treinamento

3.2.1. Período pré-preparatório (primeira semana)

Compreende um período de fundamental importância para a maximização do processo de treinamento. Será realizado por toda a comissão técnica, reunindo todas as informações necessárias para o planejamento a ser desenvolvido, pois é nele que se levantam as variáveis a serem trabalhadas no decorrer da temporada. Esse período engloba os testes físicos, exames médicos etc.[3,12].

3.2.2. Período preparatório – Fase básica (3 semanas)

Esse período consiste na preparação geral e compreende a maior fase do macrociclo. Deve-se enfatizar grande intensidade e baixo volume, sendo o principal objetivo do período preparatório o desenvolvimento da condição física com grandes volumes de trabalho. O objetivo é o desenvolvimento físico da resistência e da força muscular. Cerca de 60% dos trabalhos serão físicos, 30%, trabalhos técnicos, e 10%, com treinamentos táticos[3,12].

3.2.3. Período preparatório – Fase específica (3 semanas)

Esse período será estritamente específico e individualizado, com aumento da intensidade e a diminuição de aproximadamente 20% a 30% do volume. É a fase mais importante do treinamento. No período específico, deve-se estimular a competição ao máximo. Será enfatizada a parte técnica, com cerca de 40% do volume dos treinos; a parte física terá 30%, e os demais 30% serão destinados à parte tática[3,12].

3.2.4. Período de competição – Manutenção (até o final da competição)

Nesse período, o objetivo é o aperfeiçoamento das qualidades físicas e técnicas obtidas nos períodos básicos e específicos, procurando manter os resultados obtidos. As avaliações serão de extrema importância para detecção de fadiga ou alguma valência física que necessite ser aperfeiçoada. Esse tipo de treino deverá ser planejado com o auxílio do fisiologista, fisioterapeuta, nutricionista e psicólogo[3,12].

3.2.5 Período de transição

Compreende o último período do macrociclo. Ocorrerá após o período competitivo e irá até o período pré-preparatório da próxima temporada. Tem como objetivo principal a recomposição do sistema nervoso central e periférico. Haverá, então, a perda parcial do condicionamento físico (férias). Aplicando-se uma recuperação ativa, o estado de destreinamento será gradual e mais lento[3,12].

4. ABORDAGEM FISIOTERAPÊUTICA NO ESPORTE

Desde 1995, quando o Conselho Nacional do Desporto (CND) passou a ser o Comitê Olímpico Brasileiro (COB), foi determinada a obrigatoriedade do fisioterapeuta esportivo em todas as competições organizadas pelo COB. Em 2003 foi criada a Sociedade Nacional de Fisioterapia Esportiva (SONAFE), com os objetivos de orientar os profissionais que atuam nesse curso e aumentar a representatividade junto ao COB, definindo o papel do fisioterapeuta nas competições, além de reconhecer a especialidade junto ao Conselho Federal de Fisioterapia e Terapia Ocupacional (COFFITO).

4.1. Prevenção das lesões no esporte

As lesões esportivas têm ultrapassado o âmbito das ciências do esporte, configurando-se também, em virtude de sua magnitude, transcendência e vulnerabilidade, como problema de saúde pública[13]. Além disso, há a necessidade de informações acerca da frequência das lesões e de outros efeitos adversos na prática de atividades físicas entre a população em geral[14,15]. A lesão esportiva consiste em qualquer limitação das atividades do atleta por no mínimo 1 dia após sua ocorrência[16,17]. No entanto, as lesões esportivas podem causar dor física e outros inconvenientes, que resultam na utilização de recursos de saúde e absenteísmo no trabalho[18-20].

O sistema sensoriomotor (SMS) é responsável por fornecer conhecimento, coordenação e *feedback* de modo a manter a forma e a estabilidade, servindo como importante componente para prevenção da lesão no esporte[13]. Para isso, a propriocepção é um mecanismo de percepção corporal que tem a capacidade de perceber a posição e o movimento[13,14], promovendo a monitorização da progressão de qualquer sequenciamento de movimento e possibilitando movimentos posteriores[13,14]. O comprometimento desse sistema proprioceptivo acarreta déficits na estabilização articular neuromuscular, o que pode contribuir para a ocorrência de lesões como distensão excessiva das cápsulas e ligamentos articulares e, consequentemente, para a desestabilização postural[10]. O treino proprioceptivo é realizado na reabilitação de lesões relacionadas com o esporte, mas também vem sendo importante em sua prevenção[13-16], provocando consequências sociais e econômicas[21-24] (Figuras 17.4 a 17.6).

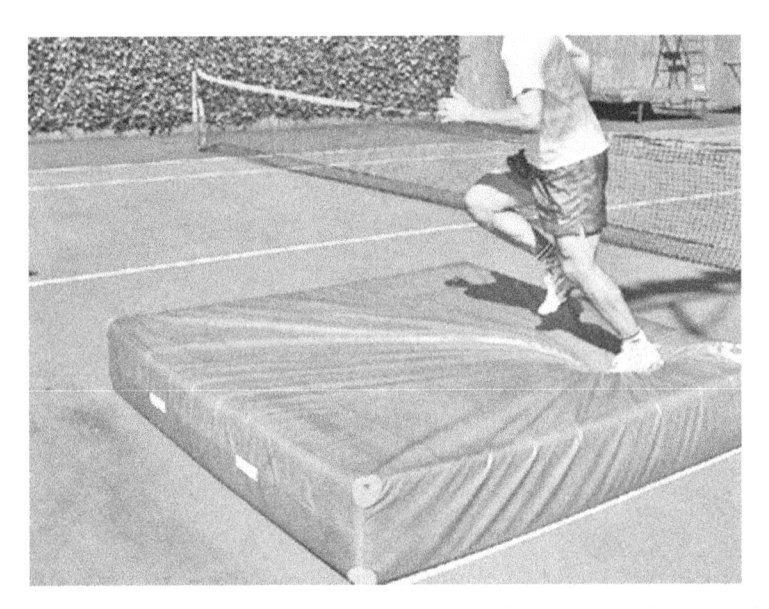

Figura 17.4 Estimulação proprioceptiva no colchão. (Fonte: acervo dos autores.)

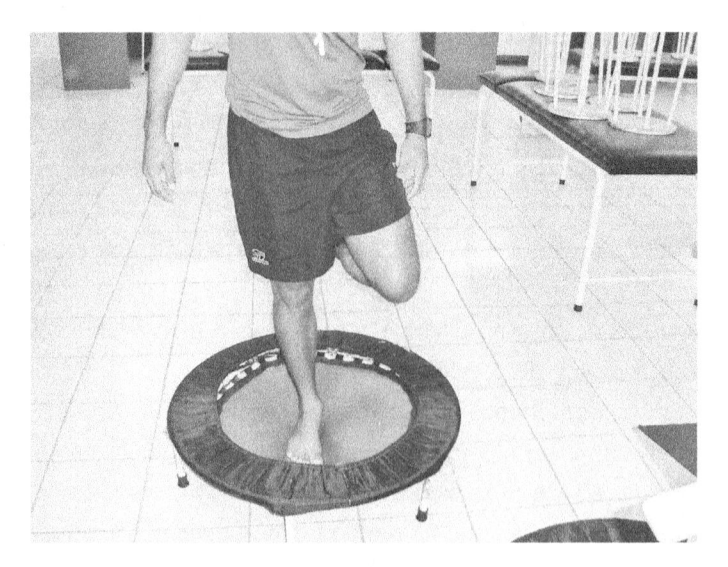

Figura 17.5 Estimulação proprioceptiva na cama elástica. (Fonte: acervo dos autores.)

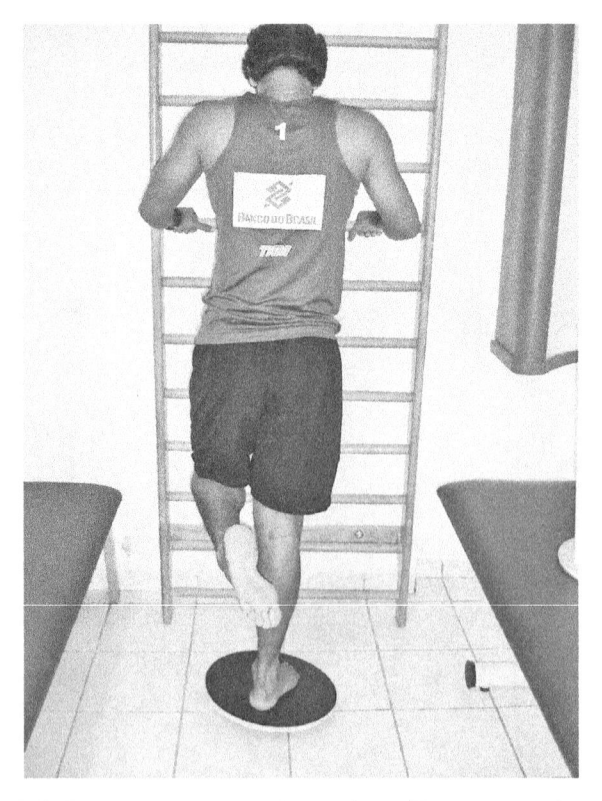

Figura 17.6 Estimulação proprioceptiva na tábua. (Fonte: acervo dos autores.)

4.2. Bandagens funcionais esportivas

As bandagens funcionais biomecânicas são recursos terapêuticos bastante utilizados pelo fisioterapeuta no esporte competitivo, fornecendo apoio, suporte e proteção aos tecidos moles e articulações, sem limitar suas funções. Trata-se de uma técnica que se baseia na fisiologia articular e orienta-se na anatomia funcional, para prevenção e tratamento de lesões musculoesqueléticas, além de correções mecânicas nas alterações do aparelho locomotor[25-27].

4.2.1. Tipos de bandagens

- **Bandagens rígidas (McConnel):** desenvolvidas pela fisioterapeuta Jenny McConnel em 1986, consistem em fitas rígidas, altamente adesiva, confeccionadas em algodão[27] (Figura 17.7).
- **Bandagens esportivas:** amplamente usadas no meio esportivo com o objetivo de promover estabilidade articular máxima e mobilidade seletivas livre de dor. Trata-se de bandagens elásticas, semielásticas e rígidas[25,27] (Figura 17.8).
- **Kinesio Taping®:** fita adesiva altamente específica, livre do látex, hipoalergênica, que promove melhora da amplitude do movimento, diminuição da dor e melhora da função muscular, não afetando a biomecânica do atleta. Técnica desenvolvida pelo Dr. Kenso Kase em 1973 com o objetivo de manter os estímulos em seus pacientes entre as sessões de tratamento[27] (Figura 17.9).

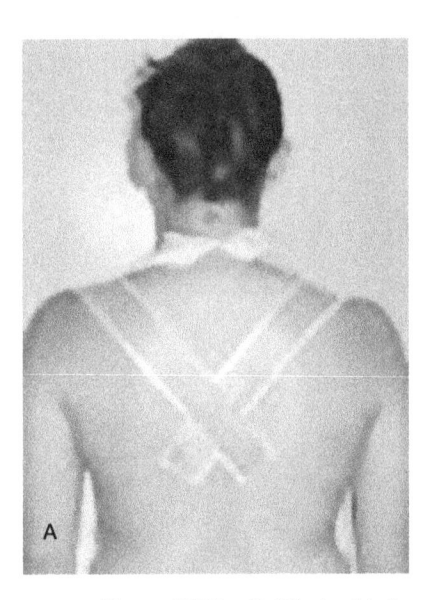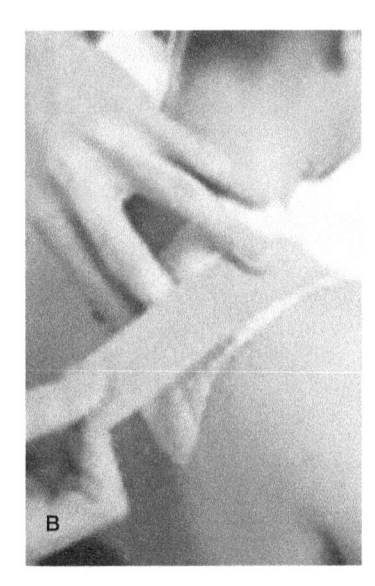

Figura 17.7A e **B** Técnica McConnel. (Fonte: acervo dos autores.)

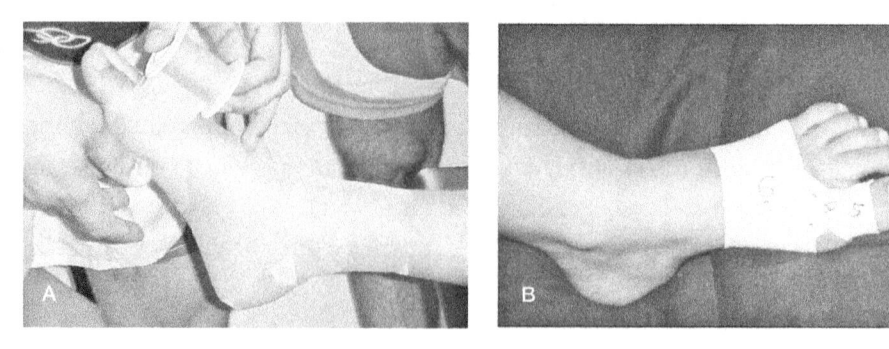

Figura 17.8A e **B** Bandagens esportivas. (Fonte: acervo dos autores.)

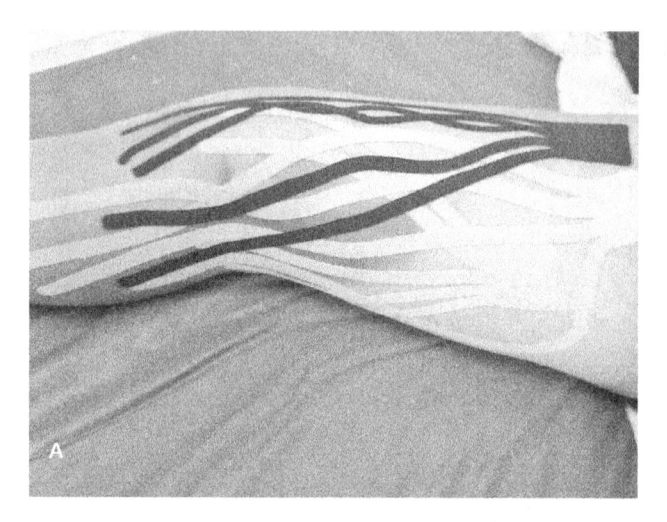

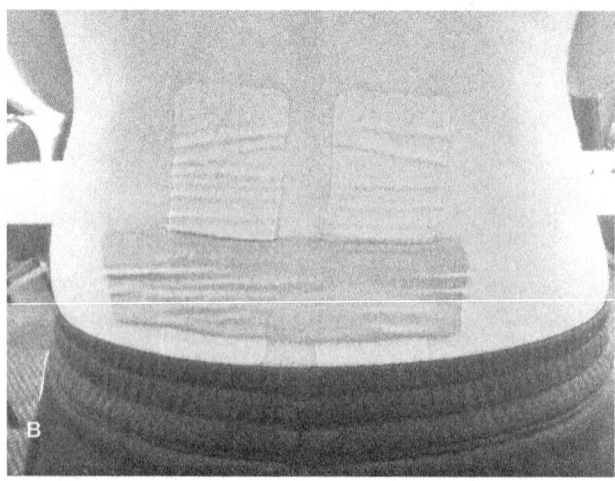

Figura 17.9A e **B** Kinesio Taping®. (Fonte: acervo dos autores.)

4.3. Pronto atendimento no esporte

O fisioterapeuta esportivo é o primeiro profissional a prestar atendimento ao atleta, com o objetivo de minimizar a dor e o agravamento dos sintomas, além de promover sua recuperação. Nas emergências do esporte, o tempo é curto e a decisão deve ser rápida. É fundamental avaliar o cenário e o atleta, determinar o problema e tentar minimizá-lo e, se necessário, transportar o atleta para um centro de suporte mais avançado[3,28,29].

Na avaliação do trauma, o exame físico é fundamental. Deve-se checar o nível de consciência do atleta e utilizar o manual de Suporte Básico de Vida no Trauma, que consiste na avaliação de cinco itens (ABCDE)[29]: **a**bertura de vias aéreas, **b**oa respiração, **c**irculação, **d**éficit neurológico, **e**xame físico (Figura 17.10).

A ação imediata pós-lesão musculoesquelética, na maioria das vezes, é tratada com o protocolo *Rest/Ice/Compression/Elevation* (RICE), que consiste em elevação do membro, repouso, compressão e aplicação de gelo na região acometida[28], com o objetivo de obter uma ação terapêutica, diminuindo a cascata inflamatória[3,28,29] (Figura 17.11).

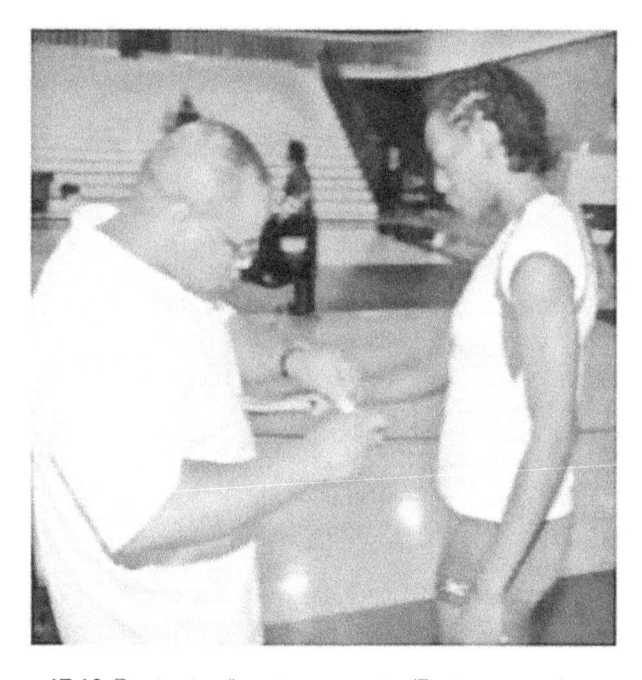

Figura 17.10 Pronto atendimento no esporte. (Fonte: acervo dos autores.)

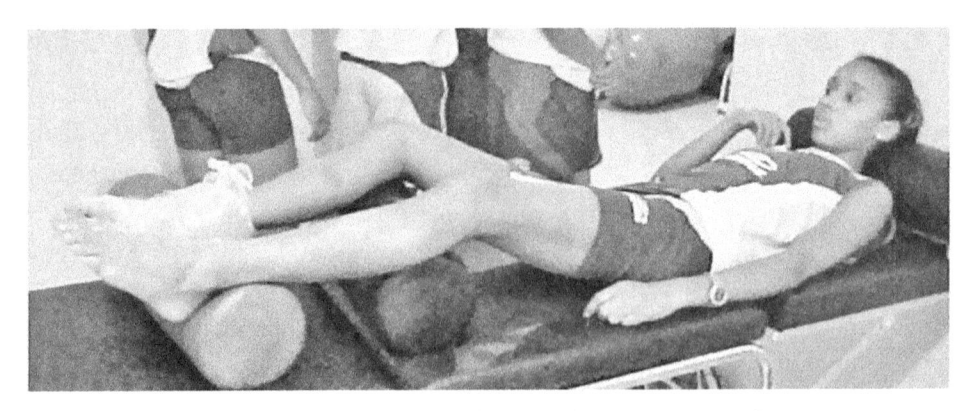

Figura 17.11 Protocolo RICE. (Fonte: acervo dos autores.)

A retomada do desempenho ocorre a partir do controle das alterações artrocinemáticas e da normalização das valências musculares, além da realização de testes de *performance* e gestos específicos do esporte para a reintegração do atleta à equipe e o retorno à prática esportiva competitiva[3].

REFERÊNCIAS

1. Andrews JR, Harrelson GL, Wilk KE. Reabilitação física das lesões desportivas. Rio de Janeiro: Guanabara Koogan, 2000.
2. Peterson L, Renstron P. Lesões do esporte – Prevenção e tratamento. 3. ed. São Paulo: Manole, 2003.
3. Prentice W, Michael. Fisioterapia na prática esportiva – Uma abordagem baseada nas competências. 14. ed. Porto Alegre: Artmed, 2012.
4. Whiting W, Zernicke RF. Biomecânica das lesões musculoesqueléticas. Rio de janeiro: Guanabara Koogan, 2001.
5. Hall SJ. Biomecânica básica. 3. ed. Rio de Janeiro: Guanabara Koogan, 2000.
6. Hamill J, Knutzen KM. Bases biomecânicas do movimento humano. São Paulo: Manole, 1999.
7. Kapandji IA. Fisiologia articular. 5. ed. São Paulo: Manole, 1990.
8. Zatsiorsky VM. Biomecânica no esporte. Rio de janeiro: Guanabara Koogan, 2004.
9. Souchard PE. SGA – stretching global ativo. São Paulo: É realizações, 2003.
10. Souchard PE. RPG – Fundamentos da reeducação postural global: princípios e originalidade. São Paulo: É realizações, 2005.
11. Kendall FP, McCreary EK. Músculos: provas e funções. 3. ed. São Paulo: Manole, 1987.
12. MCardle WD, Katch, FI, Katch VL. Fisiologia do exercício: energia, nutrição e desempenho humano. 4. ed. Rio de Janeiro: Guanabara Koogan, 1998.
13. Lephart SM, Riemann BL, Fu FH. Proprioception and neuromuscular control in joint stability. Champaign, IL: Human Kinetics, 2000.
14. Perry SD, Mcllroy WE, Maki BE. The role of plantar cutaneous mechanoreceptors in the control of compensatory stepping reactions evoked by unpredictable multi-directional perturbation. Brain Res 2000; 877(2):401.
15. Powell KE, Heath GW, Kresnow MJ, Sacks JJ, Branche CM. Injury rates from walking, gardening, weightlifting, outdoor bicycling, and aerobics. Med Sci Sports Exerc 1998; 30:1246-9.

16. Lasmar NP, Camanho GL, Lasmar RCP. Medicina do esporte. Rio de Janeiro: Revinter, 2002: 424.
17. Janda DH. Sports injury surveillance has everything to do with sports medicine. Sports Med 1997; 24:169-71.
18. Bylak J, Hutchinson MR. Common sports injuries in young tennis players. Sports Med 1998; 6:119-32.
19. Silvestre MV, Lima WC. Importância do treinamento proprioceptivo na reabilitação de entorse de tornozelo. Fisioter Mov 2003; 16(2):27-34.
20. Hauer K, Specht N, Schuler P, Bartsch P, Oster P. Intensive physical training in geriatric patients after severe falls and hip surgery. Age Ageing 2002; 31:49-57.
21. Bahr R, Lian O. A two-fold reduction in the incidence of acute ankle sprains in volleyball. Scand J Med Sci Sports 1997; 7:172-7.
22. Hewett TE, Lindenfeld TN, Riccobene JV, Noyes FR. The effect of neuromuscular training on the incidence of knee injury in female athletes. Am J Sports Med 1999; 27:699-705.
23. Holme E, Magnusson SP, Becher K, Bieler T, Aagaard P, Kjaer M. The effect of supervised rehabilitation on strength, postural sway, position sense and re-injuryrisk after acute ankle ligament sprain. Scand J Med Sci Sports 1999; 9:104-9.
24. Myklebust G, Engebretsen L, Braekken IH et al. Prevention of ACL injuries in female handball players: a prospective intervention study over 3 seasons. B. Clin J Sports Med 2003; 13:71-8.
25. Perrin DH. Bandagens funcionais e órteses esportivas. 2. ed. Porto Alegre: Artmed, 2008.
26. Salgado ASI, Parreira RB, Ceci LA. Aplicação de bandagens funcionais como recurso no tratamento de lesões nos atletas. Fisio Magazine 2002; 1:31-3.
27. Matias E, Portella G, Lemos T. Profisio – Fisioterapia esportiva e traumato-ortopédica. Porto Alegre: Artmed, 2012: 89-155.
28. Sociedade Nacional de Fisioterapia Esportiva. Concenso: Diretrizes da Sonafe para Prescrição e Aplicação de Crioterapia no Esporte. Ouro Preto, MG: SONAFE, 2007.
29. Flegel MJ. Primeiros socorros no esporte. 1. ed. São Paulo: Manole, 2002.

Seção IV

Terapias Manuais

Capítulo 18

Massoterapia

Silvana Maria de Macêdo Uchôa

1. INTRODUÇÃO

Ao longo das últimas décadas, observa-se um aumento crescente de pesquisas que mostram os benefícios da massagem terapêutica. No entanto, para a utilização adequada dessa modalidade, são necessários avaliação física precisa e conhecimento da patologia[1].

As técnicas de massagem são comumente usadas como auxiliares para reduzir o edema, facilitar a cicatrização dos tecidos, reduzir ou eliminar a dor e relaxar a musculatura, entre outras funções, a fim de promover o retorno funcional o mais precocemente possível e melhorar a amplitude de movimento e a circulação venosa, linfática e arterial. O processo de decisão relativo à técnica de massagem a ser usada (por exemplo, deslizamento, fricção) baseia-se nas características do tecido, no estágio da cicatrização, na profundidade desejada e na resposta fisiológica que o terapeuta deseja alcançar[2].

Massagem é o termo usado para designar certas manipulações dos tecidos moles do corpo. Essas manipulações são efetuadas com maior eficiência pelas mãos e são administradas com a finalidade de produzir efeitos sobre os sistemas nervoso, muscular e respiratório e sobre a circulação sanguínea e linfática local e geral[2].

Na aplicação das técnicas de massagem terapêutica, os fatores que devem ser considerados incluem a direção do movimento, a intensidade da pressão, a velocidade e o ritmo dos movimentos, os meios utilizados (inclusive outros instrumentos além da mão), a posição do paciente e do terapeuta e a duração e a frequência do tratamento[1,2].

2. CLASSIFICAÇÃO DOS TIPOS DE MASSAGEM

2.1. Alisamento

O movimento de alisamento é realizado com toda a superfície palmar de uma ou de ambas as mãos, movimentando-se em qualquer direção na superfície do corpo. O alisamento pode ser superficial ou profundo. O alisamento superficial é lento e suave, mas suficientemente firme para que o paciente tome consciência da passagem da mão durante todo o movimento. Quando realizado desse modo, o alisamento é muito relaxante. Por outro lado, o alisamento profundo é feito com uma pressão muito maior e habitualmente efetuado com bastante lentidão, visando estimular a circulação do tecido muscular mais profundo. Por este motivo, esse movimento é comumente aplicado na direção do fluxo venoso e linfático. De diversas maneiras, o alisamento profundo é semelhante à *effleurage*.

2.1.1. Efeitos do alisamento

Os efeitos terapêuticos são provocados, principalmente, a partir do impacto mecânico direto nos tecidos e reflexamente por meio do sistema nervoso sensitivo. Um relaxamento significativo pode ser alcançado, produzindo efeito sedativo, que consiste no alívio da dor e do espasmo muscular (mecanismo do portal para controle da dor). O alisamento superficial, quando realizado de modo rápido e suave, exerce um efeito estimulante nas terminações nervosas sensitivas, enquanto o alisamento profundo pode causar dilatação das arteríolas nos tecidos mais profundos e também nas estruturas superficiais[1-3].

2.2. Effleurage

Effleurage (do francês *effleurer*: deslizar, passar por cima) é um movimento de alisamento lento, realizado com pressão crescente e na direção do fluxo venoso e linfático (direção centrípeta)[1].

2.2.1. Efeitos da effleurage

Por meio da pressão mecânica, o fluxo de sangue nas veias superficiais é impelido em direção ao coração. Quando a pressão é relaxada, as válvulas existentes nas veias impedem o fluxo retrógrado. O fluxo linfático é acelerado de modo similar, o que resulta na eliminação mais rápida dos produtos do catabolismo. Em função do aumento do fluxo nas veias e vasos linfáticos, a congestão nos capilares é aliviada e o sangue flui mais rapidamente pelo leito capilar, estimulando a circulação e promovendo a cura.

Além disso, promove aumento da mobilidade dos tecidos moles superficiais, o que, por sua vez, aumenta a amplitude dos movimentos nas articulações e dos membros[1,3,5].

2.3. *Pétrissage* (pressão)

A *pétrissage* (do francês *pétrir*: amassar), ou manipulações de pressão, abrange diversos movimentos de massagem distintos e se caracteriza por uma firme pressão aplicada aos tecidos. Em grande parte dos casos, esses movimentos visam à mobilização do tecido muscular profundo ou da pele e dos tecidos subcutâneos. Abrange quatro tipos distintos de movimentos: amassamento, beliscamento, torcedura e rolamento da pele.

2.3.1. *Efeitos da* pétrissage

- **Sobre o sistema circulatório:** em razão da compressão e do relaxamento alternados dos músculos, as veias (tanto superficiais como profundas) se esvaziam e se enchem alternadamente, melhorando, assim, o fluxo de sangue proveniente das arteríolas para os capilares. O fluxo linfático também é estimulado pelo mesmo mecanismo.

  A realização de *pétrissage* vigorosa causa vasodilatação na pele mediante a rápida elevação da temperatura cutânea. Esse efeito é determinado por um reflexo axonal e, possivelmente, em decorrência da liberação de substâncias que promovem vasodilatação.

- **Sobre o sistema muscular:** devido ao aumento da irrigação sanguínea, em consequência da aceleração no fluxo venoso e linfático, os produtos inúteis do metabolismo são eliminados mais rapidamente[5-7].

  A *pétrissage* lenta, profunda e rítmica relaxa os músculos, reduz a dor e pode melhorar a elasticidade do tecido cicatricial pós-traumático em um músculo, promovendo o funcionamento normal das articulações e dos membros.

- **Sobre a pele e os tecidos subcutâneos:** o incremento da irrigação sanguínea é importante para promover a resolução dos processos inflamatórios da pele e dos tecidos subcutâneos. A mobilização da pele pelas manipulações promove sua elasticidade[1,4,5].

2.4. Fricções profundas (fricções de Cyriax)

A massagem por fricção profunda é uma técnica bastante diferente dos movimentos de massagem descritos anteriormente. Consiste em um sistema de massagens que visam afetar os tecidos conjuntivos dos tendões, ligamentos e músculos. As fricções profundas consistem em movimentos breves, profundamente penetrantes e localizados com precisão. Esses movimentos profundos são realizados pelas pontas dos dedos, mas também pode ser usada a polpa do polegar ou a palma da mão. A fricção é realizada em movimentos transversais ou circulares[1,3,4].

3. INDICAÇÕES DE MASSAGEM

- Como forma de ajudar o paciente a acostumar-se com o contato das mãos do terapeuta. Auxilia o relaxamento geral ou local.
- Como meio de proporcionar informações ao terapeuta sobre os tecidos do paciente.
- Como auxílio no alívio do espasmo muscular e, indiretamente, no alívio da dor associada.
- Para distúrbios circulatórios e resolução do edema crônico.
- No alívio da dor e na promoção do relaxamento.
- Nos estágios subagudos e crônicos das lesões dos tecidos moles, para promoção da absorção do exsudato inflamatório.
- Fricções profundas são benéficas no tratamento das lacerações musculares, lesões musculotendinosas, tendinites e rupturas tendinosas parciais, tenossinovites, torções ligamentares, endurecimento de áreas subcutâneas e tecido cicatricial.

4. CONTRAINDICAÇÕES DA MASSAGEM

- Grandes áreas abertas (queimaduras ou ferimentos).
- Edema extenso, com risco de causar solução de continuidade na pele.
- Áreas de hiperestesia (ou seja, as muito sensíveis ao contato).
- Áreas extremamente pilosas (se o alisamento causa dor).
- Amassamento profundo ou fricções em lacerações musculares agudas (especialmente hematomas intramusculares).
- Doenças cutâneas (especialmente dermatite aguda, psoríase ou qualquer infecção cutânea comunicável).
- Lesão ou doença dos vasos sanguíneos (sobretudo tromboflebite ou trombose venosa profunda).

- Membros hipertônicos ou hipotônicos.
- Infecções bacterianas na área em tratamento, ou em suas proximidades, sobretudo infecções em articulações.
- Articulações agudamente inflamadas.
- Neoplasias.

Não se pode deixar de mencionar uma técnica de massagem amplamente utilizada no tratamento de edemas linfáticos, fibroedema geloide e queimaduras, entre outros: a drenagem linfática manual (DLM). A DLM consiste em um tipo de massagem que drena os líquidos excedentes que banham as células, mantém o equilíbrio hídrico dos espaços intersticiais e evacua os resíduos provenientes do metabolismo celular. A DLM é realizada por meio de manobras de captação e evacuação, que devem ser suaves, lentas e rítmicas. O uso dessas diferentes técnicas de drenagem manual promove a diminuição ou redução do edema, melhorando a amplitude articular e favorecendo o trabalho muscular[3,5].

O uso da massagem terapêutica pode ser efetiva na redução da dor e do edema e na melhora ou normalização da mobilidade e da postura, além de fornecer a estimulação sensitivo-motora necessária para uma função normal. Portanto, uma avaliação detalhada das disfunções apresentadas pelo paciente e o conhecimento das variadas técnicas irão conduzir o tratamento para o objetivo final, que é a reabilitação completa do paciente.

REFERÊNCIAS

1. Domenico G, Wood EC. Técnicas de massagem de Beard. 4. ed. São Paulo: Manole, 1998: 31-54.
2. Fouquet B. Prescription de la masso-kinésithérapie dans les affections del'appareil locomoteur. Paris: Elsevier; 1997: 15-90.
3. Starkey C. Recursos terapêuticos em fisioterapia. 2. ed. São Paulo: Manole, 2001.
4. Cassar MP. Manual de massagem terapêutica. São Paulo: Manole, 2001.
5. Yates J. A physician's guide to therapeutic massage. 3. ed. Toronto: Curties-Overzet Publishing, 2004.
6. Tuchtan CC, Tuchtan VM, Stelfox D. Foundations of massage. 2. ed. Marrickville: Churchill Livingstone, 2004.
7. Smith JM, Sullivan SJ, Baxter GD. A descriptive study of the practice patterns of massage – New Zealand Massage Therapists. Int J Ther Massage Bodywork 2011; 4(1):18-27.

Capítulo 19

Osteopatia

Lorena Carneiro de Albuquerque Suassuna
Rodrigo Castello de Oliveira Lima

1. HISTÓRICO

Há séculos o homem tem concentrado seus esforços em conquistar melhores condições sociais, desvendando os segredos da vida, especialmente aqueles que possibilitem recuperar e preservar a saúde[1,2].

A medicina manual é tão antiga quanto a ciência e a arte da medicina propriamente dita. O uso das mãos é um dos métodos mais conhecidos e largamente empregados nas práticas terapêuticas dos clínicos de todas as épocas[2].

Os relatos históricos mostram que indianos, chineses, egípcios, hebreus, persas e babilônios demonstravam conhecimento sobre a terapia manual, ainda que praticada de maneira incipiente. Os gregos descreveram os princípios básicos e fundamentais, difundindo essa ciência pelo mundo[3].

Sabe-se que até mesmo Hipócrates, pai da medicina moderna, usou procedimentos da medicina manual, particularmente técnicas de tração e alavancagem, no tratamento de deformidades da coluna vertebral. Segundo ele: "é mais importante conhecer a natureza da coluna vertebral, o que deve ser um propósito natural, [...] obtendo-se o conhecimento indispensável para diagnosticar as muitas enfermidades"[1].

Os métodos manipulativos foram utilizados através da história da medicina, visando à correção de problemas estruturais, como desvios e deformações da coluna vertebral. Esses métodos eram empíricos e muitas vezes vigorosos, com pouquíssimo fundamento lógico para aprovação de seu uso. Até o final do século XIX, pode-se afirmar o mesmo a respeito da prática médica[3,4].

O século XIX foi um período de grande popularidade para os "endireitadores de ossos" (bonesetters), tanto na Inglaterra como nos EUA. Na evolução da medicina manual, muita ênfase foi dada ao esqueleto ósseo e suas articulações. Essa herança dos *bonesetters* conferiu a todos os profissionais de manipulação a aura de "colocadores de ossos no lugar"[2,3].

2. ANDREW TAYLOR STILL

No que diz respeito à história da osteopatia, o Dr. Still certamente é o personagem principal. Nascido no ano de 1828, em Jonesborough, Virgínia, EUA, aos 16 anos ele e sua família mudaram-se para o Kansas, onde seu pai foi designado como missionário junto aos índios Shawnee. Ele viveu entre os índios e a natureza, o que acabou por marcar todas as suas concepções[3-5].

Still iniciou seus estudos de medicina na cidade do Kansas, no Colégio de Médicos e Cirurgiões, no estado do Missouri. Participou da Guerra de Secessão como médico-cirurgião. Depois da guerra, decidiu retomar seus estudos de anatomia e fisiologia para tentar compreender melhor a complexidade do corpo humano[3]. Observou o relacionamento entre as estruturas e suas funções e acabou convencido de que somente por meio dessa compreensão poderia atingir o entendimento das disfunções do corpo. Still chegou à conclusão de que a absorção de medicamentos ocasionava muitos inconvenientes a seus usuários e que talvez ele conseguisse atingir melhores resultados de modo mais natural e sem efeitos colaterais[6,7].

Em 1864, uma epidemia de meningite atingiu a fronteira do Missouri. Centenas de pessoas morreram, inclusive três de seus filhos. Sua impotência diante da tragédia levou-o a prosseguir em suas pesquisas. Essa experiência confirmou sua insatisfação com os métodos empíricos do tratamento médico da doença[7-9].

Em 1874, Still curou uma criança que sofria de disenteria hemorrágica e pôde constatar que seu abdome estava frio, mas a parte inferior do tórax estava muito quente. Compreendeu, então, que as contraturas torácicas estavam relacionadas com a disfunção do intestino. Essa foi a primeira vez que Still colocou em prática as observações e os trabalhos anteriores que tanto pesquisou[3,9].

Seu desencanto constante com a medicina convencional levou-o a formular uma nova abordagem medicinal, a qual denominou medicina osteopática. Para isso, enunciou os pontos fundamentais sobre os quais basearia a prática da medicina osteopática[9]:

- O corpo produz suas próprias substâncias curativas.
- A saúde depende da integridade estrutural.
- A estrutura viciosa é a causa fundamental da doença.

Apesar de basear sua filosofia e prática nesses pontos, continuou a correlacionar a terapia manipulativa com outros métodos então usados pelos médicos, como medicamentos e cirurgia. Em muitas ocasiões, entretanto, descobriu que o uso de métodos manipulativos tornava desnecessários os métodos supramencionados[2,9,10].

Os conceitos e as teorias foram comprovados em sua experiência clínica, seu conhecimento da anatomia humana, fisiologia e química e, acima de tudo, em sua recente descoberta do inter-relacionamento vital entre a estrutura do corpo e sua função[2,4,11].

No período em que morou em Kirksville, Missouri, sua fama espalhou-se rapidamente e ele recebeu pacientes de vários países. Observou que poderia determinar anormalidades por meio de palpação cuidadosa e que poderia recuperar a função normal por meio da manipulação[9,12]. Obteve bons resultados em casos de pneumonia, asma e muitas doenças agudas e crônicas. Para Still, a osteopatia significava o diagnóstico associado à técnica manual específica, com o intuito de observar as mudanças nos tecidos ou nas articulações, visando, por fim, à cura[3,9].

A grande contribuição de Still para a arte da cura consistiu em oferecer uma alternativa à medicação pesada da medicina tradicional daquela época. Criou as teorias básicas de sua nova abordagem e aprimorou a arte da manipulação. Grande estudioso, persistiu em seu trabalho, mesmo com a enorme oposição da classe médica[2,3,13].

A.T. Still destacou a importância do sistema musculoesquelético como fator fundamental nos processos da doença, reconhecendo a estrutura do corpo como a principal fonte de desordens. Logo, esse foi um meio essencial para a aplicação de terapia destinada a ajudar as defesas naturais do corpo e a restaurar as funções fisiológicas[6,7,13].

Os resultados positivos dos princípios adotados por Still espalharam-se rapidamente, e logo surgiram pessoas interessadas nessa nova metodologia de tratamento. A partir daí, ele esclareceu os princípios da osteopatia a alguns colegas médicos, o que o levou finalmente a fundar, em 1892, a primeira escola de osteopatia, *Osteopathic College*, em Kirksville[2,13]. Fundamentou-a nos princípios e conceitos osteopáticos, incluindo em seus ensinamentos vários métodos para melhora das disfunções. Em 1894, na primeira turma, foram diplomados 16 homens e três mulheres[3,9].

A partir desse momento, o crescimento da profissão foi, contra todas as probabilidades, admirável. Atualmente, existem nos EUA 12 escolas osteopáticas, nas quais são graduados anualmente milhares de osteopatas. A formação consiste em um período de 7 anos, que inclui treinamento médico ortodoxo completo, bem como as teorias e os métodos osteopáticos especializados[3,4,8].

Os formandos gozam de todos os direitos e privilégios daqueles que se formam em faculdades de medicina. No entanto, para marcar bem a diferença da medicina ortodoxa, Still forneceu diplomas de Doctor of Osteopathy (DO) em vez de diplomas de Medical Doctor (MD)[3,9].

O Brasil segue a Resolução 220/2001 do COFFITO, que dispõe sobre o reconhecimento da osteopatia como especialidade do profissional fisioterapeuta[14]. Assim como na Europa, os cursos de osteopatia têm duração de 4 a 5 anos. Nesses países, a abordagem é mais limitada do que a apresentada nos EUA, visto que a cirurgia e a farmacologia não são matérias ensinadas aos estudantes[3].

3. O QUE É A OSTEOPATIA?

Etimologicamente, o termo osteopatia tem origem no grego: *osteon* (osso); *pathos* (efeitos que vêm do interior). Desse modo, a definição correta para osteopatia seria a influência da enfermidade, suas causas e seus tratamentos manuais, e não uma lesão local do osso[2,13].

A osteopatia consiste no estudo dos efeitos internos originários da estrutura e, portanto, deve ser desmistificada, uma vez que está fundamentada na anatomia, na fisiologia e na semiologia. É, por conseguinte, um tratamento baseado em exames clínicos[13,15].

Uma definição aprovada pela American Osteopathic Association diz que a osteopatia é um sistema de cura que dá ênfase à integridade estrutural do corpo, sendo este o fator mais importante para a manutenção da saúde[16].

A osteopatia está relacionada com muitos problemas de saúde e não simplesmente limitada ao tratamento de desordens musculoesqueléticas. Assim, muitas pessoas procuram osteopatas para o tratamento regular de manutenção, utilizando a osteopatia como medicina preventiva, de modo a evitar, portanto, problemas potenciais no futuro[2,7].

O osteopata tem a capacidade de realizar o exame palpatório, visando interpretar as disfunções estruturais, viscerais e cranianas e, com isso, escolher a melhor técnica para tratar cada paciente[16].

Essa linha de tratamento objetiva, prioritariamente, a restauração da mobilidade das diferentes estruturas do organismo, possibilitando uma integração harmoniosa entre todos os sistemas corporais, mediante uma abordagem holística e individualizada[8,17].

As técnicas osteopáticas apresentam uma vasta área de atuação, podendo ser usadas em recém-nascidos, crianças, gestantes, adultos e, até mesmo, em idosos com as mais variadas condições de saúde[15,17].

A osteopatia pode ser subdividida em:

- **Estrutural:** ocupa-se do aparelho musculoesquelético e da postura, incidindo sobre todas as estruturas, a saber: osteotendíneas, neurais, musculares e fasciais[15,18] (Figuras 19.1 e 19.2).

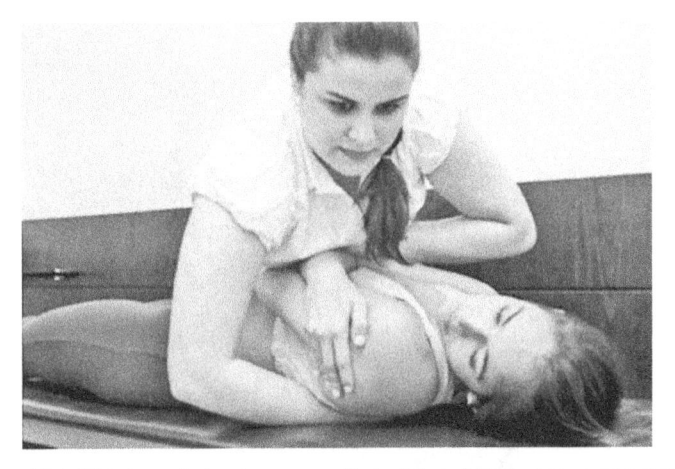

Figura 19.1 Técnica estrutural para a região torácica. (Fonte: acervo dos autores.)

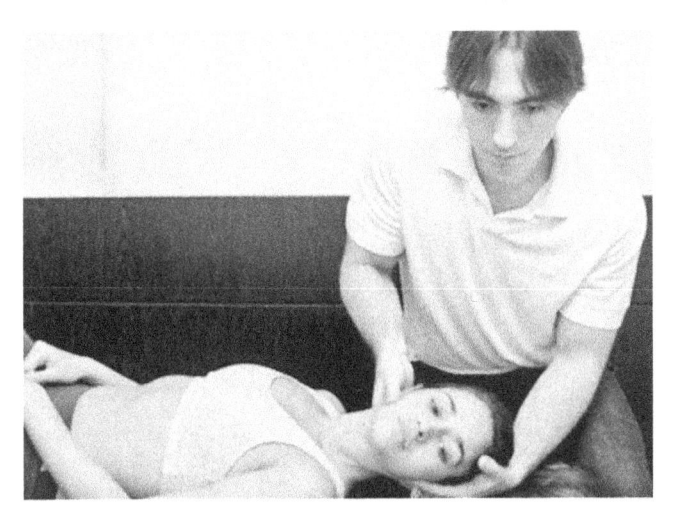

Figura 19.2 Técnica estrutural para a região cervical. (Fonte: acervo dos autores.)

- **Visceral:** refere-se a um conjunto de técnicas manuais destinadas a diagnosticar e normalizar as disfunções mecânicas, vasculares e neurológicas das vísceras e órgãos[10,17] (Figura 19.3).
- **Craniana:** o Dr. William G. Sutherland, que foi aluno de A.T. Still, estudou a anatomia do crânio por mais de 30 anos e demonstrou que as suturas dos ossos do crânio podem realizar pequenos movimentos. Essa técnica caracteriza-se por ser muito sutil, tendo como objetivo estabelecer a harmonia do sistema craniano que, por sua vez, mantém uma relação de continuidade com as meninges do sistema craniossacro[16,19] (Figura 19.4).

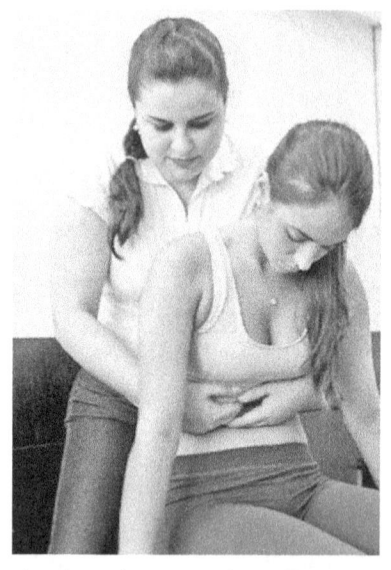

Figura 19.3 Técnica visceral para a vesícula. (Fonte: acervo dos autores.)

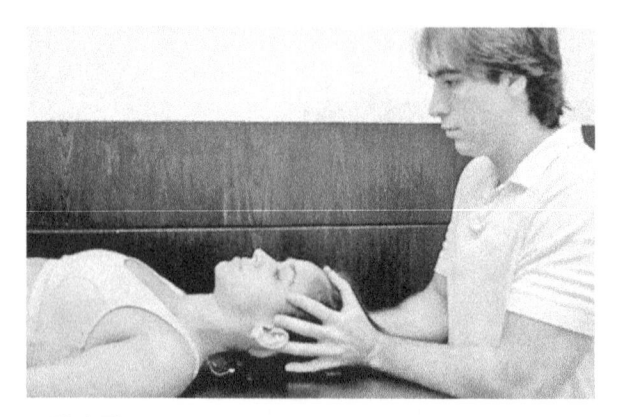

Figura 19.4 Técnica de ausculta craniana. (Fonte: acervo dos autores.)

Não existe uma osteopatia estrutural, craniana ou visceral, mas uma osteopatia global que recorre a todas essas diferentes técnicas[3].

4. FILOSOFIA E PRINCÍPIOS OSTEOPÁTICOS

A osteopatia tem uma filosofia que abrange o conceito da unidade estrutural do corpo na saúde e na doença, visando à manutenção, à prevenção e à cura dos sintomas[2,3].

A saúde é fundamentada na capacidade natural do organismo de suportar e combater as influências nocivas do ambiente e de compensar seus efeitos. A doença inicia-se quando essa capacidade natural é reduzida ou superada pelas influências nocivas[18,20].

A teoria e a prática osteopática estão de acordo com os conceitos de Hipócrates, ou seja, o paciente é considerado e tratado como um todo. Fundamentada nesse conceito, a osteopatia deve ser orientada para o paciente e não para a doença[3,9].

A osteopatia reconhece que muitos fatores prejudicam essa capacidade natural para a recuperação. Entre os mais importantes fatores estão os distúrbios no sistema musculoesquelético. Com isso, o osteopata procura liberar e desenvolver as fontes que contribuem com as capacidades de resistência e recuperação do paciente[18,21].

Em essência, os princípios originais da osteopatia descritos por Still afirmam que[20]:

- **A estrutura governa a função:** a estrutura do corpo está intimamente relacionada com sua função, ou seja, se a estrutura estiver acometida, sua função também estará. Sabe-se que o corpo humano é uma unidade integrada, na qual a estrutura e a função são recíprocas e mutuamente interdependentes[3,9,20].
- **Globalidade:** o corpo é constituído por um sistema único, no qual todos os tecidos, órgãos e células estão em constante interação. A globalidade rege que qualquer alteração segmentar irá influenciar o todo[2,3,9,20].
- **Autocura:** o organismo humano apresenta capacidade limitada de autorregulação e autopreservação. Certas condições patológicas conseguem ser curadas naturalmente pelo próprio corpo, mas, às vezes, este precisa de ajuda para se autotratar. Mesmo com a intervenção do osteopata, o principal responsável pelo processo de cura é o sistema autorregulativo do paciente. A terapêutica visa estimular a própria neurofisiologia do corpo humano[2,3,9,20].

- **Lei da artéria:** as artérias são responsáveis pelo transporte de oxigênio, nutrientes e células de defesa para todo o corpo. Com isso, graves danos à saúde podem ser ocasionados pela falta da integridade do sistema arterial, visto que este é essencial para o funcionamento do sistema corporal[3,9,20].

Há um reconhecimento da importância do sistema musculoesquelético na organização global do corpo, já que este apresenta uma predisposição ao aparecimento de disfunções osteopáticas que podem ser normalizadas por meio das diversas técnicas manipulativas[12].

Irvin Korr destacou-se como um dos principais pesquisadores científicos do conceito osteopático. Para ele, a anteriormente conhecida "lesão osteopática" é, na verdade, um "componente somático da doença"[7,13].

5. DISFUNÇÃO SOMÁTICA

A disfunção somática consiste na função prejudicada ou alterada dos componentes inter-relacionados do sistema somático (estrutura corporal), a saber: estruturas esqueléticas, articulares, miofasciais, e de seus respectivos elementos vasculares, linfáticos e neurais[7,20].

Os osteopatas diagnosticam a disfunção somática mediante a procura da função anormal dentro do sistema somático. A palpação é fundamental para o diagnóstico estrutural e funcional[13,18].

Os critérios diagnósticos para identificação de uma disfunção somática podem ser expressos pelos seguintes pontos[7,20]:

- Assimetria das partes do sistema musculoesquelético relacionadas entre si, sejam elas estruturais ou funcionais[13,20,21].
- Amplitude de movimento em uma ou várias articulações. A anormalidade na amplitude de movimento pode manifestar-se por aumento (hipermobilidade) ou restrição (hipomobilidade)[13,20,21].
- Alterações na textura do tecido (pele, fáscia, músculo e ligamento) quanto à percepção da temperatura e tensibilidade[13,20,21].

A partir desses critérios, tenta-se identificar a presença da disfunção somática e sua localização. Além do valor diagnóstico, as modificações nesses critérios podem ter valor prognóstico para a monitorização da resposta do paciente[21].

6. PERCEPÇÃO DO MOVIMENTO

A percepção do movimento é um componente essencial no diagnóstico palpatório. O examinador tenta identificar se há mobilidade normal, restrição do movimento (hipomobilidade) ou excesso de movimento (hipermobilidade)[20].

As técnicas osteopáticas destinam-se a tratar zonas com restrições de movimento. A hipermobilidade é geralmente um movimento compensatório a um segmento que se encontra hipomóvel. Isso se explica pela tentativa do corpo de manter a mobilidade do mecanismo total quando existe uma parte sujeita à restrição[13,20].

Com frequência, as áreas hipermóveis apresentam a sintomatologia. É preciso tomar cuidado para não se utilizar de procedimentos osteopáticos que aumentem a hipermobilidade relativa desse segmento compensatório, e sim procurar aplicar técnicas corretivas nas zonas hipomóveis, visando restaurar a mobilidade dessa região[12,21].

7. BIOMECÂNICA VERTEBRAL

Em 1918, Fryette resumiu sua pesquisa sobre os movimentos fisiológicos da coluna vertebral, apresentando um modelo que indicava a ocorrência de movimentos combinados na coluna. Os osteopatas têm usado esse modelo para auxiliar o diagnóstico das disfunções somáticas antes da aplicação das técnicas de tratamento[7,9].

De sua pesquisa resultaram duas leis, a saber:

- **Primeira lei de Fryette – NSR:** refere-se a uma vértebra ou conjunto de vértebras que se encontram em posição neutra (N) das facetas (nem imbricadas, nem desimbricadas), sem componentes de flexão ou extensão. Nesse caso, para fazer uma rotação (R) para um lado, essa vértebra (ou grupo de vértebras) é obrigada a realizar primeiro uma inclinação lateral (S) para o lado oposto[13,18]. Por exemplo, a escoliose com convexidade para a direita (NS_ER_D) apresenta uma lateroflexão esquerda associada a uma rotação para a direita.

- **Segunda lei de Fryette – ERS ou FRS:** refere-se a uma vértebra ou conjunto de vértebras que se encontram em posição de flexão (F) ou extensão (E). Na flexão, as facetas articulares estão desimbricadas: o peso corporal se desloca anteriormente em relação ao corpo vertebral. Já na extensão, as facetas estão imbricadas: o peso corporal desloca-se posteriormente em relação ao corpo vertebral[13,18].

Nesses casos, para fazer uma rotação (R) para um lado, essa vértebra (ou grupo de vértebras) é obrigada a realizar primeiro uma inclinação lateral (S) para o mesmo lado[20]:

- **Disfunção em ERS:** lesão em imbricação (fechamento) por compressão, localizada na concavidade onde existe a posterioridade do processo transverso[13,18,20]. Por exemplo, ERS_D apresenta extensão associada a lateroflexão direita e rotação direita. Esse tipo de lesão é caracterizado por uma imbricação para a direita.

- **Disfunção em FRS:** lesão em desimbricação (abertura), por suspensão, localizada no lado oposto à posterioridade do processo transverso (convexidade)[13,18]. Por exemplo, FRS_D apresenta flexão associada a lateroflexão direita e rotação direita. Esse tipo de lesão é caracterizado por uma desimbricação para a esquerda.

8. LESÕES PRIMÁRIAS E SECUNDÁRIAS

A lesão primária frequentemente está associada a situações traumáticas (quedas e choques), apresentando as facetas em flexão ou extensão (ERS/FRS) – 2ª Lei de Fryette – e tem caráter monossegmentar[2,3,7].

A lesão secundária é uma adaptação à lesão primária. Essa adaptação pode ser supra ou subjacente à disfunção primária. As facetas articulares encontram-se em posição neutra de flexão-extensão (NSR) – 1ª Lei de Fryette. Esse tipo de lesão caracteriza-se por ser multissegmentar, afetando um grupo de vértebras. Seu tratamento é realizado por meio da correção da lesão primária[2,3,7].

9. ARSENAL TERAPÊUTICO OSTEOPÁTICO

Desde o princípio, os osteopatas buscaram procedimentos manuais com a finalidade de minimizar os sintomas de seus pacientes, sendo estimulados por suas convicções de que a saúde dependia da obtenção e manutenção do organismo em perfeito estado de funcionamento estrutural e circulatório[20,21].

Dentre as principais técnicas usadas pelos osteopatas, convém distinguir aquelas cujo objetivo é agir sobre as partes moles daquelas de abordagem vertebral ou articulatória. Evidentemente, deve-se levar em conta que as manobras com abordagem articulatória ou vertebral apresentam repercussões reflexas sobre as estruturas moles[18,20].

Um dos objetivos das técnicas osteopáticas é restaurar o movimento fisiológico em áreas nas quais existe restrição ou disfunção. Com a recuperação ou melhora da função do sistema musculoesquelético, pode-se prever que todas as partes relacionadas se beneficiarão[13,18].

Independentemente da técnica usada, a sessão de osteopatia deve começar sempre pela verificação de todas as estruturas e seus componentes ósseos[13,18].

9.1.Técnicas para partes moles

A maior parte da manipulação dos tecidos moles envolve a fáscia ou tecido conjuntivo. Esse método geralmente antecede a manipulação das estruturas ósseas, mas muitas vezes pode mobilizar e normalizar estruturas articulares, resultando na melhora dos tecidos e permitindo, assim, que uma articulação restrita recupere os movimentos[3,20,21].

Essas técnicas incluem alongamento muscular, técnica de Jones, inibições posicionais, *pompage*, *stretching*, mobilização neural, músculo energia, técnicas oscilatórias e acúmulo de parâmetros livres, entre outras[9].

9.2. Manipulação

O termo manipulação aplica-se às manobras que utilizam uma impulsão (*thrust*) rápida, precisa e de baixa amplitude sobre uma articulação ou segmento vertebral parcialmente bloqueado. O objetivo da técnica de *thrust* é atingir a cavitação articular[13].

O ruído que se ouve durante uma manipulação geralmente causa apreensão nos pacientes. Com isso, torna-se necessário explicar em que consiste esse fenômeno acústico. Para grande parte da população, isso ainda é assimilado como um "colocar no lugar", mas, na verdade, trata-se de um fenômeno sonoro natural da decoaptação das superfícies articulares e da erupção de gases[3,9].

10. CONTRAINDICAÇÕES

Como em qualquer tratamento, as manobras osteopáticas, e particularmente as realizadas na coluna, apresentam contraindicações que devem ser respeitadas[18,20,21].

Sempre que um profissional aplica uma intervenção terapêutica, deve ser dada a devida consideração a respeito da relação risco-benefício. O benefício para o paciente deve pesar mais do que qualquer risco potencial associado à intervenção. Tradicionalmente, as contraindicações foram classificadas como absolutas e relativas[18,21].

10.1. Contraindicações absolutas

* **Ósseas:** qualquer doença que tenha levado ao enfraquecimento ósseo significativo: câncer, tumor, infecções, metabólica, congênita, iatrogênica, inflamatória e traumática[20,21].
* **Neurológicas:** mielopatia cervical, compressão da medula, compressão da cauda equina e compressão da raiz nervosa com deficiência neurológica crescente[20,21].
* **Vasculares:** insuficiência vertebrobasilar, aneurisma aórtico e diástase de sangramento[20,21].

10.2. Contraindicações relativas

São consideradas contraindicações relativas: artrite, gravidez, espondilólise, espondilolistese, osteoporose, uso de anticoagulantes, corticoesteroides em longo prazo, doença articular degenerativa, vertigem, frouxidão ligamentar e calcificação arterial[20,21].

REFERÊNCIAS

1. Souza MM. Manual de quiropraxia: filosofia, ciência, arte e profissão. 1. ed. São Paulo: Ibraqui, 2002.
2. Greenman PE. Princípios da medicina manual. 2. ed. Barueri: Manole, 2001.
3. Chaitow L. Osteopatia: manipulação e estrutura do corpo. 2. ed. São Paulo: Summus, 2004.
4. Fischer RL. Osteopathy – fifty years later. JAOA, 2001; 101(1):43-8.
5. Rogers F. Advancing a traditional view of osteopathic medicine through clinical practice. JAOA, 2005; 105(5):255-9.
6. D'Alonzo Jr GE. The Dos: osteopathic medicine in America. JAOA, 2005; 105(5):240.
7. Korr IM. Osteopathic principles for basic scientists. JAOA, 1987; 87(7):105-7.
8. Thompson M. Educational fundamentals in osteopathy. JAOA, 2000; 100(11):741-3.
9. Erlich D. Cinesiologia aplicada a quiropraxia, osteopatia e acupuntura: o poder da energia intuitiva na ciência do teste muscular. 1. ed. Rio de Janeiro: Erlich Publicações, 2006.
10. Burns L. Viscero-somatic and somato-visceral spinal reflexes. JAOA, 2000; 100(4):249-58.
11. Licciardone JC. Awareness and use of osteopathic physicians in the United States: results of the second osteopathic survey of health care in America. JAOA, 2003; 103(6):281-9.
12. Le Corre F, Rageot E. Atlas prático de osteopatia. 1. ed. Porto Alegre: Artmed, 2004.
13. Ricard F, Salle J. Tratado de osteopatía. 2. ed. Madrid: Mandala, 1996.
14. Brasil. Conselho Federal de Fisioterapia e Terapia Ocupacional, Resolução COFFITO nº 220, de 23 de maio de 2001 – D.O.U. nº 108, de 05.06.01, Seção I, p. 46. Dispõe sobre o reconhecimento da Quiropraxia e da Osteopatia como especialidades do profissional Fisioterapeuta e dá outras providências. Brasília, 2001.
15. Quef BH. Técnicas osteopáticas viscerais. 1. ed. São Paulo: Santos, 2008.
16. Chaitow L. Teoria e prática da manipulação craniana: abordagem em tecidos ósseo e mole. 1. ed. Barueri: Manole, 2001.

17. Curtil P, Métra A. Tratado práctico de osteopatía visceral. 1. ed. Barcelona: Paidotribo, 2004.

18. Ricard F. Tratamento osteopático das lombalgias e ciáticas. 1. ed. Rio de Janeiro: Atlântica, 2006.

19. Boyd R. Uma introdução à terapia bio-cranial. 1. ed. São Paulo: Ibraqui, 1994.

20. Gibbons P, Tehan P. Manipulação da coluna, do tórax e da pelve: uma perspectiva osteopática. 2. ed. São Paulo: Phorte, 2010.

21. Chantepie A, Pérot JF, Toussirot P. Osteopatia clínica e prática. 1. ed. São Paulo: Andrei, 2008.

Seção V

Terapias Alternativas

Princípios da Reeducação Postural Global® – Método Souchard

Bruno Gilberto de Melo e Silva
Carla Raquel de Melo Daher

1. INTRODUÇÃO

A Reeducação Postural Global® (RPG) consiste em um método da fisioterapia para intervenção nas desarmonias do corpo humano, levando em consideração as necessidades individuais de cada pessoa. Desenvolvida em 1980, na França, pelo fisioterapeuta francês Philippe Souchard, o método da RPG, além de atender pessoas com sintomatologia dolorosa, busca reequilibrar os segmentos corporais. Desenvolve um trabalho global por meio das posturas, objetivando a origem do problema, a normalização do tônus das cadeias musculares retraídas, o desbloqueio respiratório e o reequilíbrio do tônus postural[1-3].

Os músculos de características tônicas, músculos posturais ou estáticos, permitem a manutenção do ortostatismo. Para exercerem essa função antigravitacional, os músculos estáticos têm alto teor de tecido conjuntivo e tônus elevado. Por isso, tendem a apresentar aumento do tônus e ser hipoflexíveis e encurtados, especialmente em casos de doenças ou estresse, podendo causar desalinhamentos e doenças articulares. Na produção do movimento, os músculos dinâmicos, que têm menos tecido conjuntivo e menos tônus, tendem a tornar-se excessivamente flácidos e hipotônicos, como, por exemplo, os músculos abdominais de pessoas sedentárias[1-3].

A postura corporal envolve os conceitos de equilíbrio, coordenação neuromuscular e adaptações aos movimentos, bem como representa os ajustes nas respostas automáticas que ocorrem quando há necessidade de interação entre os sistemas de organização postural (equilíbrio, coordenação neuromuscular e adaptação) e o meio ambiente[4]. O equilíbrio pode ser alcançado para manutenção da postura, a partir das tensões recíprocas dos músculos que permitem manter os segmentos corporais em um eixo. Além disso, existem duas grandes cadeias musculares: a cadeia mestra posterior, responsável pela função de ereção do corpo, e a cadeia mestra anterior, responsável pela suspensão do corpo[1-3] (Figura 20.1).

O método da RPG® apresenta conceitos que caracterizam sua originalidade[1-3]:

• Trabalho ativo, qualitativo, em posições cada vez mais excêntricas e contrações isométricas.
• Correção pela manualidade do fisioterapeuta e tração, que favorecem a decoaptação articular.
• Alongamento dos músculos tônicos, com ênfase na expiração.

O trabalho respiratório tem como objetivo alongar os músculos tônicos, com uma expiração forçada e prolongada durante todas as posturas. A ação desse tipo de respiração sobre o diafragma promove a flexibilização da musculatura acessória inspiratória que, uma vez encurtada, limita a dinâmica respiratória normal e a expansibilidade toracopulmonar[1]. A respiração é realizada em três tempos:

• **Tempo 1:** respiração de baixa amplitude, realizada pelo diafragma, com o objetivo de flexibilizar a fáscia cervicotoracodiafragmática (tendão do diafragma) e fixação das seis primeiras costelas.
• **Tempo 2:** respiração de média amplitude. O centro frênico encontra-se semifixo com a elevação das seis últimas costelas. Trabalho muscular do reto do abdome e dos oblíquos internos e externos, além dos intercostais e escalenos.
• **Tempo 3:** respiração de grande amplitude. O centro frênico encontra-se fixo, as seis últimas costelas estão móveis, e na região lombar (L3-L4-L5) ocorrerão pontos de fixação, promovendo maior estabilização lombopélvica. Trabalho muscular ativo do reto do abdome inferior e dos transversos abdominais.

2. PROPRIEDADES MECÂNICAS DO MÚSCULO ESQUELÉTICO

O músculo esquelético é muito resistente e pode ser alongado ou encurtado em velocidades bastante altas sem que ocorram grandes danos ao tecido. O desempenho da fibra muscular em situações de velocidade e carga variáveis é determinado por quatro propriedades do tecido muscular: irritabilidade, contratilidade, extensibilidade e elasticidade[5-8].

A irritabilidade consiste na capacidade de responder à estimulação. Em um músculo, a estimulação é feita por um neurotransmissor químico. O tecido muscular esquelético é um dos tecidos mais sensíveis e responsivos do corpo. Como um tecido excitável, o músculo esquelético pode ser recrutado rapidamente com controle siginificativo sobre quais e quantas fibras musculares serão estimuladas para um movimento[7-11].

A contratilidade consiste na capacidade de um músculo "encurtar-se" quando o tecido muscular recebe estimulação suficiente. A distância em que o músculo se encurta é geralmente limitada pelas restrições físicas do corpo[7-11].

A extensibilidade consiste na capacidade que o músculo tem para alongar-se além do comprimento de repouso. O músculo sozinho não consegue produzir alongamento, sendo necessário outro músculo ou força externa. A extensibilidade do músculo é determinada pelo tecido conjuntivo do perimísio, epimísio e nas fáscias[7-11].

A elasticidade consiste na capacidade da fibra muscular para retornar a seu comprimento de repouso depois que a força de alongamento do músculo é removida. A elasticidade do músculo é determinada, principalmente, pelo tecido conjuntivo dentro do músculo, mais do que pelas próprias fibrilas. As propriedades de elasticidade e extensibilidade são mecanismos de proteção no músculo que mantêm a integridade e o comportamento básico muscular[7-11].

3. ALONGAMENTO MUSCULAR

Alongamento é um termo geral usado para descrever qualquer manobra terapêutica elaborada para aumentar o comprimento de tecidos moles encurtados e, desse modo, aumentar a amplitude de movimento[1,3,9,11,12]. O alongamento pode ser considerado um exercício físico que pode manter ou aumentar a capacidade motora de flexibilidade[9,11,12].

Para melhor compreensão do mecanismo de alongamento é necessário, primeiramente, o conhecimento de alguns conceitos que interferem de algum modo nesse processo. São eles: elasticidade, plasticidade e flexibilidade[1,3,9,11,12].

A elasticidade, como citado anteriormente, é uma propriedade muscular dependente dos componentes elásticos em série (tendões) e em paralelo (fáscias). Essa propriedade fornece aos tecidos a capacidade de retornar a sua forma ou tamanho original quando uma força é removida. A plasticidade é a propriedade de um material deformar-se permanentemente quando é sobrecarregado além de sua amplitude elástica. Consequentemente, não há tendência para recuo elástico ou recuperação[1,3,9,11,12].

A flexibilidade pode ser definida como a habilidade para mover uma articulação ou articulações através de uma amplitude de movimento livre de dor e sem restrições.

Implica liberdade de movimento e habilidade de um músculo para relaxar e ceder a uma força de alongamento[9,11].

A flexibilidade é limitada por vários fatores: formato das superfícies articulares; adesões, contraturas e cicatrizes nos tecidos moles; componentes contráteis; ligamentos, tendões e fáscia. Pode ainda apresentar outras limitações mecânicas, como excesso de gordura ou de massa muscular[9,11,13]. O principal responsável pela determinação do grau de flexibilidade é o tecido conjuntivo. Desse modo, para melhor compreensão das adaptações dos tecidos musculares com exercícios de alongamento, o conhecimento da estrutura básica do tecido conjuntivo se reveste de grande importância.

O tecido conjuntivo contém enorme variedade de células especializadas. Diferentes tipos de células executam as funções de defesa, proteção, armazenamento, transporte, ligação, conexão, suporte geral e reparo[3,7,14]. Como todos os tecidos, o conjuntivo é formado por células: os blastos. Essas células com formato de estrela comunicam-se por intermédio de seus prolongamentos protoplásmicos, não exercendo nenhuma atividade metabólica. Sua fisiologia consiste unicamente na secreção de duas proteínas: o colágeno e a elastina[3,7,14].

O colágeno é definido como uma proteína de curta duração que contém três cadeias de aminoácidos enrolados em uma tripla hélice. Essas fibras se apresentam, possivelmente, sem cor ou esbranquiçadas. As fibras colágenas só são capazes de um leve grau de extensibilidade, porém são muito resistentes ao estresse de tração. Logo, são os principais constituintes de estruturas como ligamentos e tendões[3,7,14].

O estímulo para a produção de colágeno é dado pela tensão imposta ao tecido conjuntivo. A disposição das fibras colágenas depende do tipo de tensão aplicada. Uma tensão contínua e prolongada promove alongamento das moléculas colagenosas, ocorrendo o fenômeno de crescimento. Se a tensão for curta e repetitiva, as moléculas colagenosas se instalarão em paralelo e as fibras colágenas e os feixes conjuntivos se multiplicarão, ocorrendo densificação do tecido, o qual ficará mais compacto e resistente, porém perdendo progressivamente sua elasticidade[3,7,14].

A elastina, uma proteína de longa duração e de formação estável, contém uma estrutura complexa com propriedade mecânica de elasticidade em virtude de sua composição bioquímica e do arranjo físico de suas moléculas individuais. Como o colágeno, a elastina também é composta por aminoácidos. Até onde se sabe, ainda não é conhecido o fator que provoca a secreção de elastina[3,7,14]. As fibras elásticas cedem facilmente ao alongamento. Contudo, quando liberadas, retornam a seu tamanho inicial. Somente quando alongadas até aproximadamente 150% de seu comprimento original, as fibras elásticas alcançam seu ponto de deformação[3,7].

O espaço livre entre as células conjuntivas é ocupado por aquilo que a anatomia chama de "substância fundamental". Essa substância consiste em um material transparente, que apresenta as propriedades de um gel semilíquido. O gel torna-se um fluido quando são feitos movimentos de soltura ou balanceios, recuperando sua forma viscosa no período de repouso[14].

4. PRINCÍPIOS DA RPG®

Partindo do sintoma para chegar à causa de uma dor ou um problema no sistema musculoesquelético, a RPG® trata o indivíduo e não a doença, uma vez que cada ser humano tem sua própria resistência à agressão e sua própria maneira de reagir a esta, muitas vezes adotando padrões individuais para evitar uma dor ou bloqueio[2,3].

Quando um paciente se queixa de dor aguda no ombro imediatamente após um acidente, a origem dessa dor é clara e um tratamento local, geralmente, é suficiente. No entanto, outro paciente pode ter um dos ombros mais elevado para não colocar muito peso sobre um tornozelo com entorse do lado oposto. Nesse caso, uma cadeia de compensações provavelmente terá começado nos músculos da panturrilha, que aumentaram seu tônus para proteger a articulação do tornozelo, o que, por sua vez, poderá ter aumentado o tônus dos músculos isquiotibiais e dos eretores da coluna, culminando com a elevação do ombro. Se esse ombro for mantido permanentemente nessa posição, é possível que o paciente tenha por fim uma dor no ombro[2,3] (Figura 20.2).

É natural que o fisioterapeuta não espere que o paciente consiga correlacionar a dor de agora com um fato ocorrido há algum tempo. Somente por meio da RPG® o fisioterapeuta pode estabelecer essa conexão entre o sintoma (a dor no ombro) e a causa do problema (a retração da cadeia muscular após a torção do tornozelo).

5. PRINCÍPIOS DO TRATAMENTO

A RPG® apresenta princípios que norteiam sua aplicação para respeitar as queixas do paciente e que precisam ser seguidos:

- **Individualidade:** cada ser humano sente e reage de maneira diferente.
- **Causalidade:** a verdadeira causa do problema pode estar distante do sintoma.
- **Globalidade:** não tratar partes isoladas, e sim o corpo como um todo.

6. AVALIAÇÃO PELO MÉTODO

A avaliação postural, bem como a elaboração e a aplicação de uma programação cinesioterapêutica, faz parte da rotina do fisioterapeuta. O procedimento de avaliação no método proposto por Souchard determina a escolha das posturas que podem ser utilizadas, com base na realização de um exame criterioso, que compreende[10,11]:

- Avaliação geral da estática: sentado e em pé.
- Fotografia geral: tipologia (anterior ou posterior).
- Interrogatório.
- Exame local das retrações – zonas dolorosas ou deformadas. As zonas de retração são:
  - I – cabeça/cervical,
  - II – dorso,
  - III – lombar,
  - IV – pelve,
  - V – joelhos,
  - VI – pés.
- Reequilibração: correção das deformações.
- Pistas: em busca da causalidade.

Esse exame deverá ser sempre realizado no início de cada sessão. Assim, com a evolução do tratamento, uma nova postura poderá fazer parte da programação.

7. FAMÍLIAS DE POSTURAS

As diferentes posturas são agrupadas em famílias, as quais são classificadas quanto ao segmento corporal a proporcionar tensão em determinada cadeia muscular em decúbito ou em carga. As famílias de posturas são classificadas quanto a abertura ou fechamento da articulação do quadril (coxofemoral) e a abertura ou fechamento da articulação glenoumeral (ombros) (Tabela 20.1)[15].

8. TRATAMENTO

A RPG® usa posturas de alongamento muscular ativo, nas quais o alongamento torna-se possível graças à participação do paciente em suas próprias correções e contrações isométricas nas posições cada vez mais excêntricas dos músculos encurtados[15]. As posturas em decúbito permitem uma manualidade sobre as

Tabela 20.1 Representação das famílias de postura do método

Famílias de posturas	Posturas
Abertura de quadril + fechamento dos membros superiores	Rã no chão com fechamento dos membros superiores De pé contra parede De pé no meio
Abertura de quadril + abertura dos membros superiores	Rã no chão com abertura dos membros superiores (Figura 20.1)
Fechamento de quadril + fechamento dos membros superiores	Rã no ar com fechamento dos membros superiores Bailarina (inclinação do tronco para a frente) (Figura 20.2) Sentada tradicional/sentada pélvica
Fechamento de quadril + abertura dos membros superiores	Rã no ar com fechamento dos membros superiores

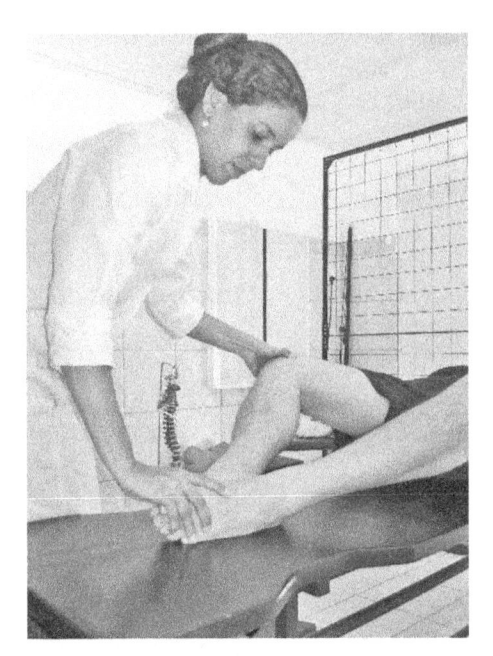 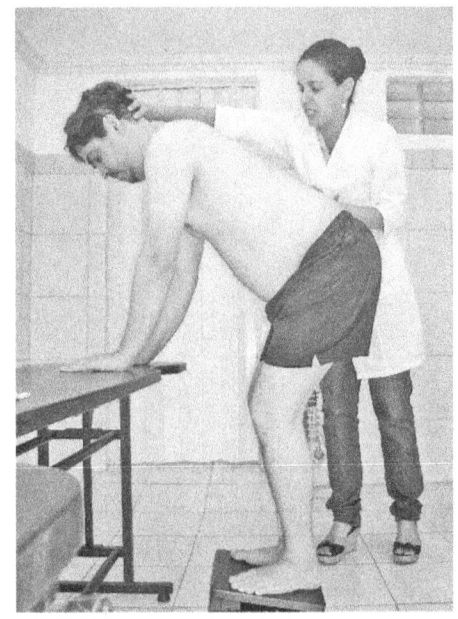

Figura 20.1 Rã no chão nível 2 com ação da cadeia anterior para criação do arco plantar. (Fonte: acervo dos autores.)

Figura 20.2 Postura bailarina para flexibilizar a cadeia posterior. (Fonte: acervo dos autores.)

correções e o controle do tórax, podendo ser utilizados até calços de derrotação nas escolioses. As posturas em carga, por sua vez, tornam possível um trabalho fisioterapêutico com mais propriocepção.

Uma sessão de RPG® tem a duração aproximada de 1 hora, comportando duas posturas e finalizando com uma postura para reintegração dos resultados. Para integração dos resultados, procede-se à reequilibração dinâmica e à reequilibração estática.

Na Figura 20.3 é possível observar a avaliação postural com o sinetógrafo, representando o antes e o depois do tratamento com RPG. Evidencia-se modificação na vista lateral da postura de cabeça, na curvatura da coluna e na postura de joelhos.

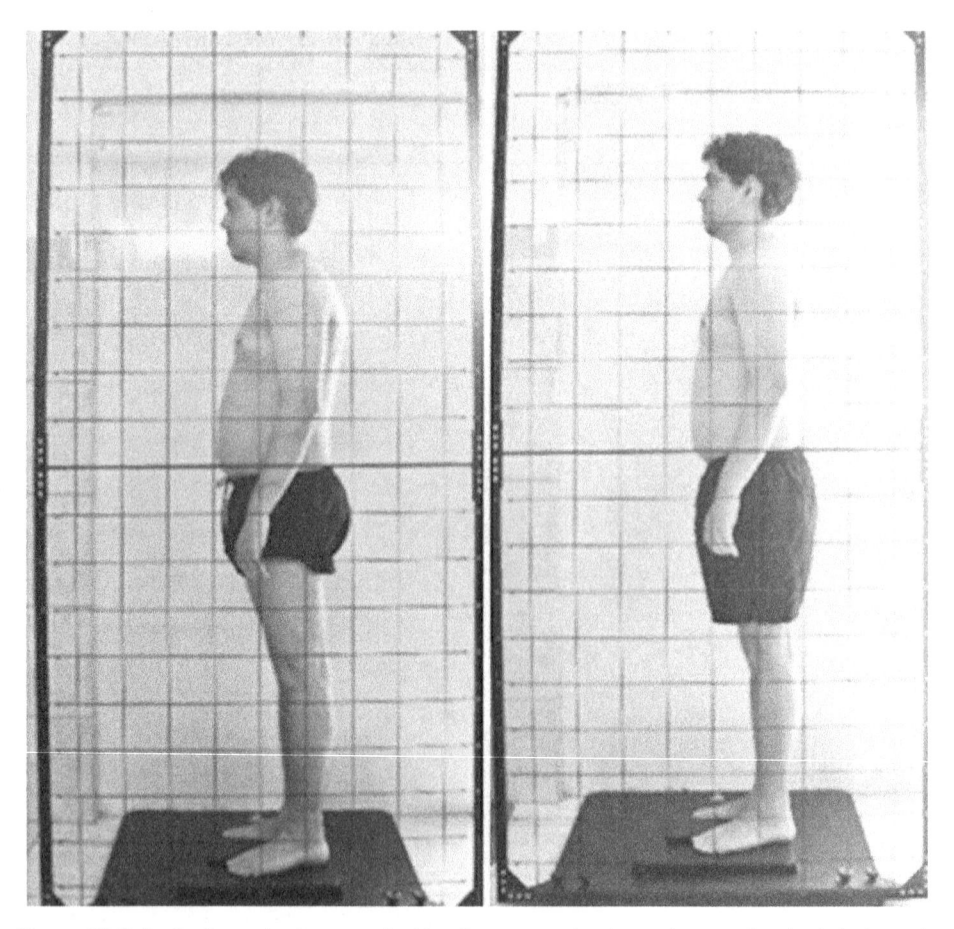

Figura 20.3 Avaliação postural com o sinetógrafo, representando o antes e o depois do tratamento com RPG. (Fonte: acervo dos autores.)

REFERÊNCIAS

1. Souchard PE. Respiração. São Paulo: Summus Editorial, 1989.

2. Souchard PE. RPG – Fundamentos da reeducação postural global: princípios e originalidade. São Paulo: É realizações, 2005.

3. Souchard PE. RPG – Reeducação Postural Global: o método. São Paulo: Elsevier Masson, 2012.

4. Bankoff ADP, Campelo TS, Ciol P, Zamai CA. Postura e equilíbrio corporal: um estudo das relações existentes. Movimento e Percepção 2007; 7(10):89-104.

5. Guyton AC, Hall JE. Tratado de fisiologia médica. 10. ed. Rio Janeiro: Guanabara Koogan, 2002.

6. Wilmore JK, Costill DL. Fisiologia do esporte e do exercício. São Paulo: Manole, 2001.

7. Whiting W, Zernicke RF. Biomecânica das lesões musculoesqueléticas. Rio de janeiro: Guanabara Koogan, 2001.

8. Zatsiorsky VM. Biomecânica no esporte. Rio de janeiro: Guanabara Koogan, 2004.

9. Hall CM, Brody LT. Exercício terapêutico na busca da função. 2. ed. Rio Janeiro: Guanabara Koogan, 2007.

10. Hamill J, Knutzen KM. Bases biomecânicas do movimento humano. São Paulo: Manole, 1999.

11. Kisner C, Colby LA. Exercícios terapêuticos: fundamentos e técnicas. 5. ed. São Paulo: Manole, 2009.

12. Grau N. SGA a serviço do esporte: stretching global ativo. São Paulo: É realizações, 2003.

13. Junior AA. Exercícios de alongamento: anatomia e fisiologia. São Paulo: Manole, 2002.

14. Bienfait M. Os desequilíbrios estáticos: fisiologia, patologia e tratamento fisioterápico. 4. ed. São Paulo: Summus, 1995.

15. Souchard PH, Ollier M. As escolioses: seu tratamento fisioterapêutico e ortopédico. 2. ed. São Paulo: É realizações, 2005.

Capítulo 21

Método Pilates®

Rita di Cássia de Oliveira Ângelo

1. BREVE HISTÓRICO

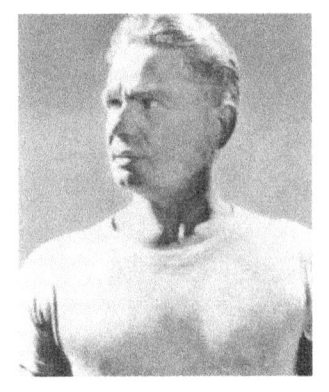

Figura 21.1 Joseph Hubertus Pilates (1883-1967).

O método Pilates® consiste em um sistema de exercícios criado pelo alemão Joseph Hubertus Pilates (1883-1967) (Figura 21.1) a partir da união dos princípios filosóficos e das técnicas de movimento orientais, como a yoga, e de métodos ocidentais de educação corporal, como a pedagogia de dança de Rudolph Laban e a ginástica médica de P.H. Ling[1-3].

O idealizador do método Pilates®, nascido na cidade alemã de Mönchengladbach, foi uma criança frágil, portadora de asma, raquitismo e febre reumática. Quando jovem, desenvolveu exercícios para melhorar a própria aptidão física. Tornou-se ginasta, esquiador, mergulhador e *boxer* em busca de superar suas deficiências. Na Primeira Guerra Mundial, em 1914, foi exilado em uma ilha na Inglaterra, onde trabalhou como enfermeiro em um hospital para mutilados e investigou maneiras de reabilitar as vítimas da pandemia de gripe influenza em 1918. Nesse cenário, inseriu o uso de molas conectadas ao leito hospitalar e desenvolveu o aparelho conhecido como *cadillac* ou trapézio[4-9]. Joseph Pilates criou uma série de exercícios que poderiam ser praticados em ambiente controlado e com a assistência das molas[9].

Nos anos 1920, Joseph Pilates inaugurou um estúdio de condicionamento físico em Nova York, EUA, e sua técnica foi difundida entre a comunidade da dança, tendo como foco a reabilitação de lesões musculoesqueléticas em bailarinos. Faleceu aos 87 anos, sem deixar herdeiros. Na década de 1970, Romana

Kryzanowska, a aluna mais dedicada de Joseph, assumiu o estúdio e a função de dar continuidade ao trabalho do mestre[9].

Ainda na década de 1960, instrutores-discípulos da primeira geração ensinada por Joseph Pilates abriram seus próprios estúdios, entre eles Carrola Trier, Ron Fletcher, Kathy Grant, Lolita San Miguel, Eve Gentry e Bruce King. O método Pilates® chegou ao Brasil nos anos 1990, a partir da iniciativa de Alice Becker Denovaro, primeira brasileira a se certificar para instrução do método[9].

Atualmente, o método Pilates® é parte integrante do instrumental de trabalho de fisioterapeutas e educadores físicos. O fisioterapeuta tem nesse método uma importante ferramenta de intervenção cinesiomecanoterapêutica no tratamento e na prevenção de disfunções musculoesqueléticas visando à reeducação funcional.

A produção literária de Joseph Pilates consiste em dois livros elaborados com a colaboração de seu amigo William John Miller, o primeiro em 1934, *Your Health*, um compêndio de sua filosofia, e o outro em 1945, *Return to life through contrology*, que aborda os exercícios de solo[4-8].

2. PRINCÍPIOS BÁSICOS DO PILATES®

Dentre as diversas práticas de treinamento resistido, o Pilates® surge como um método que proporciona força, flexibilidade, controle postural, consciência e percepção do movimento[10]. Baseia-se em fundamentos anatômicos, fisiológicos e biomecânicos e aborda seis princípios básicos que devem ser respeitados para sua correta aplicação. São eles: a respiração, a concentração, o controle, a precisão, a casa de força e o movimento fluido[11].

O controle da respiração possibilita a organização do tronco mediante o recrutamento dos músculos estabilizadores da coluna vertebral e da cintura pélvica, favorecendo o relaxamento dos músculos inspiratórios acessórios[11]. Respirar corretamente nutre o corpo, elimina toxinas, contribui para melhorar a concentração e aliviar a tensão muscular. Existe um padrão de respiração que acompanha cada exercício. Os objetivos são diminuir o ritmo da respiração, aumentar sua profundidade e unir respiração ao movimento[8].

A total concentração da mente em relação ao movimento executado aprimora a percepção consciente da posição e dos movimentos das diferentes partes do corpo – consciência cinestésica – favorecendo o controle do movimento. Este pode ser definido como o entendimento da atividade motora de agonistas primários em uma ação específica e caracteriza-se pela atividade consciente dos músculos envolvidos no movimento. Pilates intitulou esse processo de *Contrology* (contrologia), definida como a correta aplicação dos princípios das forças que atuam no corpo, com o conhecimento dos mecanismos funcionais e o entendimento dos princípios de equilíbrio e gravidade aplicados em cada movimento[6-8,10-13].

A precisão de execução é empregada para melhorar a qualidade do movimento, o que é fundamental para o treinamento do alinhamento postural. A precisão ajuda a combater padrões de movimento indesejados e diminuir o risco de lesões[2,7,8,12].

A "casa de força" constitui o pilar fundamental do método, uma vez que é composta pelos músculos que estabilizam a coluna vertebral e os órgãos internos. Pode ser denominada "cinturão de força" ou *Powerhouse* e se estende desde a base das costelas até a região inferior da pelve. O controle do centro de força proporciona a estabilização do tronco e o alinhamento biomecânico com menor gasto energético[5,7,8,13].

A união dos princípios supracitados conduz ao último princípio – fluidez do movimento ou integração de movimento – que pode ser entendido como um movimento coordenado e com uma dinâmica específica. Segundo Romana Kryzanowska, o Método Pilates® pode ser descrito como "um movimento fluido que emerge de um forte centro de força". São movimentos contínuos e leves que absorvem de maneira suave o impacto[7,12].

2.1. *The Powerhouse* – A "casa de força"

A "casa de força" descrita por Joseph Pilates compreende os músculos multífidos, transverso abdominal e diafragma e a musculatura do assoalho pélvico. Existem evidências de que a coativação desses músculos produz tensão nos elementos constituintes da casa de força, reforçando a função do controle postural da coluna vertebral[14,15].

O diafragma intervém no domínio estático e dinâmico do tronco mediante a fixação de seu centro tendíneo, que age sobre a transição toracolombar (T11, T12, L1, L2), promovendo o tensionamento dos músculos espinhais e provocando aumento da lordose lombar. O transverso do abdome comprime a massa visceral contra os corpos vertebrais, corrigindo a lordose. A contração simultânea diafragma-abdominais mantém a geometria abdominal, favorecendo a estabilização lombopélvica[16-18]. Em uma versão mais atualizada da "casa de força", autores descrevem cinco grandes grupos musculares que compõem esse importante centro de estabilização do tronco: os músculos da região abdominal e da região lombar, os grupos musculares flexor e extensor do quadril e a musculatura do assoalho pélvico[19].

3. EQUIPAMENTOS

Os aparelhos desenvolvidos por Joseph Pilates foram o *cadillac*, também chamado de trapézio, o *reformer*, a cadeira e o barril. Com exceção do barril, todos são dotados de um mecanismo de molas que exercem resistência ou facilitam a execução de movimentos e simulam situações rotineiras da atividade física. Os exercícios, com diferentes graus de dificuldade, visam à evolução progressiva do praticante, na medida em que este aperfeiçoa o controle muscular, alcançando máxima eficiência na execução dos movimentos[20]:

* ***Cadillac:*** inspirado nas camas hospitalares do campo de concentração na Primeira Guerra Mundial, quando Joseph Pilates adaptou barras, alças e molas para auxiliar os movimentos. As barras de ferro localizadas na parte superior do equipamento são similares às barras paralelas utilizadas por ginastas em suas acrobacias. Foi desenvolvido com os objetivos de corrigir e estimular novas formas de movimento e equilíbrio e desenvolver força, flexibilidade e mobilidade articular[9] (Figura 21.2).

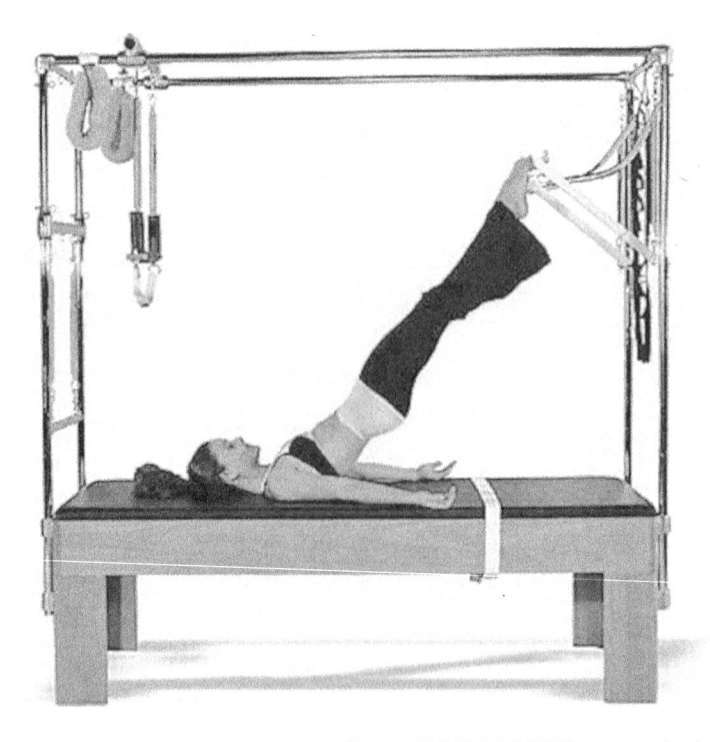

Figura 21.2 Exercício executado no *Cadillac*. (Fonte: PHYSIO PILATES – www.physiopilates.com – Modelo: Alice Becker.)

- *Reformer:* composto por um carrinho com rodas que desliza sobre trilhos em uma plataforma de madeira sob a ação de alças e molas. A resistência das molas pode ser modificada para diminuir ou aumentar a potência, dificultando ou facilitando o movimento. Os exercícios podem ser executados em vários decúbitos, na posição sentada ou em pé[9] (Figura 21.3).

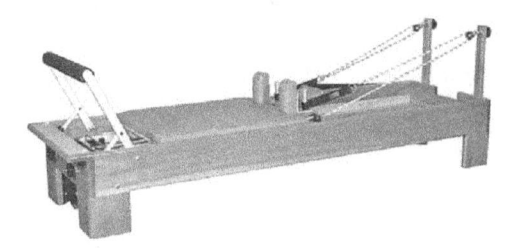

Figura 21.3 *Reformer.* (Fonte: PHYSIO PILATES – www.physiopilates.com.)

- **Cadeira:** inspirada no trabalho de artistas de circo, a *wunda chair* é constituída de madeira e tem dois pedais atrelados a molas de alta resistência; contém ainda duas alças de mão que podem ser removidas para promover desafios de equilíbrio e força. É possível a execução de exercícios em várias posições e decúbitos, inclusive o lateral. Possibilita ampla variedade de movimentos, promovendo fortalecimento muscular, flexibilidade e controle do equilíbrio e do alinhamento corporal[9] (Figura 21.4).

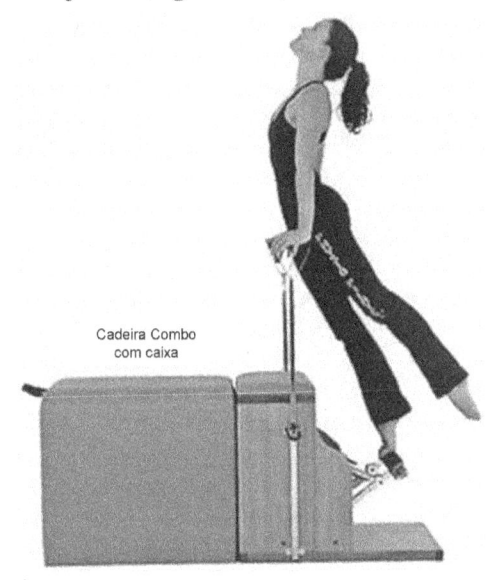

Cadeira Combo
com caixa

Figura 21.4 Exercício executado na cadeira. (Fonte: PHYSIO PILATES – www.physiopilates.com – Modelo: Alice Becker.)

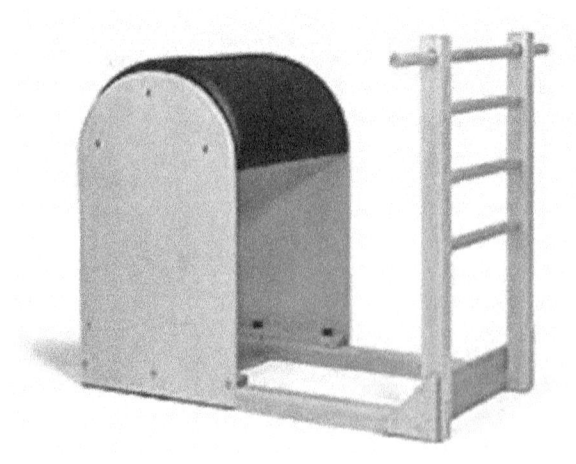

Figura 21.5 *Ladder barrel.* (Fonte: PHYSIO PILATES – www.physiopilates.com.)

- **Barris:** o *ladder barrel* foi inspirado no aparelho "cavalo" da ginástica olímpica. O *small barrel* é o barril menor, também conhecido como meia-lua. Nesse aparelho, os exercícios promovem alongamento axial, descompressão vertebral e correção postural. Todos os decúbitos são contemplados nos exercícios[9] (Figura 21.5).

4. O MÉTODO PILATES® E A FISIOTERAPIA

A prática segura dos exercícios preconizados por Pilates, fundamentada cientificamente, pode prevenir desconfortos musculares e articulares e promover a integração mente-corpo, respeitando a singularidade e os limites de cada praticante e estabelecendo uma melhor qualidade de vida. É importante salientar que a aplicação clínica é ampla, desde que haja indicação adequada e participação ativa e consciente na execução dos exercícios[21].

Um programa de reabilitação deve estabelecer metas a curto, médio e longo prazo de acordo com o estágio de reabilitação no qual se encontra o paciente. Exercícios de Pilates® podem ser associados aos princípios fisioterapêuticos mais tradicionais. A introdução desse método no programa cinesioterapêutico proporciona o incremento da flexibilidade, da mobilidade articular e da força, além de promover reeducação funcional. Existem duas maneiras principais de experimentar o trabalho de Pilates: um deles é o "trabalho de solo", e o outro consiste no uso dos equipamentos[22].

O Pilates® estimula a reeducação neuromuscular por ocorrer em diversas posições funcionais e em vários planos de movimento, tendo como foco principal a estabilização da coluna vertebral mediante o acionamento dos músculos da "casa de força". Um centro forte favorece o movimento eficiente das extremidades. Um acessório do *reformer* – a prancha de saltos – possibilita o trabalho pliométrico de membros inferiores na posição supina[23].

Padrões funcionais de movimento são realizados nas posições supina, prona, sentada, ajoelhada, em pé, quadrúpede, e em diversas posições que exigem equilíbrio e controle muscular. Os exercícios envolvem músculos trabalhando concentricamente com a resistência da mola sobre o aparelho, excentricamente para controlar o retorno da mola e em cocontração para estabilizar segmentos. Os exercícios são executados nas cadeias cinéticas fechada e aberta, favorecendo uma experiência corporal global, semelhante às atividades da vida diária[22].

REFERÊNCIAS

1. Gallagher SP, Kryzanowska R, editors. The complete writings of Joseph H Pilates. Philadelphia: BainBridgeBooks, 2000.
2. Latey P. The Pilates method: history and philosophy. J Bodyw Mov Ther 2001; 5(4):275-82.
3. Friedman P, Eisen G. The Pilates method of physical and mental conditioning. New York: Viking Studio, 2005.
4. Lange C, Unnithan V, Larkam E, Latta P. Maximizing the benefits of Pilates-inspired exercise for learning functional motorskills. J Bodyw Mov Ther 2000; 4(2):99-108.
5. Bean M. History and practices of Pilates. ACSM's Certified News 2002; 12(3):6-7.
6. Ruby CR. Bust stress with Pilates principles. IDEA Fitness Journal 2004; 97-9.
7. Aparício E, Péres J. O autêntico método Pilates: a arte do controle. São Paulo: Planeta, 2005.
8. Craig C. Pilates com a bola. 2. ed. São Paulo: Phorte, 2005.
9. Calmon A (ed.) O grande livro de Pilates. São Paulo: On line, 2011.
10. Blum CL. Chiropractic and Pilates therapy for the treatment of adult scoliosis. J Manipulative Physiol Ther 2002; 25(4).
11. Pires DC, Sá CKC. Pilates: notas sobre aspectos históricos, princípios, técnicas e aplicações. Revista Digital [Periódico na internet]. 2005 Dez. Acesso em 21 jun 2012. Disponível em: http://www.efdeportes.com/efd91/pilates.htm.
12. Latey P. Updating the principles of the Pilates method – part 2. Bodyw Mov Ther 2002; 6(2):94-101.
13. Kolyniak IEG, Cavalcanti SMB, Aoki MS. Avaliação isocinética da musculatura envolvida na flexão e extensão do tronco: efeito do método Pilates. Rev Bras Med Esporte 2004; 10(6).
14. Hodges PW, Cresswell AG, Thorstensson A. Intra-abdominal pressure response to multidirectional support-surface translation. Gait Posture 2004; 20:163-70.
15. Sapsford R. Rehabilitation of pelvic muscles utilizing trunk stabilization. Man Ther 2004; 9(1):3-12.
16. Souchard PE. O diafragma. 3. ed. São Paulo: Summus, 1989.
17. Hodges PW, Gandevia SC. Changes in intra-abdominal pressure during postural and respiratory activation of the human diaphragm. J Appl Physiol 2000; 89:967-76.
18. Hodges PW, Gandevia SC. Activation of the human diaphragm during a repetitive postural task. Journal of Physiology 2000; 522(1):165-75.
19. Muscolini JE, Cipriani S. Pilates and the "powerhouse" I. J Bodyw Mov Ther 2004; 8:15-24.

20. Sacco ICN, Andrade MS, Souza OS et al. Método Pilates em revista: aspectos biomecânicos de movimentos específicos para reestruturação postural – Estudos de caso. R Bras Ci e Mov 2005; 13(4):65-78.

21. Gonçalves MBK, Ângelo RCO, Prestrelo PCM. Aspectos clínicos e morfofuncionais da casa de força no método Pilates. Rev Fisiot Br 2009; 10(1):54-8.

22. Bryan M, Hawson S. The benefits of Pilates exercise in orthopaedic rehabilitation. Techniques in Orthopaedics 2003; 18(1).

23. McMillan A, Proteau L, Lebe RM. The effects of Pilates-based training on dancers dynamic posture. J Dance Med Sci1998; 2:101-7.

Capítulo 22

Acupuntura

José Leonardo de Paiva e Souza

1. HISTÓRICO DA ACUPUNTURA NO BRASIL

No Brasil, a acupuntura foi introduzida há mais de 50 anos. Em 1988, por meio da Resolução 5/88, da Comissão Interministerial de Planejamento e Coordenação (Ciplan), teve suas normas fixadas para atendimento nos serviços públicos de saúde. Desde 1985 o Conselho Federal de Fisioterapia e Terapia Ocupacional (COFFITO) passou a reconhecer a acupuntura como um recurso terapêutico do fisioterapeuta. Após essa resolução, vários conselhos de profissões da área de saúde passaram a regulamentar e reconhecer a acupuntura como um instrumento terapêutico e os cursos de formação passaram a estar disponíveis em diversas escolas particulares, faculdades e universidades.

No início dos anos 1970, o Conselho Federal de Medicina rejeitou oficialmente a acupuntura e a reflexologia como atividades médicas. O Conselho Regional de Medicina de São Paulo censurou publicamente o médico Evaldo Martins Leite por praticar acupuntura. Naquela época, ainda que em outros países a acupuntura estivesse sendo reconhecida e procurada como uma nova ferramenta de trabalho por vários profissionais, entre eles os médicos, no Brasil era uma vergonha ser médico e defender a acupuntura.

Os resultados práticos dos efeitos da terapia oriental eram inegáveis e vários países foram envolvidos em estudos para testar sua eficácia sob os paradigmas da pesquisa ocidental. Em 1977, o Brasil chegou a reconhecer a acupuntura como ocupação profissional. A Organização Mundial da Saúde, na mesma época, além de reconhecer, recomendava sua prática.

Os usuários surgiam e os profissionais acupunturistas, vindos das mais variadas áreas da saúde, se multiplicavam. Fisioterapeutas, biomédicos e médicos brasileiros começaram a fazer a formação com o alemão naturalizado brasileiro Friedrich Jahann Spaeth na antiga sede da Faculdade de Medicina do Rio de Janeiro, em 1979. Friedrich Spaeth, que era fisioterapeuta e acupunturista formado na Alemanha, fundou no Brasil, em 1958, a primeira instituição voltada para a prática da acupuntura, a Sociedade Brasileira de Acupuntura e Medicina Oriental. Antes dele, a acupuntura já existia nas comunidades chinesas desde 1812 e nas japonesas desde 1895, mas não era difundida.

A acupuntura, na realidade, faz parte de uma medicina tradicional, a Medicina Tradicional Chinesa (MTC), que hoje tem suas técnicas protegidas por acordo assinado pelo Brasil na sessão do Comitê Intergovernamental para Garantia do Patrimônio Cultural Intangível da Humanidade. No dia 19 de novembro de 2010, em uma reunião da UNESCO – United Nations Educational, Scientific and Cultural Organization – foi aprovada a inclusão da acupuntura como patrimônio cultural intangível da humanidade, nos termos da convenção para a salvaguarda do patrimônio cultural imaterial.

Diante desse compromisso internacional, o Brasil não poderá promulgar legislação que afete as formas tradicionais da prática da acupuntura, particularmente os dispositivos do chamado "ato médico".

2. FILOSOFIA DA TÉCNICA

2.1. Princípios da acupuntura

Os princípios que norteiam essa prática milenar concentram-se na observação dos fenômenos da natureza e no estudo dos princípios que regem o universo e seus seres, aplicando esses conhecimentos e observações na obtenção da saúde. Segundo os orientais, entendendo a natureza, por analogia, entender-se-ia a fisiologia do corpo humano, suas relações energéticas e desarmonias. Essa forma ancestral de profilaxia e terapia apoia-se em quatro pilares básicos: a teoria do Yin e Yang, a dos Cinco Elementos, os Oito Princípios (Ba Gang) e a dos Zang Fu (órgãos e vísceras)[1].

A MTC, chamada no Brasil de "acupuntura", tem como vertentes a medicina interna, composta pela farmacologia, e as terapias externas, que podem ser definidas como métodos terapêuticos que atuam de modo a promover a homeostase orgânica a partir de movimentos corpóreos, manipulação, aquecimento, inserção de agulha e, atualmente, eletro e magnetoestimulação. Podem ser citados como componentes das terapias externas: acupuntura propriamente dita, moxibustão, *tui na*, uma espécie de massoterapia chinesa, e *tai chi chuan*[2].

A MTC também é composta pelas terapias reflexas, acupuntura reflexa ou acupuntura de correspondência. A acupuntura reflexa é um ramo da acupuntura que considera que toda parte do corpo contém o todo, formando microssistemas acupunturais que podem tratar todo o organismo a partir de uma única parte do corpo. Atualmente, existem muitos estudos e sistematizações desses microssistemas, como, por exemplo, microssistema auricular, microssistema quiropodálico coreano *sujok*, cranioacupuntura japonesa de Yamamoto, cranioacupuntura chinesa e quiroacupuntura coreana Soji Thin, dentre outros[3].

2.1.1. MTC e acupuntura reflexa

A acupuntura reflexa atua diretamente nos tecidos, órgãos e vísceras, sedando-os ou tonificando-os de acordo com suas necessidades, mediante a punção dos pontos em áreas reflexas e microssistemas. Através dos pontos reflexos, também é possível estabelecer diagnósticos das desarmonias, por meio da coloração característica, diminuição da resistência elétrica da pele e aumento da sensibilidade nocirreceptora (sensação de dor) nos pontos reflexos, ao serem estimulados (tocados)[4]. Também podem ser observadas alterações do pulso, quando são tocadas áreas reflexas de estruturas orgânicas em desarmonia.

Acredita-se que essa vertente da acupuntura é a que mais se aproxima da visão biomédica ocidental, sendo, por isso, a melhor técnica a ser lecionada nos bancos acadêmicos dos cursos da área da saúde. Os conhecimentos da MTC são extremamente complexos, não sendo possível que sejam contemplados em cursos de graduação que não sejam específicos para a formação de um acupunturista.

Como exemplo de abordagem da MTC, pode ser citado o seguinte resultado de uma avaliação: "quando o Yin está fraco, o Yang torna-se potente e o vento interno se agita; a mucosidade-vento perturba o alto, suscitando vertigens e ofuscação da vista; quando a mucosidade-vento penetra nos meridianos colaterais, pode provocar hemiplegia, dores nos membros inferiores e tamponamento das aberturas corretas, gerando perda dos sentidos, língua rígida e afasia"[5]. Em que formação acadêmica ocidental da área da saúde identificam-se semelhanças com esse diagnóstico?

Nas condutas terapêuticas, identificam-se as mesmas peculiaridades: *expulsar o vento perverso, dissolver a fleuma e a mucosidade, tratar a síndrome Bi*[5]. Podemos perguntar então: em que linha terapêutica, das profissões da área de saúde ocidental, encontra-se semelhança com o tratamento da MTC? Em nenhuma. Por isso, consideramos que a formação em MTC "acupuntura" deve ser uma formação específica através de uma graduação. Todavia, as técnicas reflexas da acupuntura podem ser um excelente aliado dos fisioterapeutas e demais profissionais da saúde, não acupunturistas, e tranquilamente incorporadas à formação e ao dia a dia desses profissionais.

A acupuntura no Brasil tende a se tornar uma formação autônoma com graduação específica, de pelo menos 5 anos, em virtude de seu grau de complexidade e características próprias. É importante não confundir técnicas acupunturais reflexas com a MTC "acupuntura", que contempla farmacologia oriental, cinesioterapia oriental, avaliação energética e terapias externas.

2.1.2. Acupuntura reflexa

Por meio dos estímulos nas áreas reflexas dos diversos microssistemas acupunturais (massagem, agulha, pressão, moxa, ventosa, eletricidade, magnetoterapia), é possível vascularizar melhor a área em desarmonia, potencializar a imunidade, combater uma inflamação, promover analgesia, hidratar e potencializar sistemas sensoriais, promovendo o retorno da homeostase, muitas vezes em minutos. Esse é o propósito da acupuntura reflexa, que faz parte de um universo ainda maior, o da reflexologia[6].

2.1.3. Reflexologia

A origem da reflexologia, segundo o egiptólogo Alexandre Varilla, antecede o ano de 2500 a.C. Os egípcios já utilizavam pontos reflexos nas orelhas como um modo de anticoncepção. O pai da medicina moderna, Hipócrates, dizia: "incisões efetuadas no pavilhão auricular do homem produziriam ejaculação escassa, inativa e infecunda". O mesmo Hipócrates, em seu livro *Ares, água e lugares*, ensinava como realizar cura de impotência masculina com punções no dorso da orelha[7].

Essas técnicas reflexas e energéticas de propedêuticas e terapias vão além do conhecimento oriental. A ideia de similaridade coletiva da vida na sociedade humana nos revela práticas e conceitos terapêuticos muito similares na Ásia e nas Américas. A acupuntura, por exemplo, costuma ser definida como uma arte curativa de origem oriental, mas existiu de modo arcaico entre tribos indígenas amazônicas, que se utilizavam dos espinhos pontudos de árvores e arbustos para perfurar pontos específicos e assim tratar todos os tipos de doença[8].

Na verdade, há evidências físicas do uso da acupuntura nas Américas em passado remoto, muito anterior aos incas, evidências estas apontadas no livro do Dr. Javier Cabrera Darquea, *The message of the engraved stones of Ica*[9].

Dentre as técnicas de acupuntura reflexa, a auriculoterapia é na atualidade uma das mais populares, graças, principalmente, a sua rápida e eficiente resposta terapêutica e ao trabalho científico realizado pelo médico, pesquisador e professor francês Dr. Paul Norgie, que realizou experimentos com metodologia ocidental, comprovando os efeitos terapêuticos e propedêuticos da acupuntura auricular ou auriculoterapia.

Norgie chegou a propor alterações de alguns pontos auriculares, causando algum desconforto nos discípulos do antigo sistema clássico chinês de acupuntura. Todavia, a confirmação científica da técnica como um todo representou um grande passo para aceitação e prática da acupuntura reflexa no Ocidente. Os pontos sistematizados por Norgie somam-se aos clássicos chineses, proporcionando ainda mais eficiência à técnica, até mesmo em razão da necessidade das adaptações clínicas constantes, em vista das mudanças significativas nos agentes patológicos com o desenvolvimento da humanidade.

3. INDICAÇÕES DA ACUPUNTURA

As indicações do uso da acupuntura, segundo a Organização Mundial da Saúde (OMS), são:

- **Doenças do trato respiratório:** sinusite aguda, rinite aguda, resfriado comum, tonsilite aguda, afecções broncopulmonares, bronquite aguda e asma brônquica.
- **Doenças oftalmológicas:** conjuntivite aguda, retinite central, miopia (em crianças) e cataratas (sem complicações).
- **Distúrbios da cavidade bucal:** odontalgias, dor pós-extração dental, gengivites e faringites agudas e crônicas.
- **Distúrbios gastrointestinais:** espasmos de esôfago e cárdia, soluços, gastroptose, gastrite aguda e crônica, hiperacidez gástrica, úlcera duodenal crônica, colites agudas e crônicas, disenteria bacteriana aguda, constipação intestinal, diarreia e íleo paralítico.
- **Distúrbios ortopédicos e neurológicos e clínica de dor:** cefaleias, enxaqueca, neuralgia do trigêmeo, paralisia facial, paralisia pós-acidente vascular encefálico, neuropatia periférica, síndrome de Ménière, disfunção neurogênica da bexiga urinária, enurese noturna, neuralgia intercostal, periartrite escapuloumeral, epicondilite lateral (cotovelo de tenista), dores ciáticas, lombalgias, artrite reumatoide, lúpus eritematoso sistêmico, trigemialgias, fibromialgia e distensões musculares.

- **Psiquiatria:** distúrbios leves e moderados de depressão, angústia, ansiedade e insônia.
- **Clínicas diversas:** labirintite e prisão de ventre.
- **Ginecologia:** distúrbios menstruais, infertilidade, dismenorreia, amenorreia, metrorragia e menorragia.
- **Estética:** marcas de expressão, rugas, flacidez, bolsas suboculares, suavização de estrias e celulites e enrijecimento de seios e nádegas.

4. O GRANDE EQUÍVOCO DA CULTURA OCIDENTAL

Citar doenças como indicações para o tratamento por meio da MTC "acupuntura" é um dos grandes equívocos da cultura ocidental, que tenta adequar uma medicina milenar aos paradigmas ocidentais biomédicos.

A acupuntura tem como princípios harmonizar as polaridades energéticas (Yin/Yang) e combater as desarmonias causadas pelo ambiente e as emoções, como frio, calor, umidade, vento, tristeza, medo, preocupação e euforia. Além disso, regula e promove os sistemas defensivos do organismo e, consequentemente, promove uma homeostase que impede o afloramento das desarmonias (doenças)[2].

As consequências desse equilíbrio são eliminação de sintomas e combate às origens patológicas das síndromes. Na MTC, o foco não está no simples tratamento de uma doença, mas, principalmente, na recuperação da capacidade inata do indivíduo de se auto-organizar, favorecendo sua cura e a manutenção de sua saúde.

5. PRINCÍPIO DA "RACIONALIDADE MÉDICA"

O princípio da "Racionalidade Médica" foi desenvolvido pela Professora Madel T. Luz, PhD, dentro da Linha de Pesquisa "Racionalidades Médicas: Estudo Comparativo da Medicina Ocidental Moderna, da Medicina Tradicional Chinesa, da Medicina Ayurvédica e da Homeopatia", desenvolvida no Instituto de Medicina Social da Universidade do Estado do Rio de Janeiro, desde 1992.

O conceito de "Racionalidade Médica" tem demonstrado ser útil para compreensão e aceitação da existência de múltiplos sistemas complexos de atendimento à saúde no mundo, dentre os quais se destacam: a medicina ocidental contemporânea, a biomedicina, ou ainda chamada de medicina alopática; a medicina tradicional chinesa, no Brasil denominada acupuntura; a medicina ayuerveda; a medicina tradicional árabe; a medicina tibetana; e medicinas das várias nações indígenas das Américas do Sul e do Norte.

Segundo Madel, na medicina ocidental contemporânea, a doutrina médica foi estruturada a partir dos modelos de cientificidade oriundos do desenvolvimento da física clássica e apoiados nos estudos anatomopatológicos, estando referida ao conceito de doença, suas causas, evolução e tratamento.

Na medicina tradicional chinesa, a doutrina médica é inserida em uma visão da realidade em contínuo movimento e transformação, sendo o adoecimento visto como alteração, desequilíbrio ou desarmonia nos movimentos internos e nas transformações da fisiologia humana[2].

A medicina chinesa parte de uma queixa do indivíduo e identifica sinais e sintomas, porém busca focalizar a totalidade dos processos em curso no doente, em termos de aspectos físicos, psíquicos e emocionais, visando identificar as alterações, os desequilíbrios ou as desarmonias nos movimentos internos e nas transformações da fisiologia humana, expressos, frequentemente, na forma de síndromes[2].

Segundo a MTC, cada pessoa é um indivíduo singular que adoece de uma maneira peculiar e deve receber um tratamento específico, não havendo um tratamento único para todas as pessoas que apresentam aqueles sinais e sintomas, ou mesmo aquela "doença" diagnosticada pela medicina ocidental. Portanto, é um equívoco classificar doenças e protocolos preestabelecidos para cada doença nos moldes ocidentais.

A partir dessa perspectiva, a racionalidade terapêutica da "acupuntura" não segue uma lógica de causa e efeito, um pensamento mecanicista, mas busca compreender a dinâmica em curso para avaliar como intervir de modo a reconduzir o organismo a seu poder natural de equilíbrio e cura.

A doença é vista como o resultado do desequilíbrio causado pelo conflito entre as polaridades Yin e Yang, o ZHÈNG QÌ (QÌ Correto) e o XIÉ QÌ (QÌ Patológico). Esse desequilíbrio pode ser provocado por diversas situações desequilibradoras, como DÚ (Toxinas), LIÙ YÍN (Seis Excessos), Y N SHÍ SH TIÁO (Dieta Imprópria), LÌ QÌ (QÌ Epidêmico), QÍ QÍNG (Sete Emoções), LÀO JUÀN (Fadiga por Excessos) e WÀI SH NG (Traumas Externos ou Mecânicos)[6].

6. CONTRAINDICAÇÕES DA ACUPUNTURA

Normalmente, não há contraindicações à prática da acupuntura, o que há são procedimentos que devem ser observados para que as técnicas sejam eficazes.

Por exemplo, o estímulo elétrico acupuntural no primeiro momento do tratamento, em função da invasão de vento no rosto, gerando paralisia facial, deve ser evitado em virtude da ação desmielinizante da corrente elétrica na membrana celular nervosa[4]. Punções profundas nas costas, na altura da escápula, devem ser evitadas em virtude do risco de pneumotórax.

A acupuntura pode ser associada a qualquer outro tratamento. Fisioterapia, remédios alopáticos, psicoterapia e homeopatia geralmente são beneficiados pela associação da acupuntura, ocorrendo desde a aceleração e a facilitação de processos terapêuticos, até a redução das doses dos remédios utilizados.

REFERÊNCIAS

1. Freire M. Automassagem e medicina chinesa. Brasília: Editora do Autor, 1996.
2. Yamamura Y. Acupuntura tradicional: a arte de inserir. São Paulo: Roca, 2001.
3. Garcia E. Auriculoterapia. São Paulo: Roca, 1999.
4. Guyton A. Tratado de fisiologia médica. Rio de Janeiro: Guanabara, 1989.
5. Mann F. Acupuntura a antiga arte chinesa de curar. São Paulo: Hemus, 1994.
6. Chuncai Z. Clásico de medicina do Imperador Amarelo: tratado sobre a saúde e vida longa. São Paulo: Roca, 1999.
7. Christian J. A medicina popular no Recife. In: Scott P. Sistemas de cura: as alternativas do povo. Recife: UFPE, 1986.
8. Lade A. Energia vital: novos conceitos de cura. São Paulo: Cultrix, 2000.
9. Helman C. Cultura, saúde e doença. Porto Alegre: Artes Médicas, 1994.

Capítulo 23

Reabilitação Virtual

1. INTRODUÇÃO

Tecnologia consiste em um conjunto de conhecimentos, especialmente preceitos científicos, empregados em determinado ramo de atividade. Não está atrelada somente a equipamentos tecnológicos, mas também ao saber fazer[1]. A realidade virtual, que se utiliza da tecnologia, é uma abordagem que envolve uma simulação em tempo real de um ambiente de cenário ou atividade que possibilite a interação do usuário via múltiplos canais sensoriais.

Partimos do princípio de que a reabilitação abrange múltiplas dimensões, se entendida como um processo que vai além da recuperação de funções perdidas ou modificadas[2]. A reabilitação inclui a utilização de técnicas e ações interdisciplinares, como o esforço de todos os profissionais e familiares, dentro e fora das instituições, e que devem ter como finalidade comum a melhora e/ou a reabilitação das funções diminuídas ou perdidas para conservar a capacidade de viver de cada indivíduo incluído na ação de cuidar[3].

O avanço tecnológico contribuiu significativamente para o desenvolvimento de jogos virtuais destinados à reabilitação, elaborados para empregar o movimento humano como elemento de entrada com a finalidade de aumentar o gasto calórico e a interatividade[4].

Atualmente, a medicina tem recorrido a esses jogos virtuais para incrementar os tratamentos de várias patologias. Entre todas as opções existentes, o modelo Wii, o mais moderno lançado pela Nintendo®, vem sendo um dos jogos que mais oferece funções terapêuticas. O motivo para a escolha, de acordo com os especialistas, é que o Nintendo® Wii, manuseado com controle sem fio, exige que seus jogadores realizem movimentos parecidos com os praticados nas sessões de fisioterapia. Há o fortalecimento da musculatura, maior facilidade para readquirir movimentos, incentivo à atividade cerebral e aumento da capacidade de concentração e equilíbrio[5] (Figura 23.1).

O Wii, que ganhou popularidade entre os jovens por entreter, é o novo recurso empregado na reabilitação. O jogo, que vem sendo utilizado nos principais centros de reabilitação do Canadá, EUA e Europa, chegou ao Brasil como um novo aliado para o tratamento de doenças como acidente vascular encefálico (AVE), paralisias e lesões musculoesqueléticas[6] Além do Nintendo Wii®, existem outros jogos virtuais que são utilizados pela fisioterapia na reabilitação de pacientes, e entre os de maior destaque encontra-se o X-BOX 360 Kinect® (Figura 23.2).

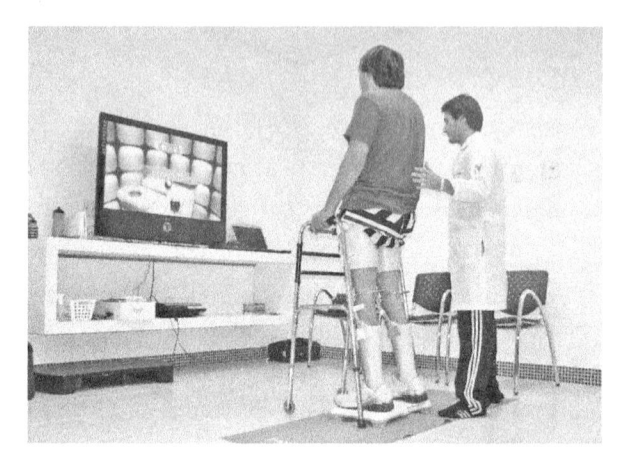

Figura 23.1 Uso do Nitendo Wii® em uma sessão de fisioterapia. (Fonte: http://fisioreabilitacao.blogspot.com.br).

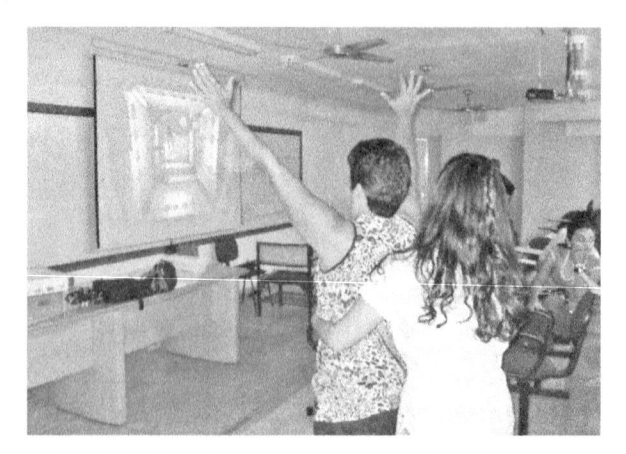

Figura 23.2 Uso do XBox 360 Kinect® com o sensor de movimento em um paciente neurológico. (Fonte: acervo dos autores.)

2. FUNCIONAMENTO DOS JOGOS VIRTUAIS; NINTENDO WII® E X BOX KINECT®

O Nintendo Wii® contém dispositivos de entrada que, por meio de um sensor, recolhe a informação da movimentação do controle. Por sua vez, o Kinect® para o Xbox 360 Microsoft funciona apenas por meio de um sensor que capta a movimentação do usuário. Os dispositivos de entrada do Wii são os controles *Wii Remote*, que se comunicam de modo *wireless* com o console e o sensor, o qual, geralmente posicionado sob o aparelho de televisão, libera um sinal infravermelho captado pelos detectores acoplados à parte frontal do *Remote*, que transmite os dados recebidos aos processadores do console.

O Kinect®, um trocadilho com as palavras *kinetic* e *conect*, foi desenvolvido pela Microsoft e funciona como parte do console Xbox 360. Não faz uso de controles para transferência entre o jogador e o dispositivo. O Kinect® contém duas câmeras, uma que capta imagens e a outra que funciona como um sensor de profundidade no ambiente. Além disso, contém um microfone, tudo funcionando com *software* próprio, que cria um esqueleto digital em três dimensões, com dezenas de articulações e uma infinidade de movimentos que podem ser executados com o corpo inteiro (Figura 23.3).

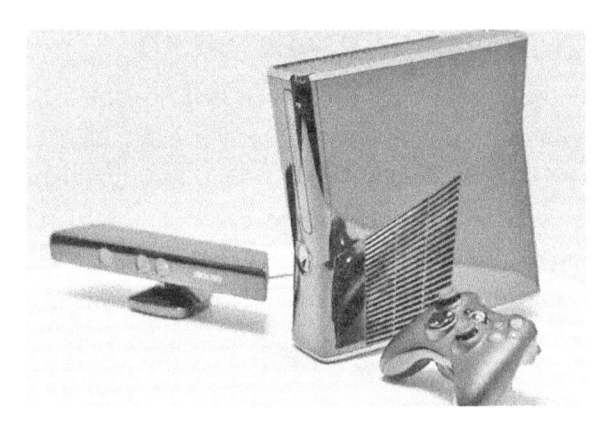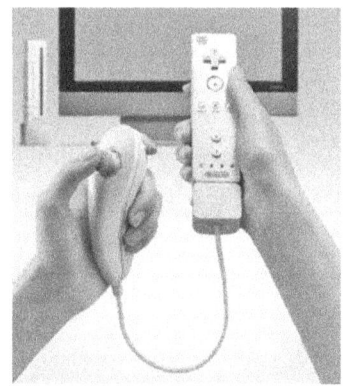

Figura 23.3 Sensores do XBox 360 Kinect® e do Nitendo Wii®. (Fonte: http://www.gamescia.net.br.)

3. EXERCÍCIO TERAPÊUTICO GERADO PELO NINTENDO WII®

É cada vez maior a evidência de que o Nintendo Wii® consiste em uma ferramenta eficaz durante o processo de reabilitação, auxiliando a execução dos exercícios terapêuticos e promovendo, assim, aumento da amplitude de movimento (ADM) e da força[7].

Uma pesquisa apresentou diferenças mínimas do movimento na cinemática espacial e temporal ao alcance em adultos saudáveis, sendo identificada a quantidade de extensão do punho e do cotovelo, assim como o sincronismo da abertura máxima durante os movimentos de aperto realizados durante o jogo[7].

Esse estudo definiu que o Nintendo Wii® é capaz de melhorar as habilidades funcionais dos pacientes, utilizando em seus jogos tarefas de dificuldade crescente em combinação com a orientação física e/ou verbal do paciente, realizando movimentos ou exercícios terapêuticos adaptados. Assim, a integração dos meios e a modulação do nível de dificuldade dentro de uma tarefa do jogo são de importância crucial para a reabilitação do paciente[7].

Os jogos disponíveis no comércio exigem uma escala larga dos níveis de precisão e movimentos que variam em velocidade e amplitude. Os sistemas da realidade virtual oferecem controle sobre a duração do exercício, intensidade e ambientes, o que o mundo real não faz[8].

Quando pode ser executado pelo próprio paciente, o exercício promove uma atividade terapêutica independente que pode melhorar a qualidade da reabilitação[9,10].

4. APLICAÇÕES DO NINTENDO WII® NA REABILITAÇÃO

A tecnologia do Nintendo Wii® tem sido aplicada às mais diversas doenças, como em lesões na medula espinhal, traumatismos cranioencefálicos (TCE) e síndromes crônicas, como a de Parkinson. Nesses casos, os jogos que simulam a marcha e a transferência de peso podem contribuir para a amenização do quadro sintomatológico (diminuição da ADM, da coordenação motora, da velocidade dos movimentos e da presença de tremores), facilitando as atividades de passeio, vida pessoal e profissional, o que favorece o aumento na qualidade de vida[7,11].

A tecnologia assistida do jogo também apresenta bons resultados em doenças crônicas, como paralisia cerebral, espinha bífida e processos reumatológicos, como a artrite[9]. Esse recurso também sinaliza aspectos positivos na prática intensiva com crianças, demonstrando melhora na função motora em casos de paralisia cerebral[12].

As alterações decorrentes do envelhecimento e de comportamentos sedentários (distúrbios metabólicos – diabetes, doenças cardiovasculares, obesidade) também são alvos da terapia virtual. A prática dos jogos é uma alternativa valiosa, pois proporciona oportunidades para a realização de atividade física de um modo mais divertido, sendo considerada uma excelente opção no combate à obesidade infanto-juvenil[10,13].

Outras aplicações disponíveis incluem: combate à fobia social, síndrome de pânico (associação da terapia virtual à terapia de exposição) e desordens alimentares, como a bulimia (modificando as percepções da imagem corporal)[14].

Há relato sobre o uso do equipamento no tratamento de pacientes com dor, como em queimados durante a realização de exercícios físicos. A realidade virtual exige a atenção do paciente, o que diminui a quantidade de recursos cognitivos destinados à dor[14].

Outra categoria em que se pode aplicar o Nintendo Wii® é em jovens portadores de hiperatividade e com déficit de atenção. Alguns jogos aumentam a concentração, a memória em curto prazo e a habilidade de ignorar distrações[14].

5. BENEFÍCIOS DA REALIDADE VIRTUAL NA REABILITAÇÃO

Diversos estudos forneceram descrições preliminares dos benefícios da realidade virtual (por exemplo, com os jogos de videogame) na reabilitação. As pesquisas sugerem que muitos elementos dos jogos interativos demonstram alto potencial como ferramentas nas atividades terapêuticas[15].

O trabalho clínico ocorre frequentemente fora dos ambientes individuais normais – hospitais, centros de cuidado ou clínicas – onde é possível oferecer a terapia e uma avaliação funcional e válida. Desenvolvimentos recentes na tecnologia demonstram potenciais benefícios para a reabilitação, dentre os quais se destacam[16,17]:

• **Motivação do paciente:** a motivação é um fator importante na reabilitação, sendo usada frequentemente como causa determinante de seu resultado. Diversos fatores podem influenciar a motivação do paciente e melhorar, assim, a adesão ao processo terapêutico. A motivação é geralmente um fator não constante, mas um processo dinâmico; assim, a vontade de um paciente aderir ao tratamento pode mudar com o tempo, em decorrência de múltiplos fatores. Os indivíduos que se utilizam da reabilitação virtual tendem a contar com o divertimento associado às sessões e são, desse modo, mais motivados a continuar a terapia[18].

• **Treinamento de transferências:** relaciona-se com o controle da postura. A estabilidade é crucial para a *performance* em muitas tarefas, como o giro e a transferência. Os jogos podem ser úteis para melhorar e estimular o treino de transferências e proporcionar maior independência aos pacientes[7].

• **Equilíbrio e postura:** o objetivo fundamental da reabilitação é melhorar o equilíbrio. Os avanços demonstrados baseiam-se no processamento de percepção visual, no controle postural e na mobilidade funcional[13]. O controle de tronco é promovido por todos os jogos. Por exemplo, o jogo de boliche exige a estabilização do tronco ao mover uma única extremidade superior com vários graus de força. Os jogos executados em posição ereta enfatizam o equilíbrio com transferência do peso entre as extremidades mais baixas[8].

• **Locomoção:** o usuário experimenta uma trajetória corrigida do pé para cada etapa. Estudo mostra que os jogos de videogame foram usados como um formulário da fisioterapia na reabilitação de problemas da mobilidade[19].

• **Interação:** um benefício inesperado é a interação positiva entre os pacientes, os quais permanecem na sessão de terapia por muito mais tempo do que o usual, com ganhos na interação e no meio social[20,21].

6. DESAFIOS DA REABILITAÇÃO VIRTUAL

O mundo da reabilitação virtual é emocionante e promissor, mas sua utilização comporta desafios, como o alto custo do sistema e sua operacionalidade, que exige competência técnica, havendo, assim, a necessidade de melhorar a relação custo-benefício[22,23].

Outro desafio reside na dificuldade das pessoas adultas em manterem a atenção nas interações com o jogo, em seu ambiente real e na postura, o que pode ser explicado por prejuízos cognitivos causados pelo envelhecimento[10].

O esforço excessivo é mais uma característica importante a ser examinada; como a motivação observada passa a ser maior do que em terapias convencionais, os indivíduos apresentam o risco de prejudicar-se ao executar movimentos demasiados dentro de curto período de tempo. O acompanhamento do terapeuta é essencial para a segurança do paciente[20].

Desse modo, o uso do Nintendo Wii® na reabilitação de pacientes promove um ambiente virtual como um valioso instrumento para a reabilitação fisioterapêutica, pois estabelece a interação entre paciente e o jogo, o que aumenta o nível de motivação.

Além disso, a realidade virtual ajuda a desenvolver maior grau de atividade física, podendo ser usada como instrumento de reabilitação nos aspectos motores, no combate ao sedentarismo e à obesidade e no controle postural e do equilíbrio. O Nintendo Wii® como instrumento de reabilitação na fisioterapia torna necessária a presença do profissional de saúde capacitado para auxiliar durante a utilização do recurso, a fim de aperfeiçoar o tratamento e prevenir a ocorrência de lesões e quedas.

Novas pesquisas experimentais estão sendo realizadas sobre o uso da tecnologia dos jogos virtuais como nova aliada na reabilitação de pacientes, divulgando com embasamento científico essa importante abordagem terapêutica entre os profissionais de saúde e a sociedade.

REFERÊNCIAS

1. Silva DC, Alvim NAT, Figueiredo PA. Tecnologias leves em saúde e sua relação com o cuidado de enfermagom hospitalar. Esc Anna Nery Rev Enfer 2008; 12(2):291-8.
2. Neal LJ. Using rehabilitation theory to teach medical surgical nursing to undergraduate students. Rehabil Nurs 2001; 26(2):72-7.
3. Figueiredo NMA, Machado W. O que é reabilitação. In: Figueiredo NMA, Machado, WCA, Tonini T. Cuidando de clientes com necessidades especiais, motora e social. São Paulo: Difusão Enfermagem, 2004: 1-2.
4. Bekker TM, Eggen BH. Designing for children's physical play. Chi Ea 2008; 2871-76.
5. WII terapia. [Homepage na internet]. Acesso 6 mar 2010. Disponível em: http://www.istoe.com.br/reportagens/1204_WII+TERAPIA?pathImagens=&path=&actualArea=internalPage.
6. Videogame é utilizado em reabilitação de pacientes. [Homepage na internet]. Acesso 6 mar 2010. Disponível em: http://www2.uol.com.br/sciam/noticias/videogame_e_utilizado_em_reabilitacao_de_pacientes_imprimir.html.
7. Sveistrup H. Motor rehabilitation using virtual reality. J Neuroengineering Rehabil 2004; 1(10):1-8.
8. Deutsch JE, Borbely M, Filler J, Huhn K, Guarrera-Bowlby P. Use of a low-cost, commercially available gaming console (Wii) for rehabilitation of an adolescent with cerebral palsy. Phys Ther 2008; 88(10):1196-207.
9. Rizzo A, Kim GJ. A SWOT analysis of the field of virtual reality rehabilitation and therapy. Presence-Teleop Virt 2005; 14:119-46.
10. Hanneton S, Varenne A. Coaching the Wii evaluation of a physical training experiment assisted by a video game. PoliMi 2009; 54-7.
11. Lünenburguer L, Colombo G, Riener R. Biofeedback for robotic gait rehabilitation. J Neuroengineering Rehabil 2007; 4(1):1-11.
12. Qiu Q, Ramirez DA, Saleh S, Fluet GG, Parikh HD, Kelly D. The New Jersey Institute of Technology Robot-Assisted Virtual Rehabilitation (NJIT-RAVR) system for children with cerebral palsy: a feasibility study. J Neuroengineering Rehabil 2009; 6(40):1-10.
13. Graves LEF, Ridgers ND, Stratton G. The contribution of upper limb and total body movement to adolescents energy expenditure whilst playing Nintendo Wii. Eur J Appl Physiol 2008; 104:617-23.
14. Gamberini L, Barresi G, Majer A, Scarpetta F. A game a day keeps the doctor away: a short review of computer games in mental healthcare. J CyTher & Rehab 2008; 1(2):127-45.
15. Szturm T, Peters JF, Otto C, Kapadia N, Desai A. Task-specific rehabilitation of finger-hand function using interactive computer gaming. Arch Phys Med Rehabil 2008; 89:2213-17.

16. Rizzo A. Virtual reality and disability: emergence and challenge. Disabil Rehabil 2002; 24:567-9.

17. Burdea G. Virtual rehabilitation – Benefits and challenges. Intl. Medical Informatics Association Yearbook of Medical Informatics 2003; 519-23.

18. Colombo R, Pisano F, Mazzone A et al. Design strategies to improve patient motivation during robot--aided rehabilitation. J Neuroengineering Rehabil 2007; 4(3):1-12.

19. Pearson E, Bailey C. Evaluating the potential of the Nintendo Wii to support disabled students in education. Proceedings ascilite Singapore 2007; 833-6.

20. Berger-Vachon C. Virtual reality and disability. Technol Disabil 2006; 18:163-5.

21. Schou T, Gardner HJ. A Wii remote, a game engine, five sensor bars and a virtual reality theatre. OzCHI ACM Digital Library 2007; 28(30):231-4.

22. Burdea GC. Virtual rehabilitation – Benefits and challenges. Methods Inf Med 2003; 42:519-23.

23. Johnson MJ, Feng X, Johnson LM, Winters JM. Potential of a suite of robot/computer-assisted motivating systems for personalized, home-based, stroke rehabilitation. J Neuroengineering Rehabil 2007; 4(6):1-17.

Índice Remissivo

A

Abdominoplastia, 158
- drenagem linfática manual, 159
- pós-operatório, 159
- pré-operatório, 158
- radiofrequência, 160
- ultrassom de 3MHz, 159
Acidente vascular encefálico (AVE), 58
Acupuntura, 283
- contraindicações, 289
- histórico no Brasil, 283
- indicações, 287
- princípios, 284
- reflexa, 285
Alongamento muscular, 267
Ambiente laboral, 193
Antebraço, fraturas, 46
Áreas da fisioterapia, 13
Arterite de Takayasu, 111
Assistência ventilatória mecânica, 125
- desmame, 130
Ataxia cerebelar, 63
Atelectasia, 83
Atenção, fisioterapia
- básica, 71
- - inserção do fisioterapeuta, 187
- primária à saúde e estratégia saúde da
  família, 185
Autocura, 255
Avaliação
- desenvolvimento, 72
- ergoespirométrica, 230

- esporte, 229
- fisiopediátrica, 68
- neurofuncional, 51
- - escalas, 52

B

Bag squeeze, 93
Bandagens funcionais esportivas, 235
Banho
- gelado, 26
- parafina, 26
Bilevel, 89, 95
Biofeedback, 147
Biomecânica vertebral, 257

C

Calor, 24
Câncer de mama, 160
Cardiologia, fisioterapia, 101-108
- cirurgia cardíaca e torácica, 103
- doenças cardíacas, 101
- reabilitação cardíaca, 104
Celulite, 155
Cinesioterapia, 147
- gravidez, 137
- paciente crítico, 131
- queimaduras, 165
- rugas, 157
Cirurgia

- cardíaca, 103
- plástica, 157
- - abdominoplastia, 158
- - lipoaspiração, 158
- torácica, 103
COFFITO, 9
Compressão torácica de alta frequência, 95
Compressas
- geladas, 25
- quentes, 26
Cones vaginais, 149
Corrente(s)
- diadinâmicas de Bernard, 21
- galvânica, 20
- interferencial, 22
- - características, 22
- russa, 24
Cotovelo, fraturas, 45
CPAP, 89, 95
CREFITO, 9
Criança, ver Pediatria

D

Deficiência, fisioterapia e atenção à saúde, 178
Dermoabrasão, estrias, 155
Disfunção somática, 256
Distúrbios osteomusculares relacionados com
    o trabalho (DORT), 194
- dados epidemiológicos, 194
- diagnóstico, 196
- fatores de risco, 195
- fisiopatologia, 195
- quadro clínico, 196
- tratamento, 196
Doença(s)
- arterial, 111
- - tratamento, 116
- cardíacas, 101
- linfática, tratamento, 118
- Parkinson, 62
- venosa, tratamento, 117
Dor, doenças
- arteriais, 113
- venosas, 114

Drenagem linfática manual
- abdominoplastia, 159
- celulite, 155

E

Edema, doença(s)
- arterial, 114
- linfáticas, 114
- venosas, 114
Eletroestimulação, 146
Eletrolifting
- estrias, 154
- rugas, 157
Eletroterapia, 19
Eletrotermofototerapia, 19
- hipertermia, 25
- hipotermia, 25
- recursos, 20
- - eletroterapêuticos, 20
- - fototerapêuticos, 29
- - termoterapêuticos, 24
ELTGOL (expiração lenta e total com a glote
    aberta em infralateral), 94
EPAP, 88, 95
Ergonomia, 191-198
- ambiente lobral, 193
- cognitiva, 193
- distúrbios osteomusculares relacionados com
    o trabalho (DORT), 194
- física, 193
- fisioterapia, 197
- - ginástica laboral, 197
- lesões por esforços repetitivos (LER), 194
- organizacional, 193
Escalas de avaliação
- idosos, 201
- - Barthel, 202
- - depressão geriátrica (EDG), 203
- - eficácia de quedas – internacional – Brasil
    (FES-I-Brasil), 203
- - Lawton e Brody, 202
- - *performance-oriented mobility assessment*
    (POMA), 203
- neurofuncional, 52

- - ASIA (modificada de Frankel), 54
- - deficiência de American Spinal Chord Association (ASIA), 53
- - equilíbrio de Berg (EEB), 53
- - medida de independência funcional (MIF), 54
- - modificada de Ashworth (EMA), 52
- - Rancho Los Amigos, 53
Espirometria de incentivo, 86
- contraindicações, 87
- desvantagens, 87
- vantagens, 87
Esporte, fisioterapia, 227
- bandagens funcionais, 235
- biomecânica, 228
- lesões, prevenção, 232
- pronto atendimento, 237
- treinamento, aspectos, 229
Estimulação elétrica
- funcional (FES), 21
- nervosa transcutânea (TENS), 22
- - parto, 143
- rugas, 157
Estrias, fisioterapia, 153
- dermoabrasão, 155
- *eletrolifting*, 154
- galvanopuntura, 154
- vacuoterapia, 155
Exame físico, doenças
- arteriais, 115
- venosas, 115
Exercício
- aeróbico, 105
- anaeróbico, 107
Expansão pulmonar, terapia, 82
- *Bilevel*, 89
- CPAP, 89
- EPAP, 88
- espirometria de incentivo, 86
- hiperinsuflação pulmonar manual e mecânica, 90
- padrões ventilatórios seletivos (PVS), 85
- posicionamento, 84
- respiração empilhada (*breath stacking*), 85
- VPPI, 87

F

Facilitação neuromuscular proprioceptiva, 55
Febre reumática, 102
Fêmur, fraturas
- colo, 47
- diáfise, 48
- proximais, 46
- transtrocantéricas, 46
Fibroedema geloide (FEG), estriais, 155
Fisioterapeutas
- formação, 9
- organização da classe, 9
Fisioterapia
- acupuntura, 14
- aquática, 211-225
- - conceito
- - - Bad Ragaz, 223
- - - Halliwick, 221
- - - Watsu, 223
- - cuidados especiais, 214
- - densidade relativa ou gravidade específica, 212
- - esportiva, 220
- - flutuação, 211
- - fortalecimento e resistência, 216
- - geriatria, 221
- - gineco-obstetrícia, 221
- - mobilidade articular e flexibilidade muscular, 215
- - neurologia, 219
- - pediatria, 220
- - pré-natal, 140
- - pressão hidrostática, 212
- - relaxamento e analgesia, 217
- - reumatologia, 218
- - termodinâmica, 213
- - traumato-ortopedia, 219
- - viscosidade, 213
- áreas, 13
- Brasil, 4
- cardiofuncional, 14
- cardiologia, 101-108
- - cirurgia cardíaca e torácica, 103
- - doenças cardíacas, 101
- - reabilitação cardíaca, 104

- definição atual, 8
- dermatofuncional, 13, 153-168
- - câncer de mama, 160
- - cirurgias plásticas, 157
- - estrias, 153
- - fibroedema geloide (FEG), 155
- - queimaduras, 161
- - rugas, 156
- eletrotermofototerapia, 19
- esportiva, 14, 227-238
- - abordagem, 232
- - aspectos importantes, 229
- - biomecânica, 228
- geriatria, 13, 201
- gerontológica, 13, 201
- história, 3
- intensiva, 121-132
- - assistência ventilatória mecânica, 125
- - - desmame, 130
- - ciclo ventilatório do ventilador mecânico, 125
- - cinesioterapia aplicada ao paciente crítico, 131
- - importância da avaliação da troca gasosa, 123
- - paciente crítico, 121
- - ventilação
- - - espontânea, 129
- - - mandatória contínua, 126
- neurofuncional, 14
- neurologia, 51-66
- obstetrícia, 135
- oncofuncional, 14
- pediátrica, 13, 67-78
- - atenção básica, 71
- - avaliação, 68
- - neuropediatria, 72
- - respiratória, 77
- - reumatologia, 76
- - testes padronizados, 69
- - traumato-ortopedia, 75
- preventiva, 183
- respiratória, 14, 81-99
- - expansão pulmonar (terapia), 82
- - pediátrica, 77

- - programas de reabilitação pulmonar, cardiovascular e metabólica, 98
- - remoção de secreção, terapia, 90
- - treinamento muscular inspiratório, 97
- reumatologia, 39, 48
- saúde
- - coletiva, 171-179
- - mulher, 135
- - pública, 15
- Segunda Guerra Mundial e poliomielite, 5
- trabalho, 15
- traumato-ortopedia, 14, 37-49
- - avaliação, 39
- - fases de tratamento, 41
- - fraturas
- - - antebraço, 46
- - - cotovelo, 45
- - - diáfise do fêmur, 48
- - - proximais do fêmur, 46
- - - punho, 46
- - - tornozelo, 48
- - tratamento em ortopedia, 42
- uroginecológica e obstétrica, 14, 135
- vascular, 111-119
- - avaliação dos sistemas arterial, venoso e linfático, 113
- - sistema
- - - arterial, 111
- - - linfático, 112
- - - venoso, 112
- - tratamento dos sistemas arterial, venoso e linfático, 116
Fluidoterapia, 27
Flutuação, 211
Forno de Bier, 27
Fototerapia, 29
- *laser*, 29
- radiação ultravioleta, 30
Fraturas, fisioterapia, 45
- antebraço, 46
- cotovelo, 45
- diáfise do fêmur, 48
- proximais do fêmur, 46
- punho, 46
- tornozelo, 48
Frio, 24

G

Galvanopuntura
- estrias, 154
- rugas, 157
Geriatria, fisioterapia, 201
- aquática, 221
- atenção à saúde, 177
- avaliação multidimensional do idoso, 201
- imobilismo, 207
- institucionalização, 208
- quedas, 204
Gestantes, queixas, 136
Ginástica
- hipopressiva, 149
- laboral, 197
Ginecologia, 145
- fisioterapia aquática, 221

H

Hiperinsuflação pulmonar manual e
    mecânica, 90
Hipertermia, 25
Hipotermia, 25
Huff, 92
Humanização do parto, 141

I

Idosos, ver Geriatria
Imobilismo, idosos, 207
Infarto agudo do miocárdio, 101
Infravermelho, 27
Insuficiência
- linfática dinâmica, 114
- pulmonar, 102

K

Kinect®, 293
Kinesio taping®, 235

L

Laser, 29
- queimaduras, 167
Lei
- ação e reação, 229
- aceleração, 229
- inércia, 228
Lesões por esforços repetitivos (LER), 194
Lipoaspiração, 158
Lubrificação, queimaduras, 164

M

Mama, câncer, 160
Massagem queimaduras, 164
Massoterapia, 243
- alisamento, 244
- contraindicações, 246
- *effleurage*, 244
- fricções profundas, 246
- indicações, 246
- *pétrissage* (pressão), 245
Medicina tradicional chinesa (MTC), 284
Micro-ondas, 27
Mobilização neural, 56
Músculo esquelético, 266

N

NASF (Núcleo de Apoio à Saúde da Família),
    172, 174
- fisioterapia, 175
Neurologia, fisioterapia, 51-66
- abordagens de tratamento
    neurofuncionais, 54
- acidente vascular encefálico (AVE), 58
- aquática, 219
- ataxia cerebelar, 63
- avaliação neurofuncional, 51
- doença de Parkinson, 62
- escalas de avaliação neurofuncional, 52
- traumatismo
- - cranioencefálico (TCE), 60
- - raquimedular, 60
Neuropediatria, fisioterapia, 72

O

Oclusão arterial aguda, 111
Ondas curtas, 28
Órtese estática seriada, queimadura, 166
Ortopedia, 37
- tratamento fisioterapêutico, 42

Oscilação oral de alta frequência (OOAF), 95
Osteopatia, 249-260
- Andrew Taylor Still, 250
- arsenal terapêutico, 258
- biomecânica vertebral, 257
- contraindicação, 259
- definição, 252
- disfunção somática, 256
- filosofia e princípios, 255
- histórico, 249
- lesões primárias e secundárias, 258
- percepção do movimento, 257

P

Paciente crítico, 121
Parto, fisioterapia, 140
- aquático, 141
- assistência fisioterapêutica, 142
- ativo, 142
- cirúrgico, 142
- cócoras, 142
- conscientização perineal e técnicas de
  respiração, 143
- eletroanalgesia, 143
- humanização, 141
- orientações posturais e relaxamento, 142
- vertical, 142
Pediatria, fisioterapia, 67-80
- aquática, 220
- atenção à saúde, 176
- atenção básica, 71
- avaliação, 68
- neuropediatria, 72
- respiratória, 77
- reumatologia, 76
- testes padronizados, 69
- traumato-ortopedia, 75
PEEP-ZEEP (manobra de PEEP-pressão
  expiratória final zero), 94
Percepção do movimento, 257
Pilates®, método, 275
- equipamento, 278
- - barris, 280
- - cadeira, 279
- - *cadillac*, 278

- - *reformer*, 279
- equipamentos, 278
- fisioterapia, 280
- princípios básicos, 276
- *the powerhouse* – A"casa de força", 277
Pós-parto/puerpério, fisioterapia, 143
Pré-natal, fisioterapia, 136
- aquática, 140
- assistência fisioterapêutica, 137
- benefícios, 136
- cinesioterapia, 137
- principais queixas das gestantes, 136
Pressão hidrostática, 212
Prevenção, fisioterapia, 183
Primeira lei de Newton, 228
Punho, fraturas, 46
PVS (padrões ventilatórios seletivos), 85

Q

Quadcough, 93
Quedas, idosos, 204
Queimaduras, 161
- fisioterapia
- - ambulatorial, 164
- - cinesioterapia, 165
- - hospitalização, 163
- - *laser*, 167
- - lubrificação, 164
- - massagem, 164
- - órtese estática seriada, 166
- - silicone, 167
- - ultrassom de 3MHz, 167
- - vacuoterapia, 167
- - veste de compressão elástica, 165

R

Racionalidade médica, 288
Radiação ultravioleta, 30
Radiofrequência
- abdominoplastia, 160
- celulite, 156
- rugas, 157
Reabilitação
- cardíaca, 104
- - benefícios do exercício aeróbico, 105

- - efeitos fisiológicos do exercício físico aeróbico sobre a pressão arterial, 105
- - exercício anaeróbico, 107
- programas
- - cardiovascular, 98
- - metabólica, 98
- - pulmonar, 98
- virtual, 291
- - benefícios, 295
- - desafios, 296
- - Kinect®, 293
- - Nintendo Wii®, 293
Recursos
- eletroterapêuticos, 20
- - correntes
- - - diadinâmicas de Bernard, 21
- - - galvânica, 20
- - - interferencial, 22
- - estimulação elétrica
- - - funcional (FES), 21
- - - nervosa transcutânea (TENS), 22
- - russa, 24
- fototerapêuticos, 29
- termoterapêuticos, 24
- - evidências em fisioterapia, 28
- - hipertermia, 25
- - hipotermia, 25
Reeducação postural global (RPG) - método Souchard, 265-272
- avaliação pelo método, 270
- princípios, 269
- tratamento, 270
Reflexologia, 286
Remoção de secreção, terapia, 90
- bilevel, 95
- CPAP, 95
- EPAP, 95
- expiração lenta e total com a glote aberta em infralateral, 94
- huff, drenagem autógena, ciclo ativo da respiração, 92
- manobra de PEEP-pressão expiratória final zero, 94
- MHI e VHI, 92
- oscilação oral de alta frequência e compressão torácica de alta frequência, 95

- posicionamento e mobilização, 92
- tosse
- - manualmente assistida, 93
- - mecanicamente assistida, 93
Respiração empilhada (*breath stacking*), 85
Reumatologia, 38
- tratamento fisioterapêutico, 48
- - aquático, 218
- - pediatria, 76
Rugas, fisioterapia, 156
- cinesioterapia, 157
- *eletrolifting* ou galvanopuntura, 157
- estimulação elétrica, 157
- radiofrequência, 157
- vacuoterapia, 157

S
Saúde, 171
- coletiva, fisioterapia, 171
- - NASF, 174
- - pioneirismo, 172
- criança, fisioterapia, 176
- mulher, fisioterapia, 135
- trabalhador, 191
- - ambiente laboral, 193
Screenings, 72
Secreção, terapia de remoção, 90
Segunda lei de Newton, 229
Silicone, queimaduras, 167
Sistema
- arterial, 111
- - avaliação, 113
- linfático, 112
- - avaliação, 113
- vascular, 111
- venoso, 112
- - avaliação, 113
Spray evaporador, 26
Squeezing, 93
Sustentação máxima da inspiração (SMI), 86

T
Terapia
- expansão pulmonar, 82
Terceira lei de Newton, 229

Termodinâmica, 213

Testes
- Alberta Infant Motor Scale (AIMS), 71
- escala de desenvolvimento infantil de
  Bayley, 71
- Gross Motor Function Measure (GMFM), 70
- Pediatric Evaluation of Disability Inventory
  (PEDI), 69
- triagem de Denver II, 69

Tornozelo, fraturas, 48

Tosse
- manualmente assistida (TMA), 93
- mecanicamente assistida, 93

Trabalho, 191

Traumatismo
- cranioencefálico (TCE), 60
- raquimedular (TRM), 60

Traumatologia, 38
- fisioterapia aquática, 219

Treinamento
- esportivo, 229
- - avaliação, 229
- - periodização, 231
- muscular inspiratório, 97

Troca gasosa, 123

Tromboangiite obliterante, 111

U

Ultrassom terapêutico, 28
- abdominoplastia, 159
- celulite, 156
- queimaduras, 167

Urologia, 145

V

Vacuoterapia
- celulite, 156
- estrias, 155
- queimaduras, 167
- rugas, 157

Valvulopatias, 102

Ventilação
- espontânea, 129
- mandatória contínua, 126

Ventilador mecânico, ciclo ventilatório, 125

Veste de compressão elástica, queimadura, 165

Vigilância do desenvolvimento, 72

Viscosidade, água, 213

VPPI, 87

W

Wii®, Nintendo, 292, 293